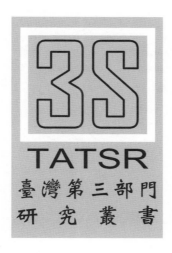

叢書主編：蕭新煌教授

叢書策劃：臺灣第三部門學會

本書由臺灣第三部門學會及巨流圖書公司

共同策劃出版

原住民族長期照顧與第三部門

王仕圖、Kui Kasirisir（許俊才） 主編

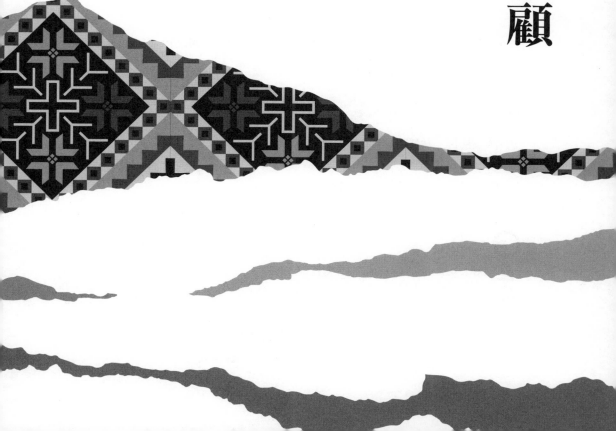

原住民族長期照顧與第三部門

國家圖書館出版品預行編目（CIP）資料

原住民族長期照顧與第三部門 / 王仕圖, Kui Kasirisir
（許俊才）主編. -- 初版. -- 高雄市：巨流圖書股份
有限公司, 2022.06
面；　公分

ISBN 978-957-732-660-7（平裝）

1.CST: 長期照護　2.CST: 臺灣原住民族

419.79　　　　　　　　　　　　　　　111005857

主　　　　編　王仕圖、Kui Kasirisir（許俊才）
責 任 編 輯　張如芷
封 面 設 計　黃士豪

發 　行 　人　楊曉華
總 　編 　輯　蔡國彬

出　　　　版　巨流圖書股份有限公司
　　　　　　　802019 高雄市苓雅區五福一路57號2樓之2
　　　　　　　電話：07-2265267
　　　　　　　傳眞：07-2264697
　　　　　　　e-mail：chuliu@liwen. com. tw
　　　　　　　網址：http://www.liwen.com.tw

編 　輯 　部　100003 臺北市中正區重慶南路一段57號10樓之12
　　　　　　　電話：02-29222396
　　　　　　　傳眞：02-29220464

劃 撥 帳 號　01002323 巨流圖書股份有限公司
購 書 專 線　07-2265267 轉236

法 律 顧 問　林廷隆律師
　　　　　　　電話：02-29658212

出 版 登 記 證　局版臺業字第1045號

ISBN 978-957-732-660-7（平裝）
初版一刷・2022 年6 月

定價：560 元

作者簡介

主編
王仕圖
國立屏東科技大學社會工作系教授

Kui Kasirisir（許俊才）
國立屏東科技大學社會工作系副教授

（以下按章次排序）

Umin · Itei（日宏煜）
國立東華大學民族事務與發展學系副教授

怡懋 · 蘇米
國立臺中科技大學護理系副教授

陳柯玫
國立中正大學社會福利學系暨研究所助理教授

賴秦瑩
靜宜大學社會企業與文化創意碩士學位學程
原住民族健康與社會福利博士學位學程助理教授

雅給荷 · 亞布（羅慧中）
靜宜大學原住民族健康與社會福利博士學位學程博士生

郭俊巖

靜宜大學社會工作與兒童少年福利學系特聘教授

賴兩陽

國立東華大學民族社會工作學士學位學程

民族事務與發展學系教授兼主任

民族社會工作碩士在職專班主持人

趙善如

國立屏東科技大學社會工作系教授

凃筱菁

國立屏東科技大學研究總中心助理教授級研究員

陳姿妏

國立屏東科技大學社會工作系專任研究助理

林宏陽

國立屏東科技大學社會工作系副教授

Quzu Maudali（江麗香）

屏東縣瑪家鄉衛生所醫師兼主任

Zuljezulje Qapulu（蕭惠美）

屏東縣瑪家鄉衛生所護理師兼護理長

目　錄

推薦序

原住民族長照的「文化照顧」

蕭新煌

總統府資政／臺灣亞洲交流基金會董事長

　　本叢書上一本書（第 11 號）的主題也是長期照顧，涉及整個臺灣的國家市場與第三部門在長照體制發展的角色。最新這本（第 12 號）則是聚焦在臺灣的少數且弱勢的原住民族，系統地深究長照 2.0 政策下原住民族原鄉部落面對的諸多問題以及與第三部門的關係。

　　這本書有十三章，在兩位主編王仕圖和 Kui Kasirisir（許俊才）教授的安排下，分成三篇加以分別論述。第一篇是原住民族長期照顧政策的相關議題，從政策演變談起，進而探討跨文化議題和必要的人力市場問題。第二篇是原鄉地區長照中第三部門的「在地組織」特色，及其資源連結和社會網絡，並以臺中泰雅部落的健康站和花東老人養護機構的兩個個案進一步提出所謂「文化照顧」此一特別的長照概念。

　　第三篇有四章，就分別再從四個部落的個案經驗，針對上述的「文化照顧」理念與實務加以闡述和分析。此一概念的確是對臺灣的長照制度和實作提出了一個跨文化或多元文化的新理解和提醒。它指的就是在提供不同族群文化背景適切的照顧時，必須尊重受照顧者的文化及信仰對生命、老化、生活、喜樂苦病、語言、日常工作和作息，身體的照顧必須由家庭來承擔，家中子女排序有絕對的不同責任，長照的場所不能離開部落以及重視部落互助系統等。以上這些觀念無一不在提醒長照工作者，必須經過「文化轉譯」的訓練和體認才能在原鄉順利完成長照的任務。

　　我很高興有機會先拜讀這本新書的書稿，讀完之後，無異是接受了一次難能可貴的長照跨文化洗禮。有兩點是讓我印象最深刻的文化學習：一是原鄉長照的第三部門都必須崁入到在地的部落組織，外來的第三部門組織必須尊重部落的組織文化；二是原鄉長照必須與家庭結構和部落組織息息相關與互動，親族與部落的責任一定要被尊重。

　　我很誠摯地推薦本書給全臺灣從事長照 2.0 政策的政府決策者、各機構的服務者，以及各大學的社工系學生們。

推薦序

期待原住民族成為臺灣公民社會的一員： 從「第三部門」看原住民族長照

王增勇

國立政治大學社會工作研究所教授

　　這本書應該是原住民族長照的第一本專書。投入原住民族長照研究多年，編寫一本原住民族長照的專書正是自己三不五時都會構想的事，如今看到仕圖跟 Kui 完成的初稿，心中感到欣慰，終於有專書出版了。這本書有系統地探討原住民族長照在現今長照 2.0 政策下所面對的困境與挑戰，對新手而言，是很好的入門。各篇作者都是當前積極投入原住民族長照推動的學者，學術與實務兼具，內容相當貼近現況。作者以屏科大社工系的老師為主，實證經驗以屏東排灣族居多，足以形成一本專注於屏東排灣族地區長照的深入研究專書。文章的書寫形式以學術格式為基礎，從作者的科技部計畫成果、政府委託研究報告、已發表期刊文章進行改寫而成，顯示這本書以學術社群為主要對象。趁著促轉會工作暫歇的週末，一口氣閱讀完這本書。我就以閱讀後三點感想作為本書的推薦文，期望開啟更多的對話。

　　首先，本書以「原住民族長期照顧與第三部門」為名，但其實第三部門的內涵只被狹義地定位在服務提供者，並沒有放在臺灣民主化之後，原住民族在臺灣公民社會邊緣的處境下探究。臺灣民主化啟動公民社會的發展，催化了臺灣社會政治權力結構的迅速重組，但原住民族在代議政治主導的公民社會中卻仍處於邊緣地位，以致於原住

民族長照政策的過程中，原住民族觀點仍處於被排除的狀態。換句話說，一如臺灣資本市場經濟的發展歷程，原住民族淪為市場經濟被剝削的底層；臺灣新興的公民社會裡，原住民族在公民組織、立法倡議、行政遊說等公民政治領域中，同樣處於沉默的一群。因此，從第三部門的角度出發看原住民族長照，就必須看到原住民族在公民社會中的邊緣位置。這在 Umin・Itei（日宏煜）的文章中很清楚地被點出，從這個角度出發，第三部門在原住民族長照的角色就不僅是接受政府委託的服務提供者，更在於第三部門取代部落傳統組織成為政府支持的服務提供者，讓部落文化無法延續到長照的提供，複製著原住民族被福利殖民的結構性劣勢處境。Kui Kasirisir（許俊才）使用「隨意組織／不隨意組織」的區分來捕捉這個外來殖民政權結構下的原住民族被福利殖民的現象，我個人不確定「隨意」一詞的翻譯足以捕捉「voluntary」英文的原意，而這個議題在本書只被點到為止，並未成為本書深究與開展的議題。當第三部門放在原住民族的殖民歷史中，該如何看待第三部門，澳洲原住民族對此提出「原住民族部落主導服務」（Aboriginal Community-Controlled Services）作為對第三部門組織是否反應原住民族觀點的區分原則，以凸顯原住民族參與第三部門運作的重要性。那，怎樣的視角有助於臺灣原住民族在委託民營的長照政策架構下，分辨有助於解殖的「第三部門」？仍是有待解決的問題。

其次，作為一本學術書籍的關鍵在於觀點的提出，書中提及的理論視角，從文化敏感度、文化安全、文化主權、跨文化照顧、文化轉譯、到福利殖民，作為理解的框架，其中「文化安全」是最常被提及的概念，其餘較具有批判性的概念，如文化主權與福利殖民，就只被提及但未深入解釋，這些從西方學術借用的概念，其內涵與運用需要被系統性地討論與反省，不應該認為這些概念必然適用於臺灣，而需要置於原住民族自決與自治的願景下被檢視。這種直接套用西方學術

理論是危險的，這些概念固然有其進步性，但也可能被挪用為抗拒改變的語言。例如「文化安全」原本可以成為檢視臺灣原住民族長照的政策工具，但在執行過程中被操作成教育訓練課程，文化安全檢驗的對象於是不再是政策或體系，而成為上課的長照工作者，這個將體制對原住民族不友善的結構問題加以個人化的錯置是值得被反省的。

這本書另一個值得觀察的是，原住民性是如何被理解，常見的討論方式是提出一個族群的特定概念，例如泰雅族的 Gaga 團體、或排灣族的 vusam（長嗣）制度與 mamazangiljan（頭目）制度。這樣的論述很清楚地將原住民族的特殊性加以命名，固然有助於凸顯原住民族的特殊性，提供工作者清楚明確的視角去理解，但同時有將族群文化本質化的危險，彷彿所有排灣族或泰雅族的文化特性都相同，而忽略族群內部的差異。這也帶出本書在切入原住民族現象時，缺乏歷史觀點的限制，也就是理解原住民族的長照現象，不能忽略每個部落有其獨特的歷史，導致其文化形成與累積而成的多元質地。長期照顧要回歸日常，就必須依賴學術工作者與助人工作者帶著歷史感，突破外界加諸我們的單一視框，讓被學術抽象語言扁平化的部落故事可以重新立體與感人。

導論

王仕圖、Kui Kasirisir（許俊才）

前言

　　本書定名為《原住民族長期照顧與第三部門》，內容主軸在因應居住於偏鄉地區的原住民族，要如何透過自己在地的組織力量，在健康與社會照顧資源侷限且地理限制的狀態下，落實在地健康老化的服務理念。臺灣原住民族在文化特殊、生活型態、資源配置、地理區域及歷史發展等因素下，原鄉的長期照顧服務模式仍有待建構與發展，特別是在《原住民族基本法》第 24 條以及蔡英文總統於 2016 年選舉承諾中，都提及建立完善的原住民族長期照顧服務，蔡英文總統認為：「原住民族部落因地理偏遠、專業長期照顧資源不足，無法以城市地區的補助標準與專業條件來統一規範，而必須發展具族群文化特色與地理條件相稱的部落長期照顧系統，在不影響服務品質之下，採行差異的專業條件要求與補助標準有其必要」。本書編著的目的在於有系統性地探討原住民族在現今長照 2.0 政策下，在地族群文化與在地部落組織所面對的照顧困境與挑戰。因此，本書含導論共計十三章，其組成包括三個部分，分別為第一篇「原住民族長期照顧政策與相關議題」、第二篇「原鄉地區第三部門之長期照顧服務研究」，以及第三篇「原住民族長期照顧的部落個案分析」。此三個面向之特色，首先是可以涵蓋原住民族長照政策的規劃與執行之特性。其次則是探討不同領域的組織投入長照服務的議題，其中包括機構式照顧、日間照顧中心、文化健康站（簡稱文健站）、照顧組織等之研究，可以反應出第三部門在長照服務體系下，對於服務原住民老人的特性。而最後一部分則從服務

使用者的觀點探討長者對於照顧議題的期待與增進照顧品質之具體作法。

第一篇：原住民族長期照顧政策與相關議題

本篇共計三章，主要焦點在於原住民族長期照顧相關政策議題之探討。第一章由作者 Umin‧Itei（日宏煜）（賽夏族）撰寫，其從鉅視面來探討原住民族長期照顧政策的發展與演變，爬梳臺灣在建構長期照顧體系脈絡下，原住民族長期照顧法制面與服務供給面的發展，並分析在這過程中所面臨的困境與挑戰，以及為突破各項困境與挑戰，原住民族社會所進行的社會倡議。在《長期照顧服務法》（簡稱為《長照法》）公告實施前，原住民族長期照顧法制面與服務供給面的發展依附在主流社會之下，但是缺乏原住民族文化識能、文化敏感度及文化能力的長期照顧政策，對原住民族長期照顧體系的建置與發展，產生文化性、政治性與制度性的剝奪，導致照顧服務出現可近性、可使用性、可接受性與品質不佳的現象。在原住民族團體積極倡議下，政府於《長照法》及相關子法中納入關於原住民族所主張的「文化照顧」、「文化安全」、「民族自治」及「鬆綁原住民族土地的使用與行為管制」等條款，藉此解決原住民族所面臨長期照顧不均等的問題。雖然《長照法》及相關子法公告後表面上原住民族長期照顧的權利（益）得以受到保障，但在政治上因受到「原政小、衛社政大」的權利不對等關係，截至 2020 年底，除原民會主責的文健站外，衛生福利部（簡稱為衛福部）主責的居家式及社區式長期照顧服務資源，在原住民族地區的布建率僅達原所設定目標數的 50%，而此結果亦反應政府行政部門仍普遍未具備原住民族文化安全的概念，加上原民會角色定位不明、

主體性不足、政策缺乏長遠規劃及新思維、研究職能未發揮功能，造成原住民族長期照顧體系的建置如蝸行牛步。

第二章開始進入到長照政策下的跨文化議題，並透過跨文化照顧之基本要素與理論，凸顯文化基本概念導入健康照顧領域是極為關鍵的要素。本章由怡戀・蘇米（太魯閣族）主筆借鏡澳洲從政策角度探討文化保障、文化安全、文化敏感度，透過理論與知識論述的過程，同時關注國際對於文化照顧與原住民族長期照顧之發展，如美國少數族裔辦公室之倡議，符合文化及語言的醫療保健合適服務國家標準的指導方針，以及加拿大、澳洲及紐西蘭的長期照顧政策等，以呼應1948年聯合國大會通過的《世界人權宣言》，宣告每個人天生就應享有人權，並作為國內長期照顧政策之借鏡。文中進而引用筆者近年來的研究成果，包括從原住民族的傳統智慧發展多元族群的延緩失能文化教案，以及培育在地深諳族群特性的原住民族文化安全導師等，以強力訴求原住民地區長期照顧應落實由政策面出發，從文化保障擬定制度，並發展文化合適性的各項量能業務，量身訂做與因地制宜的設計，以落實長者文化合適性的照顧策略，提升照顧品質。

第三章則以原鄉長照人力議題為主軸，由主編之一的 Kui Kasirisir（許俊才）執筆。在原鄉部落社會，部落民眾對於部落長者，是抱持著相當尊重的態度去陪伴、照顧他們，因為在原鄉部落裡的「照顧」，不是單向的服務，而是一種雙向的身心靈健康議題。長照 2.0 的 A、B、C 服務模式，必須找到原鄉自己的社區整體照顧服務模式，甚至應該是具備所謂「彈性空間」的原鄉模式，畢竟各個族群在各個原鄉的空間、人力、資源、地理環境以及文化等都有所差異，亦不同於一般都會地區，所以一致性的規定反而可能會阻礙原鄉發展在地化的長照模式。本章聚焦在原鄉長照服務人力的議題，特別是在地照顧人力承載了原鄉長照是否成功的重要關鍵因素，因此本章著重如何透過在地的

文化視野來落實培育／運用原鄉在地照顧服務人力，並檢討相關的長照人力政策。研究建議除了應思考在人力資格上，如何納入具有文化語言優勢的部落民眾，成為可能的照顧人力外，同時在運用上要考慮文化生活作息的彈性、在地組織長期培力的投入、可信賴且具有穩定性的長照資源政策支持，以及提升長照服務人力的專業照顧形象。因此，除了思考所謂的「在地老化」之外，如何透過具有穩定性的長照人力政策，讓原鄉在地適切的人力（具有文化能力與照顧專業），能夠成為落實在地老化政策的基礎，則是未來原鄉長期照顧政策在規劃思考原鄉人力時的重要基石。

第二篇：原鄉地區第三部門之長期照顧服務研究

第二篇共有五章，集中討論原住民族地區第三部門參與原鄉長期照顧上優勢與挑戰，特別是在地部落組織參與經營社區式長照機構與文健站的經驗觀點。例如由 Kui Kasirisir（許俊才）執筆的第四章就是聚焦說明來自部落在地照顧組織的故事，進而整理並探討原鄉家托與日照中心服務與在地族群文化習慣的脈絡與關係。研究發現指出社區式長照機構在政策面、組織面與執行面上遭遇到的挑戰與困難，例如長照機構在土地與空間的問題、服務量能與經營問題、組織在專業與行政支持的問題等等；此外，原鄉家托與日照中心的照顧服務內容型態，與在地照顧文化習慣上的矛盾、衝突與連結，亦是組織在經營上的難題。基本上，原鄉家托與日照中心在推動在地健康老化政策的關係，其實是建立在「以部落關係為基礎」的文化照顧工作。部落照顧服務員（簡稱為照服員）與在地組織都有心且有意願做好社區式長期照顧服務工作，相關單位若能減少政策不穩定／不確定性以及空間／

土地使用的障礙，並提供足夠的專業與行政支持，則來自部落在地文化的照顧力量對落實原鄉在地老化政策上是值得信賴且具有發展性。

第五章則由主編之一的王仕圖與陳柯玫二位作者執筆，本章看見長照政策的制訂多半以漢人及都會地區的經驗為主，服務的模式未必適合原住民地區的文化特性。當政策制度缺乏對原住民的文化敏感度，長期照顧政策公共化的實施，也不一定能夠具體回應原住民族的需求。基於在地化照顧的理念，並由在地組織提供照顧服務的思維脈絡，為了實踐當前長期照顧服務納入原鄉文化照顧之理想，該研究以屏東縣泰武鄉為研究對象，泰武鄉的長期照顧據點成立於 2013 年，在過去的長期照顧計畫中已經發展多項的照顧服務，故其在提供長照服務上，符合研究所強調的文化照顧、在地化組織提供服務的命題。就長期照顧服務體系的規劃來看，泰武鄉長期照顧服務的發展與政府在推動長期照顧服務政策相符合；但就照顧服務內容來看，部分服務並不符合原住民社區的長照服務需求；在資源連結部分，公部門、民間部門與商業組織都是長照服務提供單位可以連結的資源。就提供服務的組織特性而言，泰武鄉長期照顧服務組織主要為社區型組織，此一發展特性乃因受到政策影響所造成的制度趨同之結果。

第六章則是延續第五章有關原鄉部落組織資源連結的議題，進入到以文健站為案例進行部落組織社會網絡的探討，由陳柯玫與王仕圖共同執筆。本章看見原住民族地區與都會原住民族聚落，在長照 2.0 政策之推動下積極布建文健站，以提供族人一個符合原住民族特性的照顧服務環境；但由於文健站之服務涉及組織之間資源連結與合作，因此有必要了解文健站彼此之間連結的形式與互動關係。本章內容以屏東縣泰武鄉為研究場域，分析原鄉地區文健站之社會網絡關係，以了解組織之間的網絡結構型態以及在網絡結構中的影響力。初步研究發現，泰武鄉文健站之網絡結構型態有四個特徵：（一）以互動與互助

為主的網絡關係結構；（二）資訊網絡的斷裂形成橋接與孤立組織；（三）個案資源與互動網絡建立了互惠與平等關係；（四）人力資源網絡結構鬆散。在網絡結構中的影響力部分，有兩個特色：（一）整體網絡結構相對分權化；（二）組織的聲望、影響力、中介橋樑者依網絡類型不同而異。最後，根據研究發現提出兩點研究建議：（一）提升邊陲組織在網絡中的地位；（二）促進長照資訊與人力資源共享之機會。

　　第七章延續有關文健站的議題，由賴秦瑩、雅給荷・亞布（羅慧中）與郭俊巖三位執筆，本章旨在探討部落文健站落實在地老化的照顧實踐與服務困境，以及部落文健站邁向永續發展的可能。為達此目的，研究採取訪談法針對臺中市大安溪流域泰雅族部落照顧服務員進行質性資料的蒐集與分析。研究發現，臺灣多數原鄉部落地處偏遠，各項公共資源取得不易，加上少有民間醫療院所、社會福利機構和非營利組織願意進駐服務，致使部落的福利及醫療照顧資源長期匱乏，族人的醫療人權和福利權益一直被忽視，目前社區型非營利組織辦理的文健站，對部落健康及亞健康高齡族人而言，為主要初級預防、照顧服務、健康促進和人際互動的平臺，但文健站仍礙於年輕專業人力不足、服務使用者名額限制、族群別資格認定限制及醫療照顧設備缺乏等因素影響，而使文健站的營運功能受到限制。此研究提出幾項提升文健站營運功能與邁向永續發展的政策省思：（一）增加照顧資源讓失能長者獲得充足的照顧服務；（二）補足專業人力舒緩照顧服務員工作負荷；（三）高齡化速度加快應放寬文健站服務人數限制；（四）在多元族群融合氛圍下應打破服務使用者族群別資格限制；（五）補足文健站醫療照顧設備；（六）培力照顧服務員專業能力（含文化能力）促其職涯發展；（七）制訂照顧服務員薪資分級制和暢通升遷管道；（八）政府應力推年輕族人返鄉從事部落照顧工作並從耆老身上傳承原住民族厚實的文化知識體系。

　　第四至第七章著重原鄉在地部落組織參與經營原鄉家托、日間照顧與文健站的議題，而第八章則是著重老人養護機構經營管理之現象分析，由賴兩陽執筆。本章看見許多原鄉的失能長者及獨居長者僅靠「居家服務」是不足的，仍需要養護機構的照顧，例如在花東地區已有1,600餘位老人住在養護機構，其中也包括為數不少的原住民長者。是以，本章內容主要是檢視花東地區老人養護機構的經營管理所呈現的現象，並了解原住民長者在接受機構照顧時，是否具有文化照顧的意涵。本研究結果與建議包括：（一）花東地區老人養護機構供給量足夠，但品質差異影響各機構入住率，提升品質才能永續優質經營；（二）小型養護機構是否不符經濟規模，仍待精算成本確認，而尋求政府與民間資源，降低成本是機構財務面的重要課題；（三）照服員人力不足是普遍現象，外籍看護工的服務則獲肯定，改善勞動條件是當務之急；（四）養護機構只有臨短托服務可配合長照2.0，但可開發與社區合作方案；（五）機構原住民長者的文化照顧仍有改善空間，需要辦理相關人員原住民文化議題的訓練。

第三篇：原住民族長期照顧的部落個案分析

　　本書的第三篇共有四章，主要是從服務使用者的角度、觀點與聲音來探討原鄉的長期照顧服務推動現況，此也是本書的特色之一。例如第九章由趙善如執筆並以泰武鄉排灣族部落居民的觀點來談老人照顧工作。本章強調照顧是生活中重要的一部分，與當地居民的社會文化脈絡有密切關係，且在地化照顧過程中，與服務輸送系統逐漸交織，慢慢形成屬於當地的長期照顧型態。研究結果發現，對於屏東縣泰武鄉的居民來說，所謂「文化照顧」主要有三個層面。第一個層面

是由家人來照顧，包括二個意義，一是由家中老大（當家）擔任家中老人的主要照顧者；二是自己的身體要交給家人照顧。第二個層面，包括有三個意涵，一是在自己的部落生活；二是部落既有的互助系統，是生活的一部分；三是期待以「生活部落」為單位的長期照顧資源布建。第三個層面，蘊涵三個作為，其一是文健站的活動，融入傳統文化與生活習慣；其二是使用母語，講彼此熟悉的故事，期待工作人員也能運用原住民語溝通；其三是運用在地的照顧人力，了解部落老人的生活方式。根據本研究之重要結果，以下提出三點建議，（一）尊重排灣族的長嗣（vusam）制度，並且強化對老人家庭照顧者的經濟支持；（二）支持部落在地安老之實踐，並且強化社區部落互助與多元服務方案；（三）持續優化在地性服務之文化照顧，並且進行照顧識能的文化轉譯。

第十章則延續第九章的老人照顧議題，以排灣族的長嗣文化為主軸來探討排灣族的照顧分工文化，由趙善如、涂筱菁與陳姿妏執筆。本章從排灣族的族群文化觀點探究排灣族在「血緣關係」、「部落制度」和「性別」等多重概念社會脈絡交織下，對於主要照顧者之角色認知、照顧壓力與社會支持。研究結果發現，對於主要照顧者之角色認知視為是一種天命，既然因為是當家，必須承擔，以及包含對父母親的情感，擔心不好好照顧，怕會留下遺憾。但是，照顧工作是一份愛的勞動，是需要時間、金錢、體力與情感的投入，所以在照顧生活中仍會感到有照顧負荷，包括經濟、照顧人力、體力負荷、心理情緒等面向。不過，所獲得的社會支持，以非正式支持系統居多，正式長照資源較少。因此，在部落積極布建一個符合原住民族群的文化回應式照顧資源與制度時，必須兼顧被照顧者與家庭照顧者的需求，特別是在經濟、情緒心理方面，因為在排灣族的照顧傳統制度，家庭中老大（當家）有著重要的角色。如此，才有機會支持排灣族部落可以實踐，

立基於其認知、行為以及物質文化等元素的「文化照顧」。

　　第十一章由林宏陽、王仕圖、Kui Kasirisir（許俊才）、陳柯玫等四位執筆，本章從原鄉與非原鄉的獨居長者觀點來探究影響主觀與客觀健康狀況之因素，對於獨居的長輩而言，藉由相關的因素來了解接續的身體與認知功能狀況，或更具重要性。本章以2018年《屏東縣獨居老人福利需求與服務輸送之研究》所建立的調查資料為基礎，了解影響屏東縣獨居長輩的自覺健康與客觀健康狀況之因素。研究分別採用該調查中的自覺健康狀況與各項得以展現客觀健康狀況為依變項，並透過羅吉斯迴歸（Logistic Regression）檢視與依變項具有顯著相關性的影響因素，進而歸納出可了解獨居長輩健康與認知功能之指標。如此一來，能夠協助專業實務工作者在適當的時候提供確切的服務，協助獨居長輩們自立生活。

　　第十二章為本篇的最後一章，由Quzu Maudali（江麗香）、Zuljezulje Qapulu（蕭惠美）執筆說明文化語言在健康識能轉譯上的策略與方式，以期能夠讓健康服務貼近部落在地民眾的生活與需求。本章認為在資訊與科技爆炸的年代，衛教工具及衛教模式也要有所提升，因此運用圖像化工具及母語影音工具突破語言及文字隔閡，讓長者能完整接收且易於理解我們給予的健康識能，這樣的工具適用於個別衛教也適用於團體衛教，也可提供給非專業人員使用。為有效改善長者的健康問題，如何因地制宜、與時俱進地使用健康識能轉譯出來的工具，再以現在的訊息傳遞方式，自然融入部落的生活中。實務操作上，成立「健康識能轉譯工作小組」，以「人員訓練」、「知識教育」、「運作模式」、「友善空間」及「轉譯工具」等五大策略進行在地化的健康識能轉譯工作，嘗試以人為本的概念並運用常用的資訊軟硬體（平面、聲音、影音、互動式網頁及多媒體）輔以簡化的流程、高齡長者友善工具，發展具在地特色的衛教工具，期望這些由專業人員

所開發的工具也能讓部落、社區即使在專業人員不在身邊時也能放心地自由運用，讓不具專業背景的志工、照服員或照顧者也能共同參與及互助。

　　本專書承蒙社團法人臺灣第三部門學會和巨流圖書股份有限公司協助，進行兩位匿名審查委員之審查，並獲得兩位審查委員之推薦出版。感謝兩位審查委員針對各章節提出修改建議，對本專書之出版更具完整性與學術性價值之貢獻。

第一篇

原住民族長期照顧政策與相關議題

第一章

原住民族長期照顧政策的
發展與演變

Umin・Itei（日宏煜）

壹、前言

　　為因應臺灣高齡及即將來到超高齡社會的照顧需求，國家長期照顧體系的建置已成為當代政府無法迴避的重大施政課題之一。在參考歐美已開發國家的經驗及考量臺灣國家的國情與國民需求，政府決定以「在地老化」（aging in place）為目標，建置臺灣的長期照顧體系（吳淑瓊、莊坤祥，2001）。為建構臺灣長期照顧體系的策略藍圖，行政院社會福利推動委員會於 2000 年核定「建構長期照護體系先導計畫」，由資源發展、經濟支持、組織管理及服務提供等四大面向規劃臺灣長期照顧體系的建構策略（吳淑瓊等，2004）。2007 年及 2016 年政府依規劃分階段開始推動「長期照顧十年計畫」（簡稱為長照 1.0）與「長期照顧十年計畫 2.0（105~115 年）」（簡稱為長照 2.0），逐步建立符合臺灣國民需求的長期照顧體系。

　　依據考古學的研究，臺灣原住民族的祖先大約於 6,500 年前遷移至臺灣，為適應臺灣島的生態環境，逐漸發展出多元的物質與非物質文化，數千年來原住民族應用這些文化成功地在臺灣延續族群命脈，並在悠久的臺灣原住民族歷史上扮演主人的角色（劉益昌，2002），直到外來殖民統治者來到臺灣島後，才失去原有的主人地位與文化主體性，成為在臺灣存而不見被邊緣化的社會群體，且遭受到主流社會漠大的歧視（謝世忠，1987）。然而原住民族在臺灣島上長久的演化過程中，為照顧部落族人，已發展出多元的照顧文化，例如排灣族具有以 *vusam* [1] 為核心，整個部落為區域的主動關懷照顧模式（Kui Kasirisir〔許俊才〕，2011）。此外，泰雅族以 *gaga* [2] 信仰為核心，以親屬關係為

---

[1]　*vusam* 指排灣族家庭中第一個出生的小孩，不分男女負有承擔照顧家庭成員的責任與享有繼承財產的權利。

[2]　在泰雅族社會中，*gaga* 的信仰體系聯結親屬關係與祖靈信仰，形成泰雅族的血族、

基礎發展出分享食物的共食團體（*qutuxnniqan*），在部分部落此團體範圍亦可延伸至整個部落或跨部落（廖守臣，1998），形成一個（跨）部落的照顧網絡。換言之，在國家長期照顧政策實施以前，原住民族已依各族的需求發展出多元的部落照顧模式與支持網絡。

　　由歷史的觀點來看，原住民族社群與部族雖然在殖民者入侵臺灣以前就已在各民族所屬的領域上生活，並發展出固有的文化模式、社會制度與法律體系，且依此為民族存在的基礎，亦具有高度的共識決意保存及發展祖先的生活領域及民族認同，同時有十分強烈的動機將其傳承給後代的子孫，但由於在殖民統治與國家治理的脈絡下，當代的原住民族從未居於統治階層，且長期受到殖民者與國家主義者的霸權統治，不得不被迫放棄固有的文化慣習接受殖民者與國家主義者所設計的制度，然而這些充滿外來者民族中心主義（ethnocentrism）的制度與政策不但無助於改善原住民族的健康福祉，甚至會引發原住民族產生社會受苦（social suffering）的現象，例如在分析蘭嶼達悟達人的精神疾病時，蔡友月（2009）指出當代主流精神醫學未考量達悟達人精神失序的社會根源性，將具有精神疾病症狀者診斷為無自我控制能力的異常者，並將其送至臺灣本島的醫院或療養院進行隔離，許多達悟族患者因在隔離期間缺乏來自所屬社會組織的支持，不但治療效果不如預期，甚至造成部分患者選擇以自殺結束自己的生命。換言之，缺乏原住民族文化觀點的健康照護制度與政策不僅無法滿足原住民族失能者的照顧需求，甚至可能會損害原住民族失能者的身、心、靈健康，因此發展符合原住民族文化安全原則的原住民族長期照顧體系是政府刻不容緩的責任（Umin・Itei〔日宏煜〕，2018）。

　　為全貌性了解過去20年原住民族長期照顧體系的發展史，本文爬

狩獵、祭祀、犧牲及勞役團體。

梳在臺灣建構長期照顧體系的脈絡下，原住民族長期照顧法制面與服務供給面的發展，並分析在這過程中所面臨的困境與挑戰，以及為突破各項困境與挑戰原住民族社會所進行的社會倡議，藉此希望未來在規劃原住民族長期照顧政策時可以史為鑑，避免過去殖民主義遺毒與結構性暴力再次滲入原住民族長期照顧政策中，使原住民族落入不斷循環的社會受苦之中。

貳、原住民族長期照顧法制面的發展

　　1980 年政府制定並公布《老人福利法》是臺灣長期照顧服務發展史的發軔，然而受到國家主義者長期掌控中央政府決策的影響，族群主流化的思維並不容於當時政府的法律制度之中，換言之，1980 年政府所公布的《老人福利法》並無針對原住民族長者福利有任何相關的保障措施，僅視原住民族為全體國民的一部分，在法律的制定上並沒有考量原住民族社會文化的特性而有特別的設計。儘管受到 1980 年代原住民族運動的影響，政府於 1994 年修正《憲法增修條文》第 10 條，明確納入「國家應依民族意願，保障原住民族之地位及政治參與，並對其教育文化、交通水利、衛生醫療、經濟土地及社會福利事業予以保障扶助並促其發展。其辦法另以法律定之」，藉此保障原住民族在國家中的地位與權利；而在 2005 年所公布的《原住民族基本法》第 24 及 26 條亦明文規定政府應依原住民族特性建立完善之長期照顧體系，藉此保障原住民族長者相關權益。然而在 2015 年《長照法》公布前，在臺灣長期照顧法制發展的過程中，原住民族始終是被國家存而不論的社會群體，更遑論政府於法制中納入保障原住民族所期待用自己的方式照顧自己人的權利（王增勇，2013）。

　　2015 年《長照法》的公布是原住民族長期照顧法制面發展的濫觴，為回應原住民族社會對於用自己的方式照顧自己人的長期照顧倡議，《長照法》在第 1、6、7、14、18、24 及 40 條中分別訂有與原住民族相關的條文。由表 1-1 可看出《長照法》在其精神、主管機關、資源及需求調查、長照人員教育訓練、機構設立及人員配置與長照服務品質基準的訂定等面向納入保障原住民族長照權利（益）的條款，希望藉此確保原住民族長照服務的可近性（accessibility）、可使用性（availability）、可接受性（acceptability）及品質（quality）。

表 1-1　《長照法》中與原住民族相關之條文

條次	條文內容
1	長期照顧服務之提供不得因服務對象之性別、性傾向、性別認同、婚姻、年齡、身心障礙、疾病、階級、**種族**、宗教信仰、國籍與居住地域有差別待遇之歧視行為。
6	**原住民族事務主管機關：原住民族長照相關事項之協調、聯繫，並協助規劃及推動等相關事項。**
7	1. 主管機關應以首長為召集人，邀集長期照顧相關學者專家、民間相關機構、團體代表、服務使用者代表及各目的事業主管機關代表，協調、研究、審議及諮詢長照服務、本國長照人力資源之開發、收退費、人員薪資、監督考核等長期照顧相關事宜。 2. 前項代表中，相關學者專家與民間相關機構、團體代表及服務使用者代表，不得少於三分之二；服務使用者與單一性別代表不得少於三分之一；並應有原住民之代表或熟諳原住民文化之專家學者至少一人。
14	中央主管機關應定期辦理長照有關資源及需要之調查，並考慮**多元文化特色**，與離島偏鄉地區特殊處境，據以訂定長照服務發展計畫及採取必要之獎助措施。 **原住民族地區長照服務計畫、長照服務網區與人力發展之規劃及推動，中央主管機關應會同中央原住民族主管機關定之。**

條次	條文內容
18	長照人員之訓練、繼續教育、在職訓練課程內容，應考量不同地區、**族群**、性別、特定疾病及照顧經驗之差異性。
24	**原住民族地區長照機構之設立及人員配置，中央主管機關應會同中央原住民族主管機關定之。**
40	主管機關應依下列原則訂定長照服務品質基準： 一、以服務使用者為中心，並提供適切服務。 二、訊息公開透明。 三、家庭照顧者代表參與。 **四、考量多元文化。** 五、確保照顧與生活品質。

　　《長照法》公布後，為解決原住族地區土地在地權、地用及行為管制等國家治理框架限制長照機構設立的問題（林嘉男，2018），仿照《社區互助式及部落互助式教保服務實施辦法》於《長期照顧服務機構設立許可及管理辦法》第 16 條規定於原住民族地區籌設或設立設有機構住宿式服務以外之長照機構，且符合下列情形之一：

　　一、未設有公、私立長照機構，且因地理條件限制，難以覓
　　　　得符合長照機構設立要件之場地及長期照顧服務機構設
　　　　立標準所定各類專業人員。

　　二、已設有公、私立長照機構者，因地理條件限制，長期照
　　　　顧服務對象難以至該長照機構接受長期照顧服務。

原應檢附建築物使用執照影本、消防安全設備圖及建物所有權狀影本得以使用執業之建築師、土木工程科技師或結構工程科技師出具之結構安全鑑定證明文件，及經直轄市、縣（市）消防主管機關查驗合格之簡易消防安全設備配置平面圖替代之。此外，在《長期照顧服務機

構設立標準》第 19 條亦規定：「原住民族地區依本標準規定設立長照機構有困難者，得專案報直轄市、縣（市）主管機關邀請原住民族代表或專家學者共同審查，並經中央主管機關同意後辦理」。

　　而在長期照顧照人員之訓練、繼續教育及在職訓練方面，《長期照顧服務人員訓練認證繼續教育及登錄辦法》規定將「文化安全」[3] 納入居家服務督導員、社會工作師、社會工作人員及醫事人員之資格訓練課程中，而臺灣也成為繼紐西蘭、加拿大及澳洲等國，將「文化安全」納入原住民族健康照護及生活照顧服務提供者訓練的國家。最後，在原住民族地區長期照顧資源布建上，《長期照顧服務資源發展獎助辦法》第 2 及 6 條規定中央主管機關應優先獎勵及補助原住民族地區長期照顧服務機構提供各類型之服務。

參、原住民族長期照顧服務供給面的發展

　　衛福部為統籌推動長期照顧相關業務，由護理及健康照護司（簡稱為照護司）與社會及家庭署（簡稱為社家署）移撥相關業務及人力於 2017 年 12 月 1 日成立長期照顧司籌備辦公室，2018 年 9 月 5 日正

---

[3] 文化安全（cultural safety）意指健康政策擬定者與健康服務提供者，站在理解服務接受者（原住民族）文化（包括認知、行為與物質創造）、社會條件及歷史的前提下，建立平等的夥伴關係，共同解決原住民族的健康問題與危機。而在解決問題的過程中，健康政策擬定者與健康服務提供者必須意識到，解決權力的不平等是療癒（healing）原住民族健康不均等的核心任務，一方面將所收集及分析的資訊透明化，並且藉由訊息交換及賦權，增加原住民族參與解決健康問題及危機的能力；另一方面，結合原住民族的知識、文化與傳統，應用於健康政策規劃及計畫執行之中，透過強化社會療癒的效果，增加原住民族健康政策及計畫執行的效益，確保原住民族社會的安全狀態與健康問題獲致解決，而原住民族社會安全狀態的達成與健康問題的解決與否，則需由原住民族來評估（Umin‧Itei〔日宏煜〕，2018）。

式成立長期照顧司（簡稱為長照司），並分為四科推動長期照顧業務，各科業務職掌如表 1-2，而原住民族長期照顧業務則隸屬第 3 科主責，其主要職掌為推動與規劃原住民族長照整合服務計畫。在長照司成立前，原住民族長期照顧服務提供的管理權責單位分散在行政院衛生署中央健康保險局（現已改制為衛福部中央健康保險署，簡稱為健保署）、行政院衛生署護理及健康照護處（現已改制為衛福部照護司）、內政部社會司（現已改制為衛福部社家署）[4] 及原住民族委員會（簡稱為原民會），各單位依其業務職掌，以專案計畫的方式布建原住民族所需的各類長期照顧服務（王增勇，2013）。

表 1-2　衛福部長照司各科業務職掌

科別	業務職掌
1 科	1. 長期照顧服務法及相關法規之研訂事項。 2. 長期照顧服務機構法人條例及相關法規之研訂事項。 3. 長照法人管理及輔導相關事項。 4. 長照機構設立標準之研訂事項。 5. 住宿式長照機構之管理、輔導相關事項及專案。 6. 長期照顧給付及支付基準之整體性業務、總則及 A 碼。 7. 照顧管理系統維運管理。 8. 行政院長期照顧推動小組委員會相關事項。 9. 本部長期照顧諮詢會相關事項。 10. 其他有關長照管理法規相關事項。

---

[4] 2017 年社家署老人福利科移撥長照相關業務及人力至長照司籌備辦公室。

科別	業務職掌
2 科	1. 失智症防治照護政策綱領之推動及管考事宜。 2. 失智社區照護服務之規劃及推動事宜。 3. 失智照護專業人才培訓之規劃及推動事宜。 4. 失智日照及團體家屋之規劃及推動相關事宜。 5. 長照服務發展基金財務管理相關作業。 6. 長照服務發展基金預（決）算編製及執行控管。 7. 長照服務資源發展獎助辦法及作業要點相關作業。 8. 長照 2.0 政策溝通宣傳之規劃及推動。 9. 長照專區網站規劃及管理。 10. 1966 長照服務專線之建置、維運及功能強化事宜。
3 科	1. 居家服務之規劃及推動相關事宜。 2. 日間照顧之規劃及推動相關事宜。 3. 小規模多機能規劃及推動相關事宜。 4. 社區整體照顧服務體系之規劃及推動。 5. 家庭托顧之規劃與推動。 6. 交通接送服務之規劃及推動。 7. 營養餐飲服務之規劃及推動。 8. 長照家庭照顧者政策之規劃及推動。 9. 失能身心障礙長期照顧服務之規劃與推動。 10. 原住民族長照整合服務計畫之發展規劃與推動。
4 科	1. 長照人員訓練認證繼續教育及登錄辦法之解釋及相關事項處理。 2. 長期照顧人力培訓、發展之規劃、推動及執行。 3. 照顧管理制度之規劃、推動及執行。 4. 外籍看護工申審業務相關事項。 5. 長照支付給付基準專業服務（C 碼）之推動與督導。 6. 長照支付給付基準喘息服務（G 碼）之推動與督導（含聘請外籍看護工家庭喘息服務規劃）。 7. 長照出院準備服務之推動與輔導事項。 8. 高齡健康研究及長期照顧科技業務相關事項之辦理。 9. 長照輔具購買租借及居家無障礙環境改善規劃及推動。

資料來源：衛福部長照司網頁（https://dep.mohw.gov.tw/DOLTC/cp-4175-44335-123.html）。

一、原民會主責計畫

　　為補救主流社會福利提供不足的救助和福利服務措施，原民會於1998年開始推動「原住民族老人暨兒童六年照顧實施計畫」，以「社區照顧」與「在地老化」為原則，結合民間團體與教會，開始提供原住民居家照顧及送餐服務，並組織與提供原住民婦女居家訓練（龍紀萱，2011）。自2000年起於原住民族地區開始推動「原住民族部落多元福利四年第一期計畫」，進行部落長者居家送餐與關懷等服務，但因服務內容與2002年行政院所推動「照顧服務產業發展方案」重疊，[5]因此行政院將這些服務轉移至內政部社會司（王增勇，2017）。原民會在執行「原住民族部落多元福利四年第二期計畫」期間，[6]因考量部落特殊地理環境、福利與醫療資源缺乏、照顧服務人力不足等因素，遂於2006年7月修正「推展原住民社會福利補助要點」部分規定，增訂「推動部落老人日間關懷站服務」，同年8月8日公布「推展原住民部落老人日間關懷站實施計畫」，並核定設立40處關懷站，提供關懷訪視、電話問安、生活諮詢、照顧服務、轉介、餐飲服務及健康促進等活動（陳俐如、詹宜璋，2015）。原民會持續於2009與2012年所推動的「原住民族社會安全發展第一期四年計畫」及「原住民族社會安全發展第二期四年計畫」使用公益彩券回饋金提供原住民部落老人日間關懷站設置與營運所需的經費，截至2014年為止，原民會在原住民族地區總計設置99處關懷站（表1-3）。

　　2015年原民會頒訂「推展原住民部落文化健康照顧計畫」，將「部落老人日間關懷站」更名為「部落文化健康站」，2016年長照2.0

---

[5] 此方案自2003年10月之後更名為「照顧福利及產業發展方案」，2007年擴展為「長期照顧十年計畫：大溫暖社會福利套案之旗艦計畫」（陳燕禎，2020）。

[6] 計畫執行時間為2005至2008年。

原住民族專章將文健站納入原住民族長照體系，並自 2017 年起由長照基金挹注文健站設置與營運所需經費，除了原住民族地區外，自 2017 年下半年開始，原民會亦開始於都會區設置文健站。[7] 為服務輕度失能（失能等級 2~3 級）、身心障礙中度以下及獨居長者，原民會自 2019 年開始以長照基金挹注文健站進行量能提升服務，提供類家托服務、簡易居家服務、陪同外出或就醫及其他符合在地需求之長照創新服務（原住民族委員會，2019）。截至 2020 年底，原民會在全臺灣設有 433 處文健站，其中在原住民族地區設有 368 站，都會區有 65 站，服務長者人數為 13,853 人，其中 65 歲以上亞健康及衰弱長者服務涵蓋率為 24.5%；執行量能提升服務計畫有 285 站，接受服務的原住民族長者人數為 1,805 人，約佔 55 歲以上原住民族推估失能人口的 10%，成為正式長期照顧服務外十分重要的照顧服務資源。由於 55 個原住民族地區 394 個村里中，尚有 102 處未設置文健站，而在都會區中尚有 64 區文健站涵蓋率低於全國平均值，[8] 加上都會原住民族聚落尚有 10 處未設有文健站，故為提升文健站的服務涵蓋率，原民會計畫於 2022 至 2025 年分別在原住民族地區及都會區持續布建 63 與 74 家文健站新站。

表 1-3　2009 至 2020 年原住民族文健站站數及服務人次

年份	核定設置站數	服務長者人數
2009	74	2,750 人（男：882 人；女：1,868 人）
2010	71	2,565 人（男：770 人；女：1,795 人）
2011	80	2,965 人（男：904 人；女：2,061 人）

---

[7] 都會區設置文健站的條件：(1) 以原住民族人口數比例高且未設置之地區優先設置；(2) 都會區已設置日間關懷站，可申請轉型為文化健康站（原住民族委員會，2017）。

[8] 原民會以全國非原住民族地區 65 歲亞健康人口的 90% 推估文健站的涵蓋率為 12.5%，低於此涵蓋率之地區列為文健站優先布建區。

年份	核定設置站數	服務長者人數
2012	80	3,442 人（男：1,056 人；女：2,386 人）
2013	99	3,560 人（男：1,055 人；女：2,505 人）
2014	99	3,560 人（男：1,055 人；女：2,505 人）
2015	109	3,746 人（男：1,118 人；女：2,628 人）
2016	121	4,205 人（男：1,252 人；女：2,953 人）
2017	169	5,508 人（男：1,652 人；女：3,856 人）
2018	169	7,542 人（男：2,147 人；女：5,395 人）
2019	314	11,715 人（男：3,879 人；女：7,836 人）
2020	433	13,853 人（男：4,585 人；女：9,268 人）

資料來源：行政院性別平等會（https://www.gender.ey.gov.tw/gecdb/Stat_Statistics_ DetailData.aspx?sn=RpFafa1NbhYzJQUw8%24cftw%40%40&d=194q2o4 !otzoYO!8OAMYew%40%40）。

二、健保署主責計畫

　　1995 年全民健康保險（簡稱為健保）開辦後，為鼓勵醫療院所的醫師進入原住民族地區及離島提供民眾所需的醫療服務，以及保障原住民族地區及離島民眾就醫的權利，健保署於 1997 年 3 月起，選擇花蓮縣秀林鄉試辦「整合性醫療保健服務改善計畫」，並推出「偏遠地區健康保險多元支付方案」，透過放寬 12 項醫療給付及特約管理規定，鼓勵各醫療院所能到原住民族地區及離島提供醫療服務、成人健檢、居家服務與復健治療等，藉此提升原住民族地區及離島健康照護資源的可近性及可利用性。建立在秀林鄉試辦計畫的經驗基礎上，健保署於 1999 年 11 月開始實施「全民健康保險山地離島地區醫療給付效益提昇計畫」（Integrated Delivery System，簡稱為 IDS）（衛生福利部中央健康保險署，2008）。IDS 的宗旨與特色如表 1-4，在原住民族地

區的部分，IDS 是由承作醫院結合當地衛生所的相關醫護人員，提供定期定點巡迴醫療、居家護理及到宅服務，同時針對特殊疾病盛行率較高的地區，提供相關的衛生教育及篩檢服務。在評核指標方面，與長期照顧相關的部分則納入居家照護服務案件數及長期照顧轉介率二項。截至 2019 年為止，共計有 29 個山地原住民族地區及 1 個平地原住民地區施行 IDS。[9] 由於 IDS 的服務宗旨主要在於提升醫療資源的可近性及可利用性，在長期照顧服務方面僅提供鼻胃管、尿管及氣切管等管路照護，因此並無法滿足原住民族人對長期照顧服務的需求，而自長照 1.0 開始實施後，IDS 在三管照護的角色也逐漸被居家服務單位所取代。

表 1-4　IDS 的宗旨與特色

宗旨	1. 以較彈性之支付方式，鼓勵醫療院所在一定收入保障下，提高意願至山地離島地區進行醫療服務。 2. 協調整合平地之醫療院所、山地離島地區診所或衛生所，組織醫療合作團隊，降低當地民眾就醫之困難，並增加醫療服務。 3. 透過醫療資源的整合與當地民眾參與之意見，全面性改善山地離島地區之醫療服務品質。
特色	1. 完整的醫療服務：提供定點門診、24 小時急診及夜間門診診療、夜間待診，專科診療、巡迴醫療服務，轉診後送服務。 2. 顧醫療也顧健康：配合地區需要，醫療服務也包含衛生教育、疾病篩檢、居家照護、預防保健、社區醫療家戶健康管理等項目。 3. 兼顧在地民眾需求：依當地人口特性及醫療利用情形，增多樣性服務，以解決當地民眾最急需之醫療服務，並落實醫療服務可近性與便利性。

資料來源：財團法人中華經濟研究院（2019）。

---

[9]　山地原住民族地區包括大同鄉、南澳鄉、烏來區、復興區、尖石鄉、五峰鄉、泰安鄉、和平區、信義鄉、仁愛鄉、阿里山鄉、茂林區、桃源區、那瑪夏區、三地門鄉、霧臺鄉、瑪家鄉、泰武鄉、來義鄉、春日鄉、獅子鄉、牡丹鄉、秀林鄉、萬榮鄉、卓溪鄉、海端鄉、延平鄉、金峰鄉、達仁鄉；平地原住民族地區則有豐濱鄉。

三、照護司主責計畫

　　為滿足臺灣快速增加的長期照顧需求，行政院社會福利推動委員會於 2000 至 2003 年辦理「建構長期照護體系先導計畫」，選定臺北縣三鶯社區與嘉義市為實驗社區，透過資源發展、服務提供、組織與管理、經濟支持等策略，導入九類照顧模式、[10] 設施及照顧管理系統，藉此勾勒臺灣以「在地老化」為目標的長期照顧藍圖（吳淑瓊等，2004）。行政院參考推動「建構長期照護體系先導計畫」的經驗於 2007 年 4 月開始推動長照 1.0，規劃在 2007 至 2016 年的十年間投入新臺幣 817.36 億，藉此「建構一個符合多元化、社區化（普及化）、優質化、可負擔及兼顧性別、城鄉、族群、文化、職業、經濟、健康條件差異之長期照顧制度」（衛生福利部，2007：1）。

　　為建立管理式服務的理念，照護司於全國 22 縣市設有長期照顧管理中心（簡稱為長照中心），配置照顧管理專員（簡稱為照專）協助民眾可在此單一窗口獲得需求評估、照顧計畫擬定、多元服務連結與監測等全套服務，民眾在開始接受服務後，照專亦會持續監測照顧成本與品質。為協助原住民族地區族人申請長期照顧服務，桃園市與南投縣則分別在復興區及仁愛鄉設有長期照顧管理分站（簡稱為照管分站）（王增勇，2013）。為強化原住民族地區失能個案的評估、資源連結及長期照顧服務資源開發，照護司使用醫療發展基金於 2010 年開始透過「偏遠地區（含山地離島）設置在地且社區化長期照護服務據點計畫」獎勵原住民族地區設置長期照顧服務據點，藉此提升當地民眾使用長照服務之可近性、增加偏鄉使用長照服務的普及性，並促進社區型長期照護服務之發展、鼓勵創新型長期照護服務之開發、培訓當地專業

---

[10] 九種照顧模式包括：照顧住宅、失智症日間照護中心、家庭托顧、居家復健、居家護理、居家服務、喘息服務、緊急救援通報及居家無障礙環境改善等。

人力、提升在地長照量能、儲備長照專業人力資源等，達到縮小長期照顧服務的城鄉差距的目的。此計畫的執行在 2014 年曾最多補助 17 個山地原住民族鄉與 5 個平地原住民族鄉設置長期照顧服務據點，雖然在 2015 及 2016 年據點數目出現更迭，但分析此計畫的推動效率及效益後，可發現在地服務提供單位家數、在地照顧服務員之培訓及實際從業人數、在地志工人數，以及投入服務的志工人數，皆有顯著的增加，且在居家服務、家庭托顧、長者營養餐飲、社區及居家復健、日間照顧、輔具購租及居家無障礙環境改善等服務使用率皆優於全國平均（吳肖琪、周麗華、周佳怡、沈佳蓉，2016）。2017 年長照 2.0 開始實施後，這些據點皆轉型為原住民族地區的照管分站，並使用長期照顧基金作為照管分站營運經費，截至 2020 年底，除臺東縣的臺東市及卑南鄉沒有設置長照分站外，30 個山地原住民族區及 23 個平地原住民族區皆設有照管分站提供照顧管理的相關服務。而依據長照司的統計，隨著普設原住民族地區的長照分站，原住民族人使用長期照顧的人數亦由 2018 年的 6,272 人上升至 2020 年的 12,308 人，服務使用率約佔原住民族失能人口推估數的 70%，因此原住民族地區長照分站的設置具有提高原住民族人長期照顧服務使用率的功能。

四、長照司主責計畫

　　長照司 2018 年 9 月成立後，為布建長照 2.0 所列 17 項服務中「原住民族地區社區整合式服務」，遂於同年底開始推動「原住民族地區長期照顧整合型服務試辦計畫（107-108 年度）」，以成立微型日間照顧中心為目標，提供原住民族地區失能者長照服務，2018 年核定設置微型日間照顧中心地區包含宜蘭縣南澳鄉、桃園市復興區、臺中市和平區、嘉義縣阿里山鄉及屏東縣來義鄉（衛生福利部，2018）。由於原

住民族地區不易取得合法土地與空間設立日間照顧中心，故除屏東縣來義鄉日間照顧中心於 2019 年順利開始營運外，其餘四個地區日間照顧中心皆無法於此計畫原預定期程內完成設置，為解決此問題，長照司於 2020 年續推「109 年度原住民族地區長期照顧服務試辦計畫」，該計畫共分成三項分類計畫，其中子分類計畫三提供延續性補助，協助前述四個地區完成日間照顧中心設置，因計畫經費持續的挹注，所有的日間照顧中心已於 2021 年 5 月完成設置並開始提供服務。分類計畫一為延續 2018 年計畫，繼續於原住民族地區設置社區式或綜合式長照服務機構，經評選後，有新北市烏來區、新竹縣尖石鄉、高雄市茂林區、屏東縣獅子鄉、花蓮縣秀林鄉及宜蘭縣大同鄉通過計畫審查，但新竹縣尖石鄉因鄉公所將原預定設置日間照顧中心之空間移撥其他用途，故不得不放棄計畫的執行，其餘五區則正積極辦理日間照顧中心的設置。分類計畫二為創新原鄉長照服務模式及服務提供，申請此分類計畫的單位需運用包括族人互助、部落互助或其他方式，提出符合原鄉之創新長照服務模式，並針對無法到文健站且有長照需求之失能長輩，載明具體執行方法、預計服務人數及具體成果指標，但不可與原民會之文健站及長照 2.0 所列整合型計畫等現有機構型態與運作模式重疊，且申請單位需研議可逐步自負盈虧之永續經營模式，經評選後，有桃園市復興區及屏東縣霧臺鄉通過計畫審查（衛生福利部，2020）。由於截至 2020 年底 55 個原住民族地區中尚有 28 區未設置日間照顧中心，因此原住民族地區長期照顧服務試辦計畫的推動將有助於達成長照 2.0 所設「一國中學區一日照」的目標。

肆、原住民族長期照顧在法制面及供給面發展所面臨的困境與挑戰

　　為了解原住民族長期照顧在法制面及供給面發展所面臨的困境與挑戰，本文將由原住民族文化安全[11]的角度分析臺灣國家長期照顧法律及政策執行對原住民族長期照顧體系建置及服務輸送的影響。文化安全的概念源自於紐西蘭在反思主流健康照護對毛利族人文化認同與福祉的負面影響，研究人員發現非毛利族健康照護提供者，常因未看見毛利族人健康問題的本質來自於被殖民的經驗，導致在提供健康照護服務時有意無意複製殖民者對毛利族人的政治、經濟及制度性剝奪之意識形態與作法，而這樣的健康照護模式不但無法解決毛利族人所面臨的健康不均等問題，反而加深毛利族人的社會受苦（social suffering）的經驗，故為了避免健康照護的介入降低（diminish）、貶抑（demean）與削弱（disempower）毛利族人的文化認同與福祉，毛利族人開始倡議來自主流社會的健康照護提供者應透過建立對毛利族社會文化與歷史的文化識能（cultural awareness）、文化敏感度（cultural sensitivity）及文化能力（cultural competence），[12]藉此打破照護接受者與照護提供者間權利不對等的關係（Ramsden, 1993）。而原住民族文化安全的訴求不僅是在打破照護接受者與照護提供者間權利不對等的關係，亦強調政策擬定者在制定原住民族健康照護法律及政策時，需意識到權利不對等、歷史、政治、經濟與制度結構對原住民族健康福祉的影響，藉此確保所制定的法律與政策不會對原住民族產生文化傷

---

[11] 文化安全的定義請參考註 3。

[12] 文化識能聚焦在可意識到族群間具有差異性的能力，為了解族群差異性的第一步；文化敏感度意指可具體了解我與他者間具差異性的元素，是文化識能的延伸（Taylor & Guerin, 2019）。

害（cultural harm）（Taylor & Guerin, 2019）。因《長照法》的實施是原住民族長期照顧法制與供給面發展十分重要的分水嶺，故本文將分別討論《長照法》實施前、後原住民族長期照顧在法制面與供給面發展所面臨的困境與挑戰。

一、《長照法》公告實施前

在《長照法》公告實施前，原住民族長期照顧體系及服務的建置皆依循國家政策方向而行，與主流社會並太多相異之處，唯在原民會成立後，為了彌補全國性社會福利及健康服務對原住民族的漏洞，在長者照顧的部分，開始推動「原住民族老人暨兒童六年照顧實施計畫」、「原住民族部落多元福利四年第一期計畫」、「原住民族部落多元福利四年第二期計畫」、「原住民族社會安全發展第一期四年計畫」及「原住民族社會安全發展第二期四年計畫」等方案（鄭麗珍、李明攻，2010），但值得注意的是，由於這些方案皆屬於殘補式之社會福利，在服務設計與輸送上皆缺乏原住民族的參與及主體性，因此無法滿足原住民族服務使用者的需求與期待，且當國家整體政策方向有重大變革時，這些殘補式的原住民族社會福利政策常常會被主流社會政策取代。例如在研究原住民族地區居家服務時，王增勇與楊佩榮（2017）發現，當原民會長期照顧政策與內政部社會司產生重疊時，原民會被要求將業務移轉至內政部，原住民族文化特殊性不再成為長照政策推動的重要考量，而原民會針對原住民族地區居家服務因地制宜的設計亦被內政部專業化服務所取代，然而一般化與專業化原住民族地區居家服務的結果卻導致服務品質及原住民族服務使用者對服務可接受度下降的問題。換言之，不是以民族意願為前提及原住民族文化為基礎的長期照顧服務規劃及輸送，實不能滿足原住民族長者對生活照顧的

需求與期待。而忽略原住民族知識、智慧及習慣規範的長期照顧服務，不啻是複製殖民主義者對原住民族的身體政治及結構性暴力，亦即透過主流長期照顧服務規訓原住民服務使用者的生活照顧與習慣，藉此達到「慢性同化」原住民族的手段（Kui Kasirisir〔許俊才〕，2011），長期使用照顧服務反而可能會造成原住民族服務使用者出現社會受苦的現象，而此結果也反應國家政策對原住民族的文化性剝奪（deprivation）。

　　缺乏原住民族參與及「族群主流化」的概念是發展原住民族長期照顧體系的最大問題，回顧臺灣發展長期照顧的歷程，不論是在社政、衛政、勞政及研究發展等面向，原住民族皆未被納入政策考量的範疇或參與政策的規劃。為勾勒臺灣長期照顧的藍圖，行政院社會福利推動委員會於 2000 至 2003 年開始以「建構長期照護體系先導計畫」為名，選定嘉義市與臺北縣三峽鶯歌地區為實驗社區城市型與鄉村型代表，希望透過三年期的計畫，在社區中實驗多元化服務方案與發展設施，而此計畫的執行成果亦成為政府規劃全國長期照顧制度的重要參考資料，對臺灣長期照顧的服務輸送、資源開發、財務制度、法令制度及資訊系統等規劃具有重大的影響（陳正芬，2011），然而對原住民族而言，缺乏原住民族參規劃與及「族群主流化」概念的長期照顧制度無疑的是一種政治性剝奪，其結果也造成原住民族長期照顧服務在可近性、可使用性、可接受性及品質上出現問題。

　　為建立具效率的長期照顧服務輸送網路，在長照 1.0 時期依全臺灣各縣市人口、需求及交通距離等因子，將長期照護服務網區規劃為 22 大區、63 次區與 368 小區。[13] 2015 年針對 55 個原住民族地區長期

---

[13] 大區以「縣市」為單位；次區依長期照護資源距離的可近性、民眾就醫習慣、交通時間、生活圈與人口數等因素，將每一縣市分為數個次區；小區則考量民眾對社區式與居家式長期照護在地化的需求，以「鄉鎮區」為單位（衛生福利部，2007）。

照顧資源所進行的調查發現，大部分的長期照顧資源分布於大區及次區中，小區內僅有衛生所附設居家護理所提供長期照顧服務，但是在新北市烏來區、屏東縣來義鄉、屏東縣春日鄉、屏東縣滿州鄉及臺東縣池上鄉等小區中並無任何機構提供服務。此外在機構安置與機構喘息這二項服務，除了苗栗縣南庄鄉、屏東縣三地門鄉、臺東市、臺東縣太麻里鄉、花蓮縣新城鄉、花蓮市、花蓮縣吉安鄉、花蓮縣壽豐鄉外，全部集中於大區及次區中，換言之，原住民族地區在長照1.0時期因服務在可近性及可使用性嚴重不足的條件下，必須仰賴次區與大區提供服務，但由於許多原住民族部落地處偏遠，高額的服務輸送成本及不具經濟規模的服務需求人口數造成許多外來服務提供單位沒有意願至原住民族地區提供服務（Umin‧Itei〔日宏煜〕等，2016），而此制度性剝奪則是造成原住民族地區發展永續性在地長期照顧體系的障礙。在研究原住民族地區發展日間照顧服務的困境時，陳正益（2018）指出影響原住民族地區日間照顧中心籌設的因素包括：（一）合宜且合法的土地與場地難覓；（二）開辦及營運成本的顧慮；（三）經濟弱勢者付費能力的限制；（四）在地照顧服務與專業人力外流；（五）在地社區組織人力與能力不足等。事實上不僅是日間照顧中心，上述五項因素亦影響家庭托顧及小規模多機能等社區式照顧機構的設置。

　　缺乏合法土地長久以來一直是原住民族地區建置社區式照顧機構的限制，然而造成合法土地缺乏的主因卻是國家對原住民族土地的治理框架，在此框架下原住民族對土地所有權、財產權、規劃權、治理權、進用權及他項權利分屬不同的行政機關與法規系統，複雜的原住民族土地管理制度導致原住民族土地所有權無法回歸真實土地所有人、使用習慣受國家土地治理制度排除與治理權限遭行政機關架空等問題（林嘉南，2018）。在研究活化閒置空間為高齡者日間照顧中心

時，陳柏宗等（2020）指出原住民族地區在建置日間照顧中心時，因土地屬區域計畫法中的非都市計畫用地與非建地，可由二種路徑進行土地變更，在取得特定目的事業用地後用於建置日間照顧中心。第一條路徑為透過土地使用分區變更，第二條路徑為將原有特定目的事業用地（如文教用地）經過增加容許特定目的使用後變更為多種特定目的事業用地（如文教用地與社會福利用地），然而綜觀這二條路徑最大的問題在於原住民族土地治理權皆屬行政機關，不論是透過土地使用分區變更或是增加容許特定目的使用，除申辦行政程續繁瑣外，公部門相關人員的認知與態度往往成為決定是否可取得用地的關鍵因素，因此整個變更流程曠日廢時且不確定性高，增加原住民族地區建置日間照顧中心的困難度，而這種對原住民族土地的制度性剝奪即使在《長照法》公告實施後仍持續影響原住民族地區社區式照顧機構的設置。

除原住民族土地議題外，長照 1.0 時期最為原住民族所詬病的制度性剝奪在於排除 55 至 64 歲「平地原住民族」申請使用各類長期照顧服務，而僅有年滿 55 歲的「山地原住民族」可申請之。目前臺灣政府對原住民族的分類承襲於日治時期的「理蕃」政策，而為符合殖民者對原住民族的治理思維與想像，日治時期將原住民族區分為「生蕃」與「熟蕃」，1945 年以國民黨為主的國家主義者接收臺灣後，承襲日治時期殖民主義者對原住民族治理的邏輯思維，但將「生蕃」與「熟蕃」分別更名為「山地山胞」與「平地山胞」，此名稱一直延用至 1994 年 8 月 1 日國民大會通過《憲法增修文》後，才將「山地山胞」與「平地山胞」更名為「山地原住民」與「平地原住民」（藤井志津枝，2001），然而不論原住民族如何更名，國家對原住民族的治理思維與想像卻未曾改變過。長照 1.0 政策的規劃者與執行機關在不了解原住民族分類形成的歷史脈絡，驟然將「山地原住民族」與「平地原住

民族」的分類本質化為原住民族地理位置分布的結果，甚至誤解「平地原住民族」因生活於平地，可獲得較「山地原住民族」更多的健康照護資源，因此健康狀況也較佳，而忽略原住民族健康狀況與其所生活地區的醫療可近性及可利用性有密切的關聯，且依據原民會所發佈的統計資料，不論「山地原住民族」或「平地原住民族」皆面臨嚴重健康不均等的問題，55 歲以上原住民族人不僅平均餘命較全國全體短，且對各種疾病的死亡率亦顯著高於全國全體（原住民族委員會，2020），因此長照 1.0 排除 55 至 64 歲「平地原住民族」申請使用服務不僅不符合科學與醫學的實證，甚至已嚴重侵害「平地原住民族」的健康權與違反社會正義的原則。

二、《長照法》公告實施後

在原住民族長期照顧的法律方面，《長照法》第 1 條確立了臺灣的長照服務乃是建立在「普及」、「多元」、「可負擔」及「不歧視」的基礎上，因此該法第 6 條將原民會納入長期照顧的中央權責機關，希望原民會可扮演協調、聯繫、協助規劃及推動原住民族長期照顧相關事務之角色。然而看似「多元」及「不歧視」形式上的平等，卻暗藏國家在政治及制度上對原住民族權利的剝奪。《長照法》雖然將原民會納入中央權責機關，但因為受限於《原住民族委員會處務規程》，原民會社會福利處在長期照顧上主要掌理協調與審議事項，換言之，為避免超過授權範圍，原民會對於原住民族長期照顧服務體系的建置始終採取十分保守的參與限度，雖然原民會主責撰寫長照 2.0 原住民族專章政策，亦委託專家學者針對原住民族長期照顧需求與資源分配進行專案研究作為撰寫專章之基礎資料，同時亦在專章中依原住民族特性，訂出十項執行策略（衛生福利部，2016）：

（一） 建構原住民族部落整合型照顧產業。

（二） 強化部落照顧功能，營造在地老化環境。

（三） 優先獎助原住民族長照服務資源。

（四） 成立原住民族鄉（鎮市區）長照管理分站，並設推動委員會。

（五） 穩定在地長照人力，固定薪資進用。

（六） 建立部落完善照顧者之支持環境。

（七） 建立資源連結系統，補助失能族人，提高長照服務之普及性。

（八） 建置原住民族部落「長照聯網」，俟準備成熟，逐步推動。

（九） 保障都會區原住民族長照需求與權益。

（十） 長照人力訓練。

　　綜觀原民會所規劃的執行策略，在落實層面上，僅有文健站、（微型）日間照顧中心、鄉（鎮市區）長照管理分站及原住民族長照推動委員會的設置、提升文健站照顧服務員薪資、將「原住民族文化安全導論」納入長照人員教育訓練等項具有初步成效，其餘執行策略則未見有具體的推動進度，甚至在文健站的功能也被縮限在長者健康促進及預防延緩失能，雖然自 2019 年起部分文健站開始提供量能提升服務，但該服務為方案補助型服務，未真正銜接長照居家及專業服務，且服務對象僅限輕度失能長者，無法真正滿足部落失能者照顧需求。事實上原民會社會福利處在推動原住民族長期照顧政策時，常受到衛福部以專業度不足為由而被排除在決策圈外，加上原民會因處務規程而劃地自限，是故在「原政小、衛社政大」的權利不對等關係下，原住民族長照體系的建置已出現蝸行牛步的現象。

　　2016 年 5 月 31 日行政院依《長照法》第 7 條公告《行政院長期

照顧推動小組設置要點》（簡稱為行政院長推小組），同年 7 月 15 召開第一次委員會，儘管《長照法》第 7 條已明訂該委員會「應有原住民之代表或熟諳原住民文化之專家學者至少一人」，但第一次委員會除了原民會外，並無任何原住民或熟諳原住民族文化之專家學者受聘為委員參加會議，衛福部此舉不論是刻意或無心之過，事實上反應國家衛生政策長久以來由上而下的執行模式，且在面對原住民族健康照護議題時，習慣以「山地平地化」或「一般化」的思維尋求解方（Umin · Itei〔日宏煜〕，2012），因此即使《長照法》第 1 條揭櫫「多元」及「不歧視」精神，但對於衛福部多數非原住民族技術官僚與公務人員而言，因缺乏對原住民族的文化識能與文化敏感度，加上「原政小、衛社政大」的不對等權利關係，導致原住民族代表「被缺席」原本應納含多元文化精神的行政院長推小組。2016 年底，原民會與衛福部因受到原住民族長期照顧倡議團體及立法委員的壓力，始遴聘原住民族長期照顧修法聯盟（簡稱為原照盟）[14]成員為行政院長推小組委員，解決原住民代表「被缺席」行政院長推小組的不正義問題，而原住民族代表亦於 2017 年 1 月開始定期參加行政院長推小組委員會至今。

　　《長照法》第 14 條規範衛福部應會同原民會規劃及推動原住民族地區長照服務計畫、長照服務網區與人力發展等事項，透過檢視行政院長推小組 13 次會議討論事項可發現政府在長照 2.0 施行期間主要以原民會所撰寫的原住民族專章為建立原住民族長期照顧體系的依據（附錄 1-1），雖然原民會在原住民族專章中已提出十項政策執行策略，但行政院仍責成原民會提出具體可行之執行建議。為回應行政院的要求，原民會基於權責提出布建文健站為推動原住民族長照優先執行策略，且蔡英文總統於 2017 年 4 月 18 日裁示將文健站預算由公益彩券

---

[14] 原住民族長期照顧修法聯盟已於 2019 年 1 月向內政部登記成立臺灣原住民族長期照顧聯盟協會。

回饋金移列長照基金支應，但矛盾的是行政院在 2017 年 9 月 12 日第
4 次會議時仍決議文健站的建置所需之經費不宜使用長照基金，應回
歸相關預算，但原住民族長期照顧倡議團體、立法委員與原民會主張
因原住民族在照顧文化與需求不同於主流社會，為建置真正符合原住
民族文化與照顧需求的長期照顧服務，衛福部應支持以長照基金支應
布建文健站所需之經費，衛福部則在原住民族民意及政治壓力下，於
2018 年開始將文健站納入長照基金支應對象，但衛福部對於文健站是
否應由長照基金支應其建置與營運所需經費的質疑卻從未間斷過。儘
管《憲法增修條文》第 10 條已明確規範「國家應依民族意願，保障原
住民族之地位及政治參與，並對其教育文化、交通水利、衛生醫療、
經濟土地及社會福利事業予以保障扶助並促其發展，其辦法另以法律
定之」，但行政機關在推動原住民族長期照顧政策時，顯然未依《憲
法》精神，在尊重「民族意願」的前提下建立原住民族長期照顧體系。

　　雖然《長照法》第 24 條已就原住民族地區長照機構之設立及人員
配置進行規範，但未尊重「民族意願」是目前行政部門在建置原住民
族長期照顧體系時最令原住民族人詬病之處，追根究底此問題的關鍵
在於行政部門缺乏對原住民族的文化識能與文化敏感度，導致在政策
規劃與推動時未具備足以達到契合原住民族期待的文化能力。例如衛
福部於 2016 年開始於桃園市復興區、花蓮縣卓溪鄉／玉里鎮、臺東
縣金峰鄉試辦長照 2.0 計畫，於部落中設置 B 級服務提供單位及 C 級
巷弄站，然而當試辦單位結合教會信徒至 C 級巷弄站擔任志工照顧長
者，希望可以達到「自己人照顧自己人」的目標，但社家署以教會信
徒沒有領有政府所核發的志工證為由，拒絕教會信徒至部落 C 級巷弄
站擔任志工。由於社家署缺乏對原住民族的文化識能與文化敏感度，
無法理解教會是當代原住民族部落十分重要的社會組織，不僅在信仰
生活上，教會亦投入部落公共事務的推動上，包括長者的照顧（黃焰

愷、陳怡伃，2019），因此排除教會成員投入擔任部落 C 級巷弄站志工反應出政府部門長久以來對原住民族健康照護的專業主義霸權，亦是長久以來國家殖民原住民族一貫的手段（Umin・Itei〔日宏煜〕，2018）。不僅社家署，原住民族在發展家托時亦面臨到地方政府缺乏文化識能與文化敏感度的制度性阻礙，相較於其他社區式長期照顧機構，家托因建築與人力等條件較易符合設置標準的規範，且同一時段服務人數最高上限為 4 人，加上家托員可以提供以原住民族長者需求為中心的服務，因此一直是原住民族期待可以在部落大量設置的社區式照顧服務，依長照 2.0 原住民族專章的規劃，預計在 2020 年前設置 121 間原住民族家托，但因受地方政府忽略部落人際網絡與原住民族照顧文化的影響，造成家托經營不易，降低部落照顧服務員成立家托的意願（石貿奇 Mo'e Yaiskana，2019；張智凱，2019），因此截至 2020 年底，全臺灣原住民族家托數為 56 間，僅達到原預定設置目標數的一半。

　　表 1-5 為截至 2020 年底原住民族地區長照資源的布建情形，除巷弄長照站（含文健站）的設置符合長照 2.0 原住民族專章的規劃外，居服、日照（含小規機）、家托及照管分站皆尚未達到原有的規劃數，而造成在原住民族長期照顧資源不如預期的主要原因在於「原政小、衛社政大」的權利不對等關係。因為除了文健站為原民會主責建置外，其餘的長期照顧服務的建置均為長照司的職掌，以目前長照司的業務分工來看（表 1-2），原住民族長期照顧歸第 3 科主管，但該科關於原住民族長期照顧業務職掌僅列「原住民族長照整合服務計畫之發展規劃與推動」，且長照司目前將原住民族長照整合服務計畫的內涵設定為設置日間照顧中心，並積極推動該計畫，但在執行的過程因無法打破原住民族保留地的使用限制，即使《長期照顧服務機構設立許可及管理辦法》第 16 條與《長期照顧服務機構設立標準》第 19 條皆已規

範相關的解決辦法，但內政部、農委會及縣市政府皆對這二條法律的適用性提出質疑，雖經衛福部多次協調仍無法達成共識，因此造成籌設期過長的問題，降低欲申請設立原住民族日間照顧中心的單位提出計畫申請的意願。但事實上，如長照司如可善用目前各長照分站所屬地方長照推動委員會的功能，在尊重原住民族自治的前提下，授權地方長照推動委員會進行在地長照資源布建的評估與決議，則可避免以「山地平地化」與「一般化」的思維布建原住民族地區的長期照顧資源，解決原民會與其他中央政府單位的權利不對等關係，加速原住民族地區長照資源布建的速度。

表 1-5　原住民族地區長期照顧資源布建狀況（截至 2020 年底）

服務類型	居家服務	日間照顧中心（含小規機）	家庭托顧	巷弄長照站（含文健站）	照管分站
數目	45	43	56	518（368）	53
備註	35 原住民地區未設有居家服務提供單位	28 原住民地區未設有日間照顧中心	29 原住民地區未設有家庭托顧	55 原住民地區皆已設置	臺東市、卑南鄉未設有長照分站

資料來源：作者自行整理。

伍、原住民族對長期照顧的倡議

在《長照法》公告實施前，原住民族地區長期照顧服務因受到文化性、政治性及政策性剝奪而出現可近性、可利用性、可接受性及品質不佳的問題，大部分的原住民族地區僅有衛生所附設居家護理所提供三管管路照護外，其餘的長期照顧服務皆需仰賴位於非原住民族地

區的服務提供單位，然而這種服務模式卻不符合原住民族「族人照顧族人」的期待。為扶植在地的長期照顧服務提供單位，少數 NPO 組織開始嘗試訓練原住民族照顧服務員投入居家服務（如介惠社會福利慈善基金會、財團法人門諾社會福利慈善事業基金會）、老人日托及送餐（如一粒麥子社會福利慈善事業基金會）及家庭托顧（如財團法人愚人之友社會福利慈善事業基金會）等服務，但由於這些「族人照顧族人」的服務僅侷限在少部分的原住民族地區，故無法滿足所有原住民族失能者的需求。

　　為解決原住民族地區在發展長期照顧服務上所面臨的各種問題，原住民族民間團體自長照 1.0 時期即開始透過倡議，希望政府可依民族意願來建置原住民族長期照顧體系。2014 年 8 月 30 日宜蘭縣崗給原住民族永續發展協會召開「第四屆草根人民論壇——到底要照顧誰」，為回應當時仍在立法院審查的《長照法》僅由一元化、中央集權及專業照顧的角度制定長期照顧服務的內容、人員的訓練及認證、機構的設置等規範，完全忽略針對原住民族因社會與文化特殊性所需的多元族群長期照顧體系，造成原住民族長期照顧不平等的問題，在經與會者討論後，達成串聯關心原住民族長期照顧的實務工作者、社會工作人員、律師、專家學者及學生形成倡議網絡的共識，並於同年 10 月 25 成立原照盟，希望可以藉此提高原住民族社會對長期照顧倡議的能動性。[15] 在經過成員們討論後，原照盟主要的任務設定在：一、確保《長照法》納入保障原住民族長期照顧權利（益）條款；二、與原住民族長期照顧在地協會組織合作，研究原住民族各類型的照顧認知與行為；三、透過各種倡議活動尋求立法委員的支持，要求政府制

---

[15] 原照盟成立之初以建立原住民族長期照顧倡議網絡為主，並未規定加入成員必須為
　　NPO 組織，故除了宜蘭縣崗給原住民族永續發展協會外，其除成員皆以個人的身分
　　加入原照盟。

定符合原住民族需求與期待的長期照顧政策。為進行所設定的工作任務，原照盟依三個息息相關且對原住民族長期照顧發展有決定性影響的面向——政策、法律及政治——建構出一套倡議模式。

　　在政策的面向，原照盟與 39 個在原住民族地區提供長期照顧的在地組織合作，[16] 研究和評估政府長期照顧政策對原住民族地區長期照顧服務輸送的影響，基於研究和評估的結果，原照盟一方提供在地組織改善服務輸送的可能策略，另一方則向衛福部反應其長期照顧政策的執行在原住民族地區所遭遇的困境與可能需要調整的方向。此外，原照盟的成員亦將這方面的工作成果經系統性的整理後，發表於《臺灣社會研究季刊》及《中華心理衛生學刊》等專業的學術期刊，希望藉此讓主流社會了解原住民族長期照顧的相關論述。在法律的面向，原照盟依政策研究與評估的結果，與具法律背景的成員檢視衛福部所擬《長照法》草案及相關子法內容，確保國家長期照顧法律納入保障原住民族長期照顧權利（益）條款。在政治的面向，原照盟依據政策研究、政策評估及法案檢視等結果，積極與立法委員合作建立平臺，聯結部落長期照顧組織、立法委員、原民會與衛福部，並透過平臺會議，一方面遊說立法委員接受及通過原住民族所倡議的《長照法》草案與相關子法的版本，另一方面要求政府於制訂《長照法》相關子法時納入保障原住民族長期照顧權利（益）條款。

　　為解決政府部門在發展長期照顧服務的過程中，因缺乏對原住民

---

[16] 原照盟 2015 至 2016 年接受香港樂施會所提供之研究經費，針對臺灣原住民族長期照顧制度及體系進行研究與倡議，在計畫執行期間，原照盟成員進入位於新北市、桃園市、新竹縣、南投縣、嘉義縣、高雄市、屏東縣、宜蘭縣、花蓮縣及臺東縣（含蘭嶼）的原住民族地區，總計訪問及調查辦理文健站、社區關懷據點、家庭托顧、身障家庭托顧、日間照顧中心、老人日托、社區復健、居家服務、居家護理所、部落健康營造中心、長照推動委員會、長照實驗據點及部落廚房等服務的 39 個在地組織，藉此研究各單位的服務輸送模式及所遭遇的困境，作為原照盟倡議的依據。

族的文化識能、文化敏感度及文化能力所造成的文化性、政治性與制度性剝奪，原照盟在進行發展原住民族長期照顧服務體系倡議時，將主軸聚焦在「文化照顧」、「文化安全」、「民族自治」及「鬆綁原住民族土地的地用與行為管制」等議題上。在「文化照顧」與「文化安全」的面向，原照盟主張政府部門必須尊重及肯認原住民族對照顧的認知、行為與物質創造，支持將原住民族文化元素融入居家式及社區式的長期照顧服務中（Umin・Itei〔日宏煜〕，2020），例如以泰雅族 *gaga* 的觀念為核心，在尊重泰雅族血親及家族為基礎的關係連結、人與人相處的禮節、互惠行為、對人生命禮俗、文化生活模式的前提下，支持發展具泰雅族文化適切性的長期照顧體系（方喜恩、宋聖君、鄧麗君，2015）。在「民族自治」的面向，原照盟主張衛福部在擬訂長期照顧法律及政策時應會同原民會辦理，在中央及地方政府的長期照顧推動委員會應納入原住民族代表，在原住民族地區應設置照管分站，並於分站設立鄉（區）級長期照顧推動委員會，納入原政、社政、衛政、服務提供單位、服務使用者代表及專家學者共同推動原住民族地區長期照顧服務體系的建置與運作。在「鬆綁原住民族土地的地用與行為管制」方面，原照盟訴求衛福部在制定《長照法》相關子法時應比照教育部所公告的《社區互助式及部落互助式教保服務實施辦法》，放寬原住民族地區土地的地用與行為管制，在安全無虞的條件下，核准家庭托顧、日間照顧中心、小規模多機能的設置，加速原住民族地區社區式長期照顧機構的設置。而在長照 1.0 銜接長照 2.0 的過程中，原照盟的倡議對國家長期照顧法制與政策的「族群主流化」產生以下重大的影響：

一、長照 2.0 納入原住民族專章。
二、長照 2.0 服務對象增加 55-64 歲平地原住民族。

三、長照 2.0 服務項目增加原住民族地區社區整合式服務。

四、中央政府涉及原住民族長期照顧事項，衛福部應會同原民會辦理。

五、中央與縣市政府長期照顧推動委員會納入原住民族代表。

六、《長期照顧服務機構設立許可及管理辦法》與《長期照顧服務機構設立標準》納入放寬原住民族地區設置社區式長期照顧機構條款。

七、55 個原住民族地區需設置照管分站，負責照顧與個案管理工作，同時所有分站需組成鄉級長期照顧推動委員會負責推動原住民族地區長期照顧服務資源的布建及人員的訓練等事項。

八、長期照顧專業人員及照顧服務員職前與在職訓練納入原住民族文化安全課程。

陸、結論

　　原住民族長期照顧政策的發展與演變體現近七十年來原住民族與非原住民的族群關係史，在《長照法》公告實施前，原住民族長期照顧法制面與服務供給面的發展依附在主流社會之下，但是缺乏原住民族文化識能、文化敏感度及文化能力的長期照顧政策對原住民族長照顧體系的建置與發展產生文化性、政治性與制度性的剝奪，而此現象宛如複製 1950 年代政府的「山地平地化」政策，企圖藉由「社會融合」，創造一套對原住民族具支配與同化色彩的社會制度（高德義，2020），然而這套以國家霸權思維所建構的長期照顧制度卻因為在服務的輸送上缺乏可近性、可使用性、可接受性與品質，導致國家所提供的長期照顧服務並無法滿足與符合原住民族失能者的需求，在原住民

族地區出現長期照顧不均等的現象。為倡議符合「族群主流化」精神的長期照顧制度，原照盟於長照 1.0 期間開始主張政府應以《憲法增修條文》第 10 條為依歸，在尊重民族意願的前提下，在《長照法》及相關子法中納入關於原住民族所主張的「文化照顧」、「文化安全」、「民族自治」及「鬆綁原住民族土地的地用與行為管制」等條款，藉此保障原住民族長期照顧之權利（益），為回應原住民族訴求，2015 年所公告之《長照法》及《長期照顧服務機構設立許可及管理辦法》、《長期照顧服務機構設立標準》、《長期照顧服務人員訓練認證繼續教育及登錄辦法》與《長期照顧服務資源發展獎助辦法》等子法皆納入相關的原住民族條款，作為發展原住民族長期照顧體系的法律依歸。

　　雖然《長照法》及相關子法公告後原住民族長期照顧的權利（益）得以受到保障，但在政治上因受到「原政小、衛社政大」的權利不對等關係，截至 2020 年低，除原民會主責的文健站外，衛福部主責的居家式及社區式長期照顧服務資源在原住民族地區的布建率僅達原所設定目標數的 50%，換言之，儘管《長照法》揭櫫「多元」及「不歧視」的長期照顧精神，但因政府行政部門仍普遍未具備原住民族文化安全的概念，加上原民會角色定位不明、主體性不足、政策缺乏長遠規劃及新思維、研究職能未發揮功能（高德義，2020），造成原住民族長期照顧體系的建置如蝸行牛步，因此政府行政部門落實遵守原住民族文化安全的原則及強化原民會的組織定位與功能是打破「原政小、衛社政大」的權利不對等關係，以及加速原住民族長期照顧體系建置的關鍵性因子。

附錄 1-1　行政院長期照顧推動小組第 1~13 次委員會原住民族長期照顧報告案、提案與會議決議

	會議時間	原住民族長期照顧報告案與提案	會議決議（定）
第 1 次	2016.07.15	**報告案**：有關照顧模式、服務據點與服務項目間的整合；服務提供團隊之跨專業整合；以及客家、原住民、榮民、身心障礙者等服務對象及相關資源的整合，均應納入整體考量。 **提案**：充實與整合原住民部落、退輔會系統及偏鄉長照資源之策略。（提案單位：衛福部）	請原住民族委員會檢視長照十年計畫 2.0 中，針對原住民地區之相關規劃內容，提出具體可行之執行建議。
第 2 次	2017.01.09	無相關報告案與提案。	
第 3 次	2017.06.02	**報告案**：第 2 次委員會議決定事項辦理情形報告。 **提案**：無。	請原住民族委員會於下次會議報告原住民族部落文化健康站整體規劃及辦理進度。另請衛生福利部於會前邀集本小組之原民工作小組委員及勞動部、原住民族委員會等相關部會，就原鄉及偏鄉資源發展先進行討論。

	會議時間	原住民族長期照顧報告案與提案	會議決議（定）
第 4 次	2017.09.12	**報告案**：原住民族部落文化健康站整體規劃及辦理進度報告。 **提案**：無。	1. 民眾對長期照顧之需求不分種族及性別，故原住民族地區長期照顧資源之發展，係由長照基金支應。至於原住民族部落文化健康站為擴充功能，整合幼托及課後照顧等其他服務，所需經費仍應回歸由相關預算支應，不宜使用長照基金。 2. 在原住民族地區所提供之長期照顧服務應具感度，並據此發展其服務模式，請原住民族委員會儘速針對文化健康站，規劃發展具文化敏感度之長期照顧服務模式，據以推動。
第 5 次	2018.01.17	**報告案**：原住民長照人力規劃報告。 **提案**：無。	原住民族長照人力規劃納入下次會議討論。
第 6 次	2018.05.24	**報告案**：長照 2.0 之原住民族長期照顧專章執行進度報告。 **提案**：無。	請原住民族委員會積極建置「原住民族長期照顧資料庫」，及與衛生福利部在分工合作布建長照資源時，應充分考量資源之銜接與整合，以提供原住民所需之完整長照服務。

	會議時間	原住民族長期照顧報告案與提案	會議決議（定）
第 7 次	2018.11.05	**報告案：** 1. 第 6 次委員會議決議（定）事項辦理情形報告。 2. 長照 2.0 重要進度報告。 **提案：**無。	1. 第 6 次委員會議之報告案第四案請原住民族委員會及衛生福利部透過「原住民族長照業務合作平臺」邀集勞動部、本會委員及王教授增勇等，就原住民族長期照顧資料庫建置及資源不足區域認定等研商處理，並於下次會議提案報告。其餘追蹤列管事項解除列管。 2. 原住民族議題：請於「研商原住民族長照業務合作平臺」研議並取得共識後，再提會議說明。
第 8 次	2019.03.07	**報告案：**原住民族文化健康站布建推動情形。 **提案：**無。	請原住民族委員會參考委員意見，包括加強與失智共照中心合作並增加失智者服務專業訓練、加強原鄉文化健康站與在地 A 級單位之合作連結等，持續加強推動，未來如有需跨部會協助事項，再請原住民族委員會提案討論。
第 9 次	2019.07.16	無相關報告案與提案。	
第 10 次	2019.12.24	無相關報告案與提案。	

	會議時間	原住民族長期照顧 報告案與提案	會議決議（定）
第 11 次	2020.03.16	**報告案**：長照 2.0 計畫執行狀況及策進作為。 **提案**：無。	有關委員關心之「長照資源不足區之盤點與資源布建」、「照管中心、A 個管及服務提供單位三方關係定位釐清及案主權益保障分工」、「身心障礙服務體系與長照服務體系之階段性整合銜接」等議題，請衛生福利部會同原住民族委員會等機關，採專案方式安排於後續會議中提出報告，以有助了解及深入討論。
第 12 次	202.12.23	**報告案**：長照資源不足區之盤點與資源布建。 **提案**：有關長照有關長照 2.0 的執行現況與檢討，提請討論。（提案委員：吳淑瓊）	1. 關於委員關心文化健康站服務對象與分級提供服務，以及文化健康站服務內容與長期照顧服務體系之銜接與分工，請原住民族委員會及衛生福利部於兩部會共同辦理之原住民族長照業務合作平臺先行討論，如須跨部會研商，再視情形請行政院協調。 2. 請衛生福利部參考委員意見，如各縣市原住民族地區、離島地區及資源不足區之深度數據分析、相關策進作為對上開地區之服務人力、使用服務人數及使用服務類型提升之影響等，納入參考並改進。 3. 為因應外界關心長照 2.0 執行現況，請吳淑瓊委員擔任召集人，以衛生福利部為幕僚單位組成檢討小組，邀集本推動小組委員及原住民族委員會、農業委員會、內政部等相關部會參與，就衛生福利部已盤整資料之所遇問題樣態，另組成工作小組研議可行之解決方案，並據以輔導地方政府強化相關管理機制。

	會議時間	原住民族長期照顧報告案與提案	會議決議（定）
第 13 次	2021.04.14	**報告案：**第 12 次委員會議決議（定）事項辦理情形報告。 **提案：**無。	有關長照資源不足區之盤點與資源布建及文化健康站（以下簡稱文健站）角色功能定位部分： (1) 請原住民族委員會（以下簡稱原民會）督導各地方政府及原鄉部落，積極盤點合法之閒置空間或場地，予以活化利用推動原鄉之日照與微型日照服務，以增進原鄉區域服務資源布建效益。 (2) 目前衛生福利部（以下簡稱衛福部）與原民會已就推動原住民長照業務建立合作平臺，請衛福部（制度與經費）與原民會（服務系統建構與業務推動）透過該平臺，持續針對文健站與服務據點之服務對象、項目、條件、整合銜接機制、補助經費、特約機制、以及如何兼顧文化差異建構都會區原住民的服務方式與系統等議題，進行研商討論，並納入長照 2.0 整體執行檢討小組（下稱檢討小組）討論。 (3) 請原民會就原住民長照服務文化敏感度培訓課程之辦理成效適時進行檢討；至有關針對長照服務人員進行原住民族語言認證擬發給獎勵津貼一節，原則宜由原民會視需要編列預算辦理。

資料來源：衛生福利部長照專區（https://1966.gov.tw/LTC/lp-3979-201.html）。

參考文獻

Kui Kasirisir（許俊才）（2011）。〈誰配合誰？部落生活觀點與長期照護服務法草案〉，《臺灣社會研究季刊》，第 85 期，頁 387-395。

Umin・Itei（日宏煜）（2012）。〈當代臺灣原住民族健康政策在實踐上所面臨之挑戰〉，《臺灣原住民族研究學報》，第 2 卷第 2 期，頁 149-167。

Umin・Itei（日宏煜）、王增勇、吳雅雯、楊程宇、黃姿瑜（2016）。《長期照顧服務法公布後原鄉照顧服務因應措施成果報告》。原住民族委員會委託研究報告。

Umin・Itei（日宏煜）（2018）。〈臺灣原住民族長期照顧政策中的文化安全議題〉，《臺灣社會研究季刊》，第 109 期，頁 199-214。

Umin・Itei（日宏煜）（2020）。〈文化照顧對發展臺灣原住民族長期照顧體系之重要性〉，《月旦醫事法報告》，第 42 期，頁 70-79。

方喜恩、宋聖君、鄧麗君（2015）。〈失紋的女人：一個泰雅部落照顧的民族誌〉，《臺灣社會研究季刊》，第 101 期，頁 275-291。

王增勇（2013）。〈長期照顧在原鄉實施的檢討〉，《社區發展季刊》，第 141 期，頁 284-294。

王增勇、楊佩榮（2017）。〈夾在國家政策與原住民族文化之間的原鄉居家服務〉，《中華心理衛生學刊》，第 30 卷第 1 期，頁 7-36。

石貿奇 Mo'e Yaiskana（2019）。〈家庭托顧長照服務在原鄉部落發展的優勢與困境——以南投縣為例〉，《東吳社會工作學報》，第 37 期，頁 143-157。

吳淑瓊、莊坤祥（2001）。〈在地老化：臺灣二十一世紀長期照護的政策方向〉，《臺灣公共衛生雜誌》，第 20 卷第 3 期，頁 192-201。

吳淑瓊、戴玉慈、莊坤洋、張媚、呂寶靜、曹愛蘭、王正、陳正芬（2004）。〈建構長期照護體系先導計畫——理念與實踐〉，《臺灣公共衛生雜誌》，第 23 卷第 3 期，頁 249-258。

吳肖琪、周麗華、周佳怡、沈佳蓉（2016）。〈我國山地離島偏遠地區社區化長照服務據點計畫之回顧與展望〉，《長期照護雜誌》，第 20 卷第 3 期，頁 203-211。

林嘉男（2018）。〈原住民族長照機構面臨的建物與土地問題根源：以蘭嶼居家護理所為例〉，《臺灣社會研究季刊》，第 109 期，頁 215-232。

原住民族委員會（2017）。《推展原住民長期照顧—— 106 年度下半年部落文化健康站實施計畫》。臺北。

原住民族委員會（2019）。《108 年度推展原住民族長期照顧——文化健康站實施計畫》。臺北。

原住民族委員會（2020）。《106 年原住民族人口及健康統計年報》。臺北。

財團法人中華經濟研究院（2019）。《如何提升全民健保醫療資源不足地區民眾就醫及照護成效之探討——以西醫醫療服務為例》。衛生福利部委託研究報告。

高德義（2020）。《族群治理、發展與人權：解／重構臺灣原漢關係》。花蓮：國立東華大學原住民民族學院。

陳俐如、詹宜璋（2015）。〈在地組織參與南投原鄉地區「部落老人日間關懷站計畫」（部落文化健康站）執行模式之探討〉，《臺灣原住民族研究季刊》，第 8 卷第 1 期，頁 43-76。

張智凱（2019）。〈具照顧意識與文化能力的 Salong 模式〉，《東吳社會工作學報》，第 37 期，頁 137-141。

陳正芬（2011）。〈我國長期照顧政策之規劃與發展〉，《社區發展季刊》，第 133 期，頁 192-203。

陳正益（2018）。〈原鄉部落社區式日間照顧服務推動之困境〉，載於黃源協、詹宜璋編著，《原住民族福利、福祉與部落治理》，頁 247-289。臺北：雙葉書廊。

陳柏宗、蘇玲玉、王雅婷、邱靜如（2020）。〈活化閒置空間為高齡者日間照顧據點之研究——以閒置校舍為例〉，《建築學報》，第 112 期增刊（高齡、無障礙與通用設計專刊），頁 1-20。

陳燕禎（2020）。《長期照顧理論與實務：整合觀點》。臺北：雙葉書廊。

黃炤愷、陳怡伃（2019）。〈泰雅族傳統與基督信仰交織下的日常照顧：臺中市和平區大安溪沿線的初探〉，《中華心理衛生學刊》，第 32 卷第 2 期，頁 183-208。

廖守臣（1998）。《泰雅族的社會組織》。花蓮：私立慈濟醫學暨人文社會學院。

蔡友月（2009）。《達悟族的精神失序／現代性、變遷與受苦的社會根源》。臺北：聯經出版社。

劉益昌（2002）。《臺灣原住民史：史前篇》。南投：國史館臺灣文獻館。

鄭麗珍、李明政（2010）。〈臺灣原住民族社會福利與健康政策評估〉，載於黃樹民、章英華編著，《臺灣原住民政策變遷與社會發展》，頁 181-258。臺北：中央研究院民族學研究所。

衛生福利部（2007）。《我國長期照顧十年計畫摘要本（核定本）》。臺北。

衛生福利部（2016）。《長期照顧十年計畫 2.0（106~115 年）（核定本）》。臺北。

衛生福利部（2018）。《原住民族地區長期照顧整合型服務試辦計畫（107-108 年度）》。臺北。

衛生福利部（2020）。《109 年度原住民族地區長期照顧服務試辦計畫》。臺北。

衛生福利部中央健康保險署（2008）。〈全民健康保險山地離島地區醫療給付效益提昇計畫——加強偏遠地區醫療服務〉。2008 年 5 月 1 日，衛生福利部中央健康保險署網頁（https://www.nhi.gov.tw/news_content.aspx?n=fc05eb85bd57c709&sms=587f1a3d9a03e2ad&s=fce654b9a9575a97&Create=1）。

謝世忠（1987）。《認同的污名——臺灣原住民的族羣變遷》。臺北：自立晚報社。

龍紀萱（2011）。〈原住民長期照護服務模式之探討〉，《社區發展季刊》，第 136 期，頁 264-277。

藤井志津枝（2001）。《臺灣原住民史——政策篇（三）》。南投：國史館臺灣文獻館。

Ramsden, I. (1993). "Cultural safety in nursing education in Aotearoa (New Zealand)", *Nursing Praxis in New Zealand Inc*, 8(3), 4-10.

Taylor, K., & Guerin, P. T. (2019). *Health Care and Indigenous Australians: Cultural Safety in Practice (edition 3)*. London: Red Globe Press.

第二章

長期照顧政策下的原住民族
跨文化議題

怡懋・蘇米

壹、前言

目前我國長照 2.0 之原住民族長期照顧計畫，除了發展原住民地區 A 級單位（社區整合型服務中心）、B 級單位（複合型服務中心）與 C 級單位（巷弄長照站）之長照服務模式之外，針對失能者或有失能之虞者，其有生活照顧、護理服務、醫療照護三大需求，期望營造在地老化環境並強化部落照顧功能，且優先獎助原住民族長照服務資源、成立原住民族地區長照管理分站、穩定在地長照人力、建立部落資源連結系統、保障都會區原住民族長照需求與權益，及長照人力訓練等。自 2017 年起逐漸滾動式修正政策，以提升原住民族地區長期照顧服務的普及性，然而，在跨文化議題之下合適的整合性照顧服務仍有待長時間觀察。本文從跨文化照顧之基本要素與理論，凸顯由文化的基本概念導入健康照顧領域是極為關鍵的要素，再探討國際原住民族權利與長期照顧議題，提出我國原住民長期照顧之文化獨特需求與政策之建議，並且對於原住民族文化主權，提出文化安全導師的重要性，以落實族群主流化之政策。

貳、跨文化照顧之基本要素與理論

文化這個詞主要是來自人類學的學門，文化已經被人類學家或其他社會學家定義及運用超過 100 年之久。然而，在 1950 年以前，文化這個詞被有限地用於照顧相關的領域如護理界，一直到 1960 年由護理學家瑪德琳‧萊寧格（Madeleine Leininger）開始主張文化一致性的關懷理念，並且從 1970 年起就已經將文化的概念導入護理。她提出：文化是指可以學習、共享及相互傳遞的價值觀、信念和特定群體的生

活方式，透過跨世代的傳遞，並以確定的形式或方式來影響人們的思考、決定及行動，這是文化關懷理論的目標，並於 1991 年發展日出模式（sunrise model），出版《文化差異與共同性：護理理論》（Culture Care Diversity and University: A Theory of Nursing），而跨文化照顧的定義為：「一個實質性的研究和實踐領域，著重於比較相同或不同文化的個人或群體，其文化關懷價值觀、信仰和作法，進而提供特定文化和共通的文化照顧實踐，促進健康或福祉，以具有文化意義的方式，在不利的生活條件下，幫助人們面對疾病或死亡。」因此，理論的發展一開始主要面對的挑戰包括：一、1970 年代以來，絕大部分的醫事從業人員面對多樣性文化的關懷現象，其臨床實務或知識、研究及益處仍然十分有限。二、關懷是人類學的一部分，極少醫事從業人員運用人類學的研究方法挖掘文化的知識，並建構與評論文化照顧。三、在健康照護機構中，太多案例足以證明文化碰撞、衝突、種族主義和其他不利的實務作法，但卻沒有跨文化照顧正式的教育培養課程、系統和體制，甚至是教師發展體系。四、醫療照顧領域仍然無法接受多元典範（metaparadigm）知識的中心概念，促使許多學門的領導者，無法接受人類的關懷是照顧的本質，偏頗量化的論述，因而忽略跨文化知識對於人類照顧本質的重要性（Leininger, 1995）。於 1990 年代，美國已有多數大學及研究生的課程，開始將跨文化照顧規劃進正式課程中；在英國、非洲及歐洲等，將此課程設計至照顧醫療中心。然而，臺灣目前從正統醫學教育中，其必選修之方式不一，臨床執業之繼續教育亦無硬性納入此知識概念，因此，無論就臨床前、後相關之跨文化照顧知識則較國外缺乏。

　　有幾個文化相關的定義，是大家必須理解的，包括：

　　一、文化能力（cultural competence）：過去並沒有一個既定的定義，用來定義文化能力，主要原因在於文化能力會因其不同觀點、

興趣及範疇而演變，自 1989 年 Cross 等人將文化能力初步定義為：
「人類行為的綜合模式，包括種族、民族、宗教或社會群體的思想、
交流、行動、習俗、信仰、價值觀和制度。」而能力則意味著有效運
作的能力。要促使政策制定、行政管理和實踐等更具有文化能力，應
涵蓋五個基本要素，包括：重視文化的多樣性、具有文化自我評估能
力、意識到文化互動時之既有樣態、保存文化知識的組織性、調整
服務之提供，以反映對文化多樣性的理解。美國國家文化能力中心
（National Center for Cultural Competence），改編自 Cross 等人的定義
（Tayer et al., 1998）為：「擁有一套明確的價值觀和原則，使人們能有
效地展現跨文化工作的行為、態度、政策和結構性。」而當涉及醫療
衛生行為時，Betancourt 等人（2002）將文化能力界定為：「醫療保健
中的文化能力，描述醫療系統能為具有不同價值觀、信仰和行為的個
案提供照顧的能力，包括制定服務措施，以滿足個案的社會、文化和
語言需求。」美國健康教育協會（1998）指出，文化能力是個人理解
和尊重不同文化下，多元價值觀、態度、信仰和習俗的能力，並在規
劃、實施和評估健康教育，以及促進計畫和措施時，能全貌性的考量
其合適性。

　　二、文化保障（cultural security）：此名詞在澳洲原住民族及托雷
斯海峽島民等被視為一種承諾，即澳洲政府的衛生和社區服務部，於
原住民領土所提供的服務，應尊重原住民族傳統的文化權利和價值
觀，此承諾從政策的觀點介入並擬定制度，以保障澳洲原住民族健
康。因此，Ashbride（2002）將文化保障定義為：力求確保原住民族
的文化權利、文化觀和價值觀等，並且能與人類的服務科學巧妙地結
合在框架內，建構完整的健康和社區照顧服務系統；其過程中，政策
的制定是落實高效能與高品質的原住民族衛生醫療保健系統的關鍵要
素，通過文化蘊含的豐富元素以及原住民族對於關懷表達的需求，保

障保健系統在勞動力的發展、工作場所的實踐、系統的監督與問責機制等，皆有原住民社群的參與，從中發展出最優化的原住民族服務模式。因此，文化保障的思維不僅僅是對原住民族文化的理解，更重要的是轉型為民眾具體的照顧政策與行為（Intinti, 2002）。

　　三、文化安全（cultural safety）：此名詞在 1980 年後期被紐西蘭毛利人作為提供合適的衛生服務系統的框架，而後，此概念由於適用於各種醫療保健環境中，因此也同時被澳洲政府用來作為當地原住民族及托雷斯海峽島民之衛生策略。紐西蘭護理學會（Nursing Council of New Zealand, 2002）提到文化安全的實踐包括認同和尊重他人的文化特性，並能安全地滿足個人的需求、期望和福利的行為；相對地，文化上不安全的作法，則是「削弱、貶低或剝奪」他人的文化認同和福祉。文化安全主要是察覺我們自己的文化體認和態度，並對他人或自己以外的文化保持開放、尊重和靈活的態度（Morris, 2011）。因此，文化安全的訴求是要常常反思自己對「他人」文化的態度與信念、能尊重的溝通並發展信任、避免偏見、分享知識並能與他人互動，且最終了解文化衝擊的影響。

　　四、文化照顧（culture care）：為 1960 年代 Leininger 博士所發展出來的名詞，其當時的動機是將不同文化的傳統價值觀、信念及生活方式，以一種知識學習的概念，提供給臨床執業人員來協助與促進另一個個人或群體，維持安適或是健康，並提升生活品質，而後此文化照顧知識被臨床大幅實踐。Leininger 將文化照顧區分為特定文化照顧（specific culture care）及概括性的文化照顧（generalized culture care），兩者之差別在於前者在某些特定的族群，適用於某些獨特的照顧或療癒的方式與其有效的經驗產生連結，方能帶來效果；後者則是一種照顧方式適用於多種文化族群（Leininger, 1995）。Spector（2007）指出文化照護是一種具有文化敏感性、文化合適性及文化能力的專業健康

照護。對於滿足個人、家庭及社區等與文化相關的複雜健康照護需求而言，文化照護顯得非常重要。它是一種能跨越文化障礙並進入病人生活脈絡與激發健康問題情境的健康照護。

五、文化敏感度（cultural sensitivity）：美國心理學字典定義文化敏感度為：「對非自己的文化、民族、種族或其他群體的價值觀、規範和信仰特徵的認識和欣賞，並願意相應地調整自己的行為。」同時此名詞也意味著意識到人與人之間存在文化差異和相似之處，無需將好或壞、對或錯的價值觀隨意置入，文化敏感性意味著兩個文化群體都理解並尊重彼此的特性。Spector（2020）提到文化敏感度意指醫療服務者，具備基本知識及積極的態度，來面對執業場域中所觀察到多元文化族群的健康傳統。

將上述文化的基本概念導入健康照顧領域是極為關鍵的要素，特別是醫療照護服務競爭場域中常存在的許多衝突，被認為是文化上的誤解所致。當被服務對象為多元文化族群時，這些誤解就常發生在以下的情況，例如：語言及非語言的誤解、傳統習俗、象徵物件、以及行為互動的結果等。因此，美國少數族裔辦公室（the Office of Minority Health，簡稱為 OMH）於 1997 年針對文化照護所表達的是在醫療照護服務發展中，一種與生俱來，並符合文化及語言的醫療保健合適服務國家標準的指導方針（The National Standards for Culturally and Linguistically Appropriate Services in Health and Health Care, The National CLAS Standards），影響衛生政策的面向，並發展 15 項標準指引，開宗明義地闡明應提供有效、公平、易理解和相互尊重的優質照顧服務，以呼應不同文化健康信仰和實踐、語言偏好、健康素養和其他溝通需求；再者，從治理、領導、人才面向，談到推動並維持組織與領導，透過實施政策與資源配置，進而招募、促進、支持文化和語言多樣化的治理、領導和勞動力，以響應服務區的人口。從溝通及

語言便民服務面向，包括：免費提供語言便民服務、以口頭、書面形式，以服務對象慣用語言之可用性；確保服務人員能力足以適任、在服務區域內使用易懂之印刷或宣傳品等。最後，針對持續改進與問責機制面向：訂定兼顧文化、語言的適當服務實施目標、政策與評鑑機制，並收集人口資料，評鑑 CLAS 對健康平等與健康成效的影響，定期評量社區健康資產與需求，與社區攜手合作共同制定、實施、評鑑政策、實踐與服務，確保其文化與語言的適當性（OMH, 2018）。

參、國際原住民族權利與長期照顧議題

1948 年聯合國大會通過的《世界人權宣言》（Universal Declaration of Human Rights，簡稱為 UDHR）是第一個全球性的人權宣言，宣告每個人天生就應享有人權，為國際法的一個重要里程碑，同時也是人權組織與少數族群訴求自決權的重要階段。而 1957 年國際勞工組織第 107 號公約（International Labour Organisation Convention 107）是聯合國人權治理框架內，第一個專門為原住民族人口、經濟和社會平等權利的公約，內容中首次嘗試編纂國家應對原住民族和部落人口，履行國際義務以及制定專門適用的原住民族人民條款。而公民權利和政治權利國際公約（International Covenant on Civil and Political Rights，簡稱為 ICCPR）同時認同所有「人民」的自決權，包括群體或集體權利的概念，並明確制定少數群體的人應擁有自己的族群、宗教或語言文化的權利（聯合國，1966）。而在《消除種族歧視國際公約》（The International Convention on the Elimination of All Racial Discrimination，簡稱為 CERD）中明文規定禁止一切形式的種族歧視，包括對原住民族的歧視，制定規範解決健康各種不利條件，促使每個人有機會在人

權框架內享有與其他人相同的重要保障與權利（聯合國，1965）。過去有學者（Merry, 1998）提到文化是權力和法律體系不可或缺的一部分，如果文化被理解為「通過歷史的列車創造彈性而靈活的實踐，並能與現代對話的知識庫」，那麼法律也能被理解為經歷時代而處於不斷變化的狀態，最終不可被視為同質的、靜態的或被直接取代或嵌入某個社群的。因此，法律具有多元性及變革的特性，為了保障重要的人權，其非將主流政策直接嵌入弱勢群體，法律為生存帶來適應與槓桿的作用。Anaya（2004）提到原住民族對於人權治理的框架與參與具有其變革性：「一方面促進文化完整性和自主性，另一方面促進完全的參與性。這種雙重推力反映出的觀點，即為原住民之自決與自主權相當與眾不同，但並非與先前的社群及和政治結構無關。」而澳洲在強化國家原住民衛生政策中提出關鍵要素，包括：社會決定因素對健康的影響、機會平等概念支持的原住民專門權利的需求、政府責任確保原住民平等享有健康權的重要性（Mazel, 2018）。

　　臺灣為保障原住民族基本權利，促進原住民族生存發展，自 2005 年 2 月實施公布《原住民族基本法》，2018 年進行最新修訂條文，內容共 35 條，其中涉及健康及工作權等為第 17 條「政府應保障原住民族工作權，並針對原住民社會狀況及特性，提供職業訓練，輔導原住民取得專門職業資格及技術士證照。」第 24 條「政府應依原住民族特性，策訂原住民族公共衛生及醫療政策，將原住民族地區納入全國醫療網，辦理原住民族健康照顧，建立完善之長期照護、緊急救護及後送體系，保障原住民健康及生命安全。」第 26 條「政府應積極辦理原住民族社會福利事項，規劃建立原住民族社會安全體系，並特別保障原住民兒童、老人、婦女及身心障礙者之相關權益。」以及第 28 條「政府對於居住原住民族地區外之原住民，應對其健康、安居、融資、就學、就養、就業、就醫及社會適應等事項給予保障及協

助。」長期照顧服務應該具有水平公平與垂直公平的特性，民眾不論族群或社會文化因素的差異，都應能依據其需求在醫療照護上獲得滿足，誠如聯合國《世界人權宣言》第 25 條指出，人人有權享受為維持本人和家屬的健康和福利所需的生活水準，包括食物、衣著、住房、醫療和必要的社會服務；在遭到失業、疾病、殘廢、守寡、衰老或在其他不能控制的情況下喪失謀生能力時，有權享受保障（World Health Organization, 2002）。

　　2018 年加拿大針對第一民族常設論壇議題中提出社區持續照顧的挑戰，其主委 Mihychuk 的報告指出，雖然加拿大目前有 630 多個原住民社區，但很少有原住民社區擁有自己的長期照顧設施。根據 2016 年加拿大原住民族服務部（Indigenous Services Canada，簡稱為 ISC），全加拿大僅有 53 個長照機構為原住民族所設置，學者 Beatty（2018）提出即使在原住民族居民比例居高的省份，如薩斯喀徹溫省（Saskatchewan）2016 年統計原住民人口數已佔 10.7%，卻僅有兩個原住民長期照顧機構。再者，當長者失能嚴重時，必須離開他們長久居住的社區，安置於數百里的非保留區機構中，隔離其文化、語言甚至童年記憶與經驗，此遷徙及移轉的過程，猶如一道創傷痕跡，剝削老年的生活；再者，長期照顧機構在墨霍克族人（Mohawk）的族語是「Tsiionkwanonhso:te」意旨「我們的房子」，不是機構而是原住民族社區延伸「房子」的概念；同時，在報告書中，提到缺乏文化與語言合適性的社區長期照顧模式，沒有足夠的文化合適性的訓練課程，最終無法滿足在地的照顧需求，而部落人力因工資較外部醫療單位與公私立營運部門低 20-30%，導致人力外流無法與外部競爭等各種挑戰與困境。因此，此報告書中提出十點政策作為政府審議的方向，列舉幾點重要的政策建議，包括：一、依據加拿大原住民服務部審查分配的經費機制，以確保保留地的家庭或社區護理可獲得穩定的經費支持。

二、建議加拿大原住民服務部，應建立一個經費資助運算公式，以持續挹注長期照顧之建築設施，因應原住民族人口增長（第一民族、因紐特人）、通貨膨脹和社區偏遠等各項影響長期照顧發展之因素，並倡導原住民社群與各省級區域合作，依據保留地長期照顧優先設置之服務事項，在加拿大各區設置實施示範點與方案項目。三、加拿大原住民服務部應與原住民社群、省和區域達成合作與夥伴關係，為原住民族和非原住民衛生醫療從業人員制定並實施強制性的培育計畫，以利大眾對於原住民社群價值觀、文化、歷史演進、傳統律法的理解，提供文化合適性與連續性的全人照顧。四、加拿大原住民服務部應與原住民社群、各聯邦行政部門合作，培育原住民族醫療專業及照顧人才，促使保留地的社群成員能獲得高等教育，提高職業培訓與職場就業的機會。除此之外，政策中建議法律應保障原住民族面對社區照顧、長期照顧及安寧緩和療法面臨困境時，應透過跨部會來提供保障，並且建議原住民族傳統飲食與療癒實踐作法，應納入長期照顧的服務項目中，並且應有系統地建置健康資料數據，以落實具有實證依據的原住民社群連續性照顧。

澳洲 2019 年由衛生福利部統計資料（Australian Institute of Health and Welfare，簡稱為 AIHW）報告指出，在澳洲老年人獲得照顧服務的方式，主要取決於需求，而不是年齡，澳洲原住民族（含托雷斯海峽島民）使用長期照顧的年齡範圍很廣，也就是年輕時就已開始運用相關長期照顧服務。澳洲原住民族有五分之四（80%）居住在非偏遠地區，而五分之一在偏遠甚至距離非常遙遠的地區，然而統計長照機構、居家護理及家事服務的使用上，發現居家護理在偏遠地區的使用率佔31% 相對高出非偏遠地區2%；而年紀＞ 75 歲選擇機構服務佔49%，居家護理則佔32%，而家事服務則佔27%。同時也發現 60 歲以前家事服務之使用率高於居家護理及機構服務，60 歲到 74 歲以居

家護理略高於家事服務，以及明顯高於機構服務。而 65-74 歲原住民族與非原住民族相比，使用家事服務前者較後者高出 3.1 倍，居家護理高出 7.1 倍，以及機構服務高出 2.1 倍。此數值可以明顯看出偏鄉的原住民族長期照顧需求性比較高，且年紀愈大專業之需求則愈大。

紐西蘭於 1992 年成立毛利人發展部（Ministry of Maori Development, Te Puni Kokiri，簡稱為 TPK），取代以往的毛利人事務部，成為毛利人的政策制定單位（TPK, 1998），TPK 承諾要促進毛利人和非毛利人間的社會和經濟平衡，並承認縮小社會和經濟的差距是政府集體的責任，以毛利人成就毛利人（Maori succeeding as Maori）為其重要方針（TPK, 2007），主要策略或方案包括：一、拉近差距策略：為促進毛利人與一般國民間之社會和經濟的平衡發展，紐西蘭政府於 1998 年採取「拉近差距」（closing gap）策略，結合政府及毛利人的力量，以集中資源改善毛利人的經濟及社會發展，其行動目標為「毛利人為毛利人而做」（by Maori for Maori），以讓毛利人社區有機會決定自己的發展。二、能力建構方案：能力建構目的在於透過積極的作為，以充權與賦能的方法，積極培養毛利人的能力，進而扶植其組織與社區，以實現「毛利人為毛利人而做」的目標。三、效能取向的毛利人策略性計畫：紐西蘭內政部（Department of Internal Affairs，簡稱為 DIA）於 2005 年就提出「效能取向的毛利人策略性計畫 2006-2009」（effectiveness for Maori strategic plan，簡稱為 EfM）（DIA, 2007），強調毛利人的權利與政府的責任。因此，TPK 為了毛利人的福祉，發展其生活、增加就業機會及振興社區，以毛利人為中心的觀點辨識毛利人社區的需求、優勢和多樣化的期待，並支持毛利人的自決。Holdaway 等人（2021）在長期照顧的需求上所做的研究，針對 80 歲以上的毛利人與非毛利人進入住宿型長照機構的預測因素，發現住宿型長照機構會隨著年齡增加而增加其需求性。然而，醫療健康的可及性與社會決定因素的不平

等，導致毛利人和非毛利人之間存在健康和死亡率極大的差異性，毛利人使用住宿型長照機構僅 3.3%，其餘為歐洲人佔 93.4%；而調整各種變項因素以後，發現非毛利人進入長照機構的可近性為毛利人的兩倍。同時，研究中以文化差異性的觀點來進行解釋，研究者提到：毛利文化和毛利 kaumātua（長者，男女）是紐西蘭社會文化重要的組成部分。kaumātua 在他們的 whānau（大家庭）、hapū（子部落）和 iwi（部落）中擔任領導角色。他們是 tikanga（毛利風俗習慣）的守護者，在社區中普遍受到尊重（Durie, 1999）。毛利人的 whanaungatanga（家庭聯繫）、manaakitanga（關心和尊重他人）和 āwhina（支持他人）等傳統習俗的影響，whānau 有文化義務來照顧他們的 kaumātua，這導致個人需要付出相當的照顧成本與責任（Hirini et al., 1999）。此文化期望是毛利人與家人同住者居多的原因，長者接受非正式（無償）的照顧時數相較非毛利人多出許多，同時，此信念也讓毛利人即便在糟糕的健康狀態下，仍對正式專業的居家服務及住宿型長照機構的接受度偏低（Holdaway et al., 2021）。

肆、原住民長期照顧之文化獨特需求與政策之建議

依據內政部戶政司（2021）統計 2021 年 3 月底之原住民族人口數為 577,029 人，55 歲以上的原住民老年人口數為 118,293 人。過去發現原住民族人口之老化指數為 41.64%，依據老化指數最高為臺東縣 93.57%、花蓮縣為 75.31% 及屏東縣為 64.51%，均為原住民族人口比例最高的縣市（內政部戶政司，2020）。目前，經政府認定的原住民族為阿美族、泰雅族、排灣族、布農族、卑南族、魯凱族、鄒族、賽夏族、雅美族、邵族、噶瑪蘭族、太魯閣族、撒奇萊雅族、賽德克族、

拉阿魯哇族、卡那卡那富族等 16 族。

自 2017 年衛福部針對長期照顧 2.0 政策舉辦的跨部會會議中，族人皆提到原住民的長期照顧政策的制定與實施，需要藉由部落原住民的參與聆聽部落的聲音，同時應提供多元、就近及在地化的服務。引用筆者怡戀・蘇米等人（2016）於臺灣護理學會第 63 期《護理雜誌》中所提，長期照顧服務的政策推動需考量族群的社會文化與傳統信念，將不同族群的文化照顧需求，族群傳統信仰與文化結合，掌握「在地老化」的原則，並於內文中提出幾點建議，包括：一、各種長期照顧資源與經費財源，必須獨立考量各族群在地的資源，並充分掌握每個部落文化的差異性，例如：日間照護、送餐、喘息服務或交通接送等，應先普查族群之特定性需求，盤點各族群的照顧資源，突破現有已既定的照顧模式，建置各村落長照獨特性為佳。二、山地鄉的土地運用與建築申請，在現有法規高門檻資格的限制下導致長照機構設置申請十分困難，現行仍然遇到極大的困境，亟需透過高層以跨部會專案形式面對此議題。三、建議強化族群內部之多元專業人才，目前原住民地區，年輕人口外流比例甚高，因此，除了提升人員專業素質之外，另一個更重要的議題為人才回流或留任，如何結合教育與衛政體制規劃與留住各類人才於原住民地區，實為當務之急。例如：原住民區居家護理師扮演重要角色，應該運用當地人才且專職專責，給予較高的薪資福利及留任專案，就地結合村落給予系統完整的訓練，賦予照護自己族群責任，方能留住人才。四、建議依據各族群的文化獨特性，發展長期照顧的文化照顧方案，配合部落人際特色發展不同形式之家屬以外的替代照顧方案。例如：發展部落輪工、代工服務模式等，而在照顧介入部分，亦可發展以族群關懷為主的活動或飲食方案。五、全面性地盤點各縣市現有的各類照顧資源，以扶強輔弱的方式，將現有優質長照服務機構或文化照顧站，以實驗性的方式擴充其

功能與資源，達到未來長照的標準與要求，並將此經驗基礎運用來輔導資源有限之機構或健康站。六、「一部落一日托」為衛福部未來擬定部落的長期照顧托老方案，然而，日間托老服務與部落文健站的屬性類似，同樣照顧健康與亞健康的長者，即便經費來源不同，服務項目亦無擴充與創新性，反而原有的部落文健站更能突顯文化照顧的差異性；因此，透過資源盤點與健康需求的普查之後，應優質化部落的照顧資源，無論是設置「日間托老」或是「日間照顧」，其需求性都應符合部落長者的獨特性，如何整合現有部落照顧的樣態，不應受限於既有模式、政策及經費而簡易行事。七、建議考量現有人力及時間成本，應強化部落的居家照顧人才或在地志工的培植，部落集體凝聚力與人際網絡的獨特性，促使原住民地區居家服務與居家護理，許多時候要彈性合一，政府不只給予經濟支助，更要有計畫、有策略地規劃長期照顧人才運用的教、考及用等機制與配套措施，甚至是監測與督導指標等。八、有關《長照機構評鑑辦法》中，明訂主管機關辦理住宿式、社區式或是居家式長照機構長照評鑑之內容與項目，以全人關懷的角度，建議符合部落文化合適性、獨特性與部落自治等原則，在結構、過程與結果的品質指標設計，能更貼近部落的觀點，提升「真實」的長期照顧品質為最終的目的（怡戀‧蘇米等，2016）。

伍、原住民族文化主權之教與授：論文化安全導師的重要性

衛福部於 2018 年 1 月起，將 3 小時的「文化安全導論」課程納入照顧服務員 90 小時必要的訓練時數中，機構可運用衛福部長照司所公告的文化安全導師名單進行實體課程之講師邀約（衛生福利部，

2018）。而文化安全導論的講師與內容論述則是由原民會主責，基於臺灣經政府認定的原住民族共 16 族 42 種語言系，社會文化、經濟狀況、地理環境、生理之特殊性或差異性，以落實族群主流化之政策，提升非原住民族及原住民族照顧服務員的文化敏感度（原住民族委員會，2021a）。Leininger（1996）提出，一位具備有跨文化照顧能力的授課老師應掌握的教學原理如下：一、「教與學」都各自帶著自身的文化價值與經驗，當深入原住民族傳統文化歷史背景時，對於其文化特殊的意義與象徵，應以發掘及理解的態度學習。二、帶領文化活動時，應適當地引用業師（族群耆老或文化意見領袖）能加強課程的學習效果。三、應具備對該族群文化的先備知識，以免造成無知與誤解，因而產生文化偏差。四、引導學員排除「文化歧視與偏見」、極端的自我民族中心主義及文化不合理要求。五、發展或培養沉浸式的教學與經驗，促使學員能深入察覺本身文化與他者文化的差異性，並從中學習與反思。而倘若自身為原住民族身分時，亦應具備捍衛原住民族權利自主的精神，辨識族群差異，無懼族群歧視，且有文化反應與包容溝通能力（黃筱晶等，2021）。

臺灣原住民族文化照顧的特殊性，過去往往僅是單一專業或課程進行知識的傳授，學習者在過程中無法將專業照顧知識與跨文化照顧進行縱向與橫向的連結，要如何促使學習者提升文化敏感度與自覺，正視影響受照顧者行為的背後社會文化因素，方能有效提升學習者的文化素養與能力，乃為文化安全導師的重要任務（黃筱晶等，2021）。參考 Dimitrov 與 Haque（2016）所提出的文化教學能力的三個框架，並以原住民族種子教師需自我期許的能力作為基礎，包括：一、基本能力：原住民族種子教師對於自己的（族群）位置和文化（他者）差異了解的能力；二、引導能力：原住民族種子教師能創造安全、包容的學習環境，並且在學員不熟悉文化差異的氛圍中，促進課堂對話的

能力。三、課程設計的能力：原住民族種子教師能夠因應情境、學員背景或學習內容，以評估或建置豐富的課程內容。依據此論述，衛福部國民健康署委託筆者怡戀・蘇米與其團隊編輯的《原住民族延緩失能暨活躍老化文化教案種子教師手冊》（衛生福利部國民健康署，2021）針對臺灣原住民族種子教師的基本文化素養，提出如圖 2-1 之建議，以作為未來種子教師在文化能力自我檢視上的重要指標。

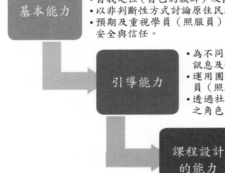

基本能力
- 認知原住民族延緩失能種子教師之使命感。
- 自我定位（自己的族群）及區辨他者（其他族群）之差異性。
- 以非判斷性方式討論原住民族傳統智慧與文化。
- 預期及重視學員（照服員）之間文化背景之差異，建立文化安全與信任。

引導能力
- 為不同族群及文化背景之學員（照服員），量身訂做教學訊息及情境案例。
- 運用團隊或夥伴關係營造文化創意學習的情境，促進學員（照服員）討論。
- 透過社區或部落耆老建立或營造文化教學傳承或導航者之角色。

課程設計的能力
- 還立原住民族文化一致性課程學習與評估的能力。
- 創新並建置超越單一原住民族文化的案例或情境教材。
- 讓學員（照服員）多元反思的機會，呈現多重教學評量、運用創新產出文化教學材料與作品。

圖 2-1　種子教師文化素養關係圖
資料來源：衛生福利部國民健康署（2021）。

依據筆者怡戀・蘇米與其研究團隊在臺灣原住民文化安全課程之教與學的經驗中，深刻體驗健康專長的文化教案種子教師應具備有多元文化教學能力，這種能力參考教育學者 Gay（2002）的定義，包括對文化與族群差異的知識，教師對學習多元文化與族群多樣性的知覺、對不同文化背景學員在社會化過程中，被主流文化制約並以此信念行動的批判能力、具備多樣化的文化與教學知識，重視學員的歷史背景、族群、文化信念為增進學習的因素，並以之作為設計課程與教學的基礎，能成功教導來自不同文化背景的學員。因此，筆者引

用《原住民族延緩失能暨活躍老化文化教案種子教師手冊》（衛生福利部國民健康署，2021）對於原住民族文化導師應具備的核心素養與能力，建議如下：

一、原住民族文化認知素養：具備臺灣不同族群的文化知識與理解的能力（如世界觀、價值觀、信念、祭儀、部落組織及歷史背景與傷痛等），能區辨文化評估分析文化內涵與其多樣性。

二、原住民族文化情意素養：了解自身與學員的文化接受度、文化覺察、文化敏感度、文化欣賞能力等，對於歧視與偏見亦能運用文化包容。

三、原住民族文化技能素養：具備有處理文化差異的技能，包括語言或非語言的文化溝通技能、運用文化評估要素以進行分析與評量、尋找部落文化資源、透過文化適應達成文化學習能力。

四、原住民文化族群意識：以捍衛原住民族權利自主的精神，辨識族群差異，挑戰族群偏見，面對不同族群具備有文化回應能力，並且能針對不同族群氛圍具有察覺能力。

五、原住民多元學習環境與族語意識：種子教師若具備有族語能力可以強化學習的氛圍，且創造多元情境的文化學習環境和可運用的教學資源與策略（如圖片、動畫或電影），為提升學員接觸不同文化及學習的關鍵。

事實上，不僅是長照場域，以整體結構面來看，從學校端乃至各健康照顧場域的醫療照顧人員皆可能服務多元族群民眾，文化安全或是文化照顧能力的養成訓練，對文化熟識及訓練齊備的文化安全導師是首選之人才。

陸、結論

長照 2.0 政策從 2016 年 12 月推動迄今，針對長照政策如何運作在原住民族的文化安全適性操作面，仍有許多困難及需要進一步討論之處，綜觀國際原住民族權利與長期照顧模式與政策，各國皆有其歷史背景，但仍有值得我國制定長期照顧政策可參考之處。過去衛福部制定長期照顧政策時，已將原民會納入共同制定部門之一，在此立意良善的觀點之下，應建立各族群的文化安全照顧模式，依目前臺灣法定 16 個原住民族群其文化背景和生活習性不同，個別性考量部落或社區內的照顧服務資源的差異性。由於過去專業化的長照知識與技能，常會落入與主流照顧體系相同的長者與居家照護模式，對於部落特定的疾病問題，以及長者與失能者的特殊文化照顧需求，亟需加以了解與釐清，因此原住民族文化安全導師的職責更顯重要。事實上，原住民族文化安全導師之能力養成，不僅關係著師資素質的良窳，也是原住民長期照顧政策成敗的關鍵，所以有必要分析原住民族文化安全的內涵，探討原住民族文化安全導師養成的途徑，才能提升原住民族文化安全導師之能力，促進原住民族文化安全的發展，達成落實原住民族部落健康與文化主權之目標。

參考文獻

內政部（2021）。《2020 年縣市原住民人口數按性別、身分及年齡》。2021 年 1 月 8 日，內政部戶政司全球資訊網（https://www.ris.gov.tw/app/portal/346）。

原住民族委員會（2020）。《原住民族委員會 109 年度原住民族文化安全導論師資培訓計畫》。2022 年 2 月 7 日（http://www.ttypg.gov.tw/userUpload/1531/%E5%8E%9F%E6%B0%91%E6%9C%83109%E5%B9%B4%E5%BA%A6%E5%8E%9F%E4%BD%8F%E6%B0%91%E6%97%8F%E6%96%87%E5%8C%96%E5%AE%89%E5%85%A8%E5%B0%8E%E8%AB%96%E5%B8%AB%E8%B3%87%E5%9F%B9%E8%A8%93%E8%A8%88%E7%95%AB.pdf）。

衛生福利部國民健康署（2021）。《原住民族延緩失能暨活躍老化文化教案種子教師手冊》。臺北：衛生福利部國民健康署。

怡懋・蘇米、許木柱（2016）。〈臺灣原住民族長期照顧之跨文化政策議題與省思〉，《護理雜誌》，第 63 卷第 3 期，頁 5-11。DOI：10.6224/JN.63.3.5

黃筱晶、蔡財富、怡懋・蘇米（2021）。〈原住民族健康與文化主權——長照 2.0 文化安全導師之能力養成〉，《護理雜誌》，第 68 卷第 2 期，頁 12-17。DOI：10.6224/JN.202104_68(2).03

衛生福利部（2016）。《原住民族長期照顧服務專案報告書》。2022 年 2 月 7 日（https://www.mohw.gov.tw/dl-508-49c7cc29-4a5c-419a-af0f-996e45b36175.html）。

Anaya, S. J. (2004). International Human Rights and Indigenous Peoples: The Move toward the Multicultural State. *Ariz. J. Int. Comp. Law, 21*, 13.

Australian Institute of Health and Welfare. (2019). "Aged care for Indigenous Australians", Retrieved on 2019/09/11 from https://www.aihw.gov.au/reports/australias-welfare/aged-care-for-indigenous-australians

Betancourt, J., Green, A., & Carrillo, E. (2002). *Cultural competence in health care: Emerging frameworks and practical approaches*. The Commonwealth Fund.

Cross, T., Bazron, B., Dennis, K., & Isaacs, M. (1989). *Towards A Culturally Competent System of Care, Volume I*. Washington. DC: Georgetown University Child Development Center, CASSP Technical Assistance Center.

Durie MH. Kaum tuatanga. (1999). "Reciprocity: Maori elderly and wh nau", *New Zeal J Psychol, 28*(2), 102-106.

Dimitrov, N., & Haque, A. (2016). "Intercultural teaching competence: a multidisciplinary model for instructor reflection", *Intercultural Education, 27*(5), 437-456. DOI: 10.1080/14675986.2016.1240502

Hirini PR, Flett RA, Kazantzis N, Long NR, Millar MA, & MacDonald C. (1999). "Health care needs for older M ori: A study of Kaum tua and kuia", *Soc Pol J N Z., 13*, 136-53.

Holdaway, M., Wiles, J., & Kerse, N. et al. (2021). Predictive factors for entry to long-term residential care in octogenarian M ori and non-M ori in New Zealand, LiLACS NZ cohort. *BMC Public Health 21*, 34. DOI: 10.1186/s12889-020-09786-z

Leininger, M. (1996). "Transcultural nursing administration: What is it?" *Journal of Transcultural Nursing, 8*(1), 28-33.

Mazel O.(2018). "Indigenous Health and Human Rights: A Reflection on Law and Culture", *Int. J. Environ. Res. Public Health, 15*(4), 789. DOI: 10.3390/ijerph15040789

Merry, S. E. Law. (1998). "Culture and Cultural Appropriation", *Yale J. Law Humanit, 10*, 575-603.

Mihychuk, M. A. (2018). Report of the Standing Committee on Indigenous and Northern Affairs (7th): THE CHALLENGES OF DELIVERING CONTINUING CARE IN FIRST NATION COMMUNITIES. Reports from committee presented to the House of Commons. https://www.ourcommons.ca/Content/Committee/421/INAN/Reports/RP10260656/inanrp17/inanrp17-e.pdf

Morris, M. W. (2011). "Review of the book organizational trust: A cultural perspective", in M.N. Saunders, D. Skinner, G. Dietz, N. Gillespie, & R. J. Lewicki (eds.), *Administrative Science Quarterly, 56*, 127-132.

Nursing Council of New Zealand. (2002). *Guidelines for cultural safety, the treaty of Waitangi, and Maori health in nursing and midwifery education and practice.* Wellington: Nursing Council of New Zealand.

Office of Minority Health, U.S. Department of Health & Human Services. (2018). National Standards for Culturally and Linguistically Appropriate Services (CLAS) in Health Care. Retrieved from Behavioral Health Implementation Guide For The National Standards for Culturally and Linguistically Appropriate Services in Health and Health Care (hhs.gov)

Spector, R. E. (2020). *Cultural diversity in health and illness* (10th ed.). St. London, MO: Prentice Hall.

Taylor, T., et al. (1998). *Training and Technical Assistance Manual for Culturally Competent Services and Systems: Implications for Children with Special Health Care Needs*. National Center for Cultural Competence, Georgetown University Child Development Center.

Tali at Intinti (2002). Screenprint. Image courtesy of the artist and Ikuntji Arts Centre. Page 3. Systems Performance and Aboriginal Policy. Department of Health and Community Services, Northern Territory Government. Retrieved from https://old2021.crana.org.au/uploads/pdfs/aboriginal-cultural-security-policy.pdf

United Nations. *International Covenant on Civil and Political Rights, Opened for Signature 16 December 1966, 999 UNTS 171, (Entered into Force 23 March 1976), Art 1*; United Nations: Genève, Switzerland, 1966.

United Nations. *International Convention on the Elimination of All Forms of Racial Discrimination, Opened for Signature 21 December 1965, 660 UNTS 195*; United Nations: Genève, Switzerland, 1965.

第三章
風起雲湧的原鄉長照勞動
人力市場[*]

Kui Kasirisir（許俊才）

[*] 本章內容修訂增刪自 Kui Kasirisir（許俊才）（2020），〈原鄉在地長期照顧服務人力之現況與困境：一個原鄉在地參與者的看見與體會〉，《社區發展季刊》，第 169 期，頁 193-202；同時納入科技部補助專題研究【原住民族文化照顧的理論與實踐──發展以實踐「文化照顧」為基礎的部落社會經濟模式：泰武鄉勞動照顧合作社與原住民深耕德瑪汶協會的比較】（MOST 108-2420-H-020-001-）部分研究成果。

壹、前言

　　從聯合國到國內有很多的相關法令已經明確指出有關原住民族的老人及身心障礙的健康照顧議題是需要特別重視與扶助，例如聯合國《原住民族權利宣言》[1]第 21 條第 2 款指出「各國應採取有效措施，並在適當情況下採取特別措施，確保原住民族的經濟和社會狀況持續得到改善。應特別關注原住民族老人、婦女、青年、兒童和身心障礙者的權利和特殊需要。」《中華民國建國一百年社會福利政策綱領》[2]有關福利服務內容，也針對老人照顧以及原住民族指出「政府應針對原住民族地區地理環境、文化語言之特殊性，積極整合社會福利、衛生醫療、教育等部門，建立因地制宜之福利服務措施，提升福利服務輸送效能，縮減城鄉福利資源的分配差異，營造尊重多元文化差異、確保原住民族生活福祉之公平正義的社會。」此外，《原住民族基本法》[3]第 24 條第 1 款亦特別提到「政府應依原住民族特性，策訂原住民族公共衛生及醫療政策，將原住民族地區納入全國醫療網，辦理原住民族健康照顧，建立完善之長期照護、緊急救護及後送體系，保障原住民健康及生命安全。」由上述的基本規範可以看出原住民族老人及身心障礙者是需要特別關注與照顧的服務群體，並在服務規劃與設計時需要留意其族群文化的特殊性，也就是說透過聆聽在地部落民眾的聲音以及擴大原住民族在不同照顧服務層級的參與（怡懋‧蘇米、許木柱，2016），才能提供符合在地部落文化習性的長期照顧服務。

　　自蔡英文總統上任後所推動的長照 2.0，其整體計畫目標在於達成以服務使用者為中心之多元連續性服務之服務體系，其中在原住民

---

[1] 聯合國大會 2007 年 9 月 13 日通過。
[2] 行政院 101.1.9 院臺內字第 1010120382 號函修正核定。
[3] 2005 年 2 月 5 日公布。

專章的計畫目標特別著重四個面向（衛生福利部，2016：124-146），包括：一、強化原住民族使用長照服務之輸送帶；二、獎勵並提供符合部落需求之長照服務；三、培育原住民長照服務在地人力及組織；四、整合資通訊設備，建置原住民族部落「長照聯網」。然而，長期照顧服務執行的核心要素在於各個照顧層級的人力資源是否建置完善（陳正芬，2011），從圖 3-1 可以看出目前長期照顧服務人力的類型主要分為二大類：一為照顧管理人力，另一個是照顧服務人力。前者主要是以照顧評估以及照顧資源管理與協調為主，而後者在於依據照顧處遇提供直接服務給社區民眾。

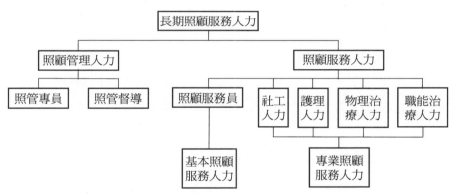

圖 3-1　我國長期照顧服務人力之類型（衛生福利部，2016：98）

原鄉照顧服務人力具有在地文化養份是重要的基礎能力，例如作者的 vuvu [4]（奶奶）因為膝蓋嚴重的退化而導致她無法再像過去一樣到田裡農忙（種小米、芋頭、樹豆等），最後只能臥床生活，對她而言這是個多麼令人難過的事情，因為她無法再自由地到小米田看顧自己的小米，親近那塊她曾努力照顧超過 60 年土地。因為 vuvu 她已經需要由其他人來照顧她的生活起居，所以經過與 vuvu 以及家人們的討論，

---

[4] 排灣語，對於祖父祖母輩的稱呼。

最後決定不去平地人的地方，而是請了某位家族成員與奶奶一起住在老家旁的房子。主要的原因在於家族關係及族語互動的方便性及文化性，而且奶奶不願意所謂的外籍看護工來照顧她，也不願離開家裡到所謂的機構，因此才用了這種符合奶奶在文化生活習慣上的照顧需求。

其實，在 2015 年通過的《長照法》相關法條就已經提到長期照顧人力確實需要考慮族群文化的差異來特別規劃與推動，例如第 14 條第 3 款規定「原住民族地區長照服務計畫、長照服務網區與人力發展之規劃及推動，中央主管機關應會商原住民族委員會定之。中央主管機關應獎助辦理長期照顧創新服務之相關研究。」第 18 條第 2 款規定「長照人員之訓練、繼續教育、在職訓練課程內容，應考量不同地區、族群、性別、特定疾病及照顧經驗之差異性。」第 24 條第 2 款規定「原住民族地區長照機構之設立及人員配置，中央主管機關應會商原住民族委員會定之。」因此衛福部在長照 2.0 原住民專章特別針對原住民長照人力培育提出以下三項工作（衛生福利部，2016：139）：

一、積極與衛福部、原住民族委員會、勞動部、教育部等部會共同合作推展原住民長照人才培力與照顧服務。

二、原住民及偏鄉之長照醫事人力培育應納入原住民族之多元文化課程訓練，並敦聘具原鄉文化敏感度之學者專家擔任課程講師，增進長照人員對在地文化了解與融入。

三、將原住民族文化敏感度與能力訓練課程，納入照顧服務員基礎課程為 3 小時；照管專員、社工人員、醫事人員等課程為 14 小時。

此外，Umin・Itei（日宏煜）、王增勇（2016：26-27）從殖民歷史的社會結構角度說明原住民族在長期照顧參與上的邊緣化與無力感，

認為缺乏原住民族參與福利服務的提供可能會造成：一、福利依賴的狀況；二、無法將原住民族部落作為保障原住民族個人基本社會安全的傳統角色；三、服務體系無法符合原住民的需求；以及四、無法透過福利提供的過程來達到文化復振的目的。因此，原住民族的長期照顧服務提供應具有足夠的文化敏感度，並提升原住民族部落在地組織的參與空間或主導地位。

貳、部落組織發展與部落照顧服務

如先前所述，要完善或提升照顧服務品質的核心元素仍是在照顧人力的相關議題，而照顧人力要能夠穩定下來，其聘僱的組織單位經營運作的狀況以及對於照顧服務人力的支持是重要的關鍵因素（鐘琳惠、藍福良，2017）。自社區總體營造以及相關社區福利化政策推動以來，逐漸引導社區組織參與並設計以社區為基礎的社區就業與福利服務工作（邱瑜瑾，2017），原住民族部落也在原民會的政策引導下（例如重點部落計畫、部落永續發展計畫、公益彩券回饋金運用計畫、原住民族家庭服務中心實施計畫以及推展原住民族長期照顧計畫——文化健康站實施計畫等等），逐漸運用部落「隨意組織」[5]（例如社區發展協會、教會、文教協會、合作社等）來承辦相關的社會福利事項，藉此培力部落組織及提升部落自主能力（孫大川、周惠民，2010）。Kui Kasirisir（許俊才）（2012）曾透過探討排灣族社會組織的變遷來分析目前部落組織的改變，特別是從日據時代至今，原本的部落組織受到政府主流社會文化的影響（包括民主化與資本主義等），慢慢朝向所謂

---

[5] 指由個人意識自由決定的社會組織參與，例如社區發展協會、文教協會、合作社等。

的「隨意」組織型態。特別是當這些部落組織申請相關資源進行部落發展工作時，很容易會與原本傳統的部落組織型態（所謂的不隨意組織[6]）有所衝突，因為涉及到資源分配時，過去的傳統組織有其原有的文化習慣與觀點來思考誰有權利與資格分配、誰又有資格獲得資源等等；此外，現今的部落組織在獲得政府單位的資源之後，也必須符合資源分配的要求（例如服務對象的資格條件的審定）而造成部落組織與部落民眾之間的緊張關係。然而，這樣的衝突在過去幾十年來的部落發展工作上不斷上演，也就造成了現今的部落組織必須要好好思考如何在上述的雙重衝突下能夠保有自己組織的自主性。

黃源協（2014）在檢閱美加紐澳等國的原住民族社會福利政策與實務時就發現，各國在發展原住民族就業與福利措施是以原住民族家庭及部落為基礎的設計，而在福利服務的設計、規劃以及參與上也是以部落在地組織為主，藉此發展出以在地文化觀點為主的服務模式，提升服務成效與文化敏感度，同時培力在地民眾成為專業的服務提供者（Menzies & Gilbert, 2012）。部落在地組織的培力與自主發展可以被視為是一種朝向原住民族自治的一種途徑，Durst（2010）亦指出原住民族社區是原住民族自治很重要的集體基礎單位。然而受限於原鄉社區發展協會的發展脈絡與成員組成，其組織發展大多必須依賴外界資源的挹注（特別是政府部門的資源），以及部落成員的社會資本累積（王仕圖，2007；王仕圖、官有垣、李宜興，2017）。例如張雪君、李昱宏（2012）就指出原鄉地區的社區發展協會與長老教會主要是以社會關係網絡來獲取資源藉以處理社區事務，就如同 Kui Kasirisir（許俊才）、顏成仁、涂志雄（2012）所指出部落在地人所累積的「正

---

[6] 指非由個人意識自由決定的社會組織參與，例如家族、親屬等；例如排灣族的傳統社會組織大部分皆為不隨意的組織，亦即部落民眾在組織參與上有其固有的文化規範及制度去依循。

面」社會資本（包括人脈、家族、朋友、文化熟悉度等）將有助於在地組織在推動相關的部落工作。根據原民會（2021）針對文健站的基礎資料來看，2021 年全臺各地共成立 429 處文健站，其中以社區發展協會名義承辦文健站共有 142 處（33.1%）、以教會名義承辦的有 89 處（20.7%）、以關懷協會 [7] 名義承辦的有 45 處（10.5%）、以基金會名義承辦的則有 13 處（3%）、以合作社名義承辦的有 5 處（1.2%），其他的也有以權益促進會、婦女會、醫院、協進會、促進會、產業協會等等。由此可知，部落組織參與類似文健站的福利服務似乎仍以社區發展協會的組織為主，其次則是教會以及其他民間團體組織（包括地方性或全國性的社福團體）。然而，社區發展協會的組成及運作長期受到地方政治的影響，也造成社區福利服務推動上的難題（林明禛，2019；陳俐如、詹宜璋，2015；蔡育軒、陳怡君、王業立，2007）。

　　如上所述，部落組織參與長期照顧服務大多是以社區發展協會或教會的組織型態為主，然而受限於組織的功能與類型，較無法兼顧原鄉部落的經濟就業、照顧專業以及在地文化的多元需求。自長照 2.0 上路以來，具有社會經濟目的的合作社組織型態逐漸在各原鄉地區成立，並成為提供原鄉部落在地民眾參與原鄉長照服務的一種組織管道。原住民族合作社（2020）指出截至 2020 年 7 月登記有案且營業中的原住民族合作社約有 220 家，其中已有 5 家是有關照顧服務類的合作社組織，成為在原鄉地區共同謀求生活經濟改善採取共同經營方式的 B 級照顧服務單位。International Labour Organization（2016）特別指出合作社組織逐漸在照顧部門成為重要的照顧供給角色，然而目前照顧服務勞動合作社參與長期照顧服務的研究與討論仍顯不足。

　　雖然部落組織以及一般的民間社福團體組織透過正式資源進入部

7　關懷協會（或者是文教協會、婦女會等等）的背後組成成員有時是以教會的幹部成員為主，但因在承辦單位名稱上無法完全確認是否為教會性質，故單獨列出。

落提供相關的部落照顧服務工作，但其實同時間的非正式照顧服務一直都存續於部落民眾之間。黃松林（2014）的研究發現指出，在部落內如果缺乏以社區為基礎的社會照顧或長期護理設施，則原住民族老人只好尋求親屬家人朋友的照顧，黃源協、莊俐昕（2014）則支持了這個論點，認為原住民族的非正式支持與福利資源使用有其關聯性，特別是家人情感性的支持對於福利使用上有其顯著的影響。因此，部落長者的照顧服務應是一種整合式而非將長者的照顧服務切割為正式與非正式的形態，並且符合部落集體分享與照顧的文化生活，讓部落成為一個真正照顧部落民眾的「家」（詹宜璋，2018）。

參、長照 2.0 下的原鄉照顧勞動人力的競爭

「照顧服務產業」一詞通常被視為源自於行政院 2002 年推動的「照顧服務福利及產業發展方案」（謝玉玲，2011），若依照當時候經建會的規劃，所謂照顧服務產業的範圍是以老人以及失能者為主，而照顧服務產業即常被視為可以兼顧引進民間資源（減少政府支出）、家庭生活照顧以及就業經濟收入的三贏策略。一般而言，透過開放市場競爭而讓品質提升是大家樂見現象，但若是將照顧服務產業化，是否能有一樣的情形（服務品質提升），則並不見得會有相同的效果。黃松林（2009）認為老人照顧福利市場化與民營化主要的問題在於大家只在乎服務是否擴及到每一個角落，但服務品質夠不夠、不同服務項目之間夠不夠緊密與連結、服務提供者與服務對象之間的關係疏離等等，並不是大家關心的重點。陳正芬、官有垣（2020）則特別指出因為長期照顧的服務提供與照顧品質具有高度的不確定性、使用者與服務供給者之間有資訊不對稱的情形且購買者不見得是使用者，因此為了避

免照顧服務市場的失靈，政府必須對於照顧服務市場的運作採取部分的干預措施。Williams、Barnsely、Leggat、Deber 和 Baranet 在研究社區照顧服務開放市場競爭時即發現照顧市場營利化策略有以下缺失：一、政府無法有效監控服務品質，消費者也沒有自主執行品質監督的能力；二、營利組織以資本優勢驅逐非營利組織；三、市場競爭的結果造成機構之間不願意分享資訊，或是轉介個案，造成資訊不流通，造成案主在使用資源上的障礙（轉引自王增勇，2005：117-118）。

　　臺灣在照顧服務上在過去採取以政府補助或委託為主要的取向，亦即在過去的原鄉地區照顧服務並不是市場機制商品化的狀況，而是從一個政府補助或委託招標後的公共服務市場中獲得服務，因此政府管理的角色相當濃厚（陳正芬，2020）。然而，自從長照 2.0 支付制度實施之後，原鄉的照顧服務已經開始朝向特約制度，而各項的照顧服務項目皆朝向標準化的支付價格（原住民族地區與離島地區的支付價格是一般地區的 1.2 倍），並逐漸形成照顧服務的準市場機制現象，因而造就原鄉地區的照顧服務單位在政策的引導下蓬勃發展。但王增勇、楊佩榮（2017）在檢視原鄉居家服務的實施狀況時，發現照顧產業化與商品化正改變著部落對於照顧的理解跟期待，也就是照顧工作不僅變成國家標準化的工作項目，亦成了一種可以領取薪資的行業，但同時間弱化了部落照顧精神；因此建議可以讓部落在地部落組織用自己在地的文化方式來兼顧照顧工作與文化生活，成為部落自主與解殖民的一種途徑。然而，組織型態的不同（例如社區發展協會、合作社、民間社福團體等）造成組織在照顧專業與行政運作的支持狀況亦有所差異，產生不同照顧服務品質及穩定度，因而造成原鄉長照人力以及在地組織要參與在地長期照顧服務的困難。

　　原鄉長期照顧服務市場機制是建構在市場價格與服務供給的互動

上，期待藉由市場機制能夠提升照顧服務品質。然而根據研究資料[8]的彙整與分析，在現有長照 2.0 政策的支付制度環境下，其實照顧服務項目支付價格是固定的，而「照顧服務商品」是受到照顧服務人力（居督與照顧服務員）極大的影響，因此服務對象在選擇 B 級服務單位很容易受到 A 個管、居督以及照顧服務員的引導影響而做了所謂的服務市場選擇，特別是在原鄉這些長照人力與部落長者之間大多具有「部落關係[9]」，而這也是為什麼現在的原鄉照顧服務市場中的 B 級服務單位在照顧勞動人力市場上會透過「薪資價格」來搶人。在現今的長照 2.0 照顧服務市場，B 級照顧服務單位積極「搶」服務使用者，但實際「搶」的卻是長照勞動人力市場的 A 個管、居督以及照顧服務員，因為他們才可以拓展服務單位的服務數量，也就可以創造 B 級服務單位最大的照顧市場利潤。例如搶佔 A 個管，則在未來服務區域內的派案與開案就佔了先機；搶居督，則可能積極開發個案以及服務項目，創造最大服務經費額度；搶照顧服務員，則可以有機會讓照顧服務員原本照顧的服務對象「轉」到自己的服務單位。因此在原鄉看到的長期照顧服務市場機制的運作主要是在照顧勞動人力市場上的價格競爭，也間接造成了部落組織與其他服務單位之間的競爭與緊張關係，特別是在地的照顧服務員是否要留在原機構還是要「跳槽」到另外一個機構的狀況，這不僅會影響服務對象是否會申請「轉」服務單位，也同時影響了 B 級照顧服務單位的照顧服務「收入」。

---

[8] 科技部補助專題研究【原住民族文化照顧的理論與實踐——發展以實踐「文化照顧」為基礎的部落社會經濟模式：泰武鄉勞動照顧合作社與原住民深耕德瑪汶協會的比較】（MOST 108-2420-H-020-001-）。

[9] 在此所謂的部落關係是指部落民眾彼此之間可以透過血緣或姻親的關係，讓雙方找到「關係的連結」，讓彼此之間不是只有所謂的照顧關係的陌生人。

肆、看見的原鄉長照人力困境與挑戰

根據研究參與者[10]針對原鄉長照人力的相關議題的經驗與意見，大致可以分為五大面向，包括人力培育、人力來源、照顧就業市場、照顧支付制度、機構組織以及政策明確與穩定等，以下分別說明：

一、長照人力培育應符合在地民眾的文化生活脈動

有關人力培育議題，研究參與者主要把現況問題聚焦在培訓的內容與地點，因為大多有意願從事原鄉照顧服務人力是部落中壯年人口為主，但對於他們來說，原本的生活作息大多是圍繞在家庭成員、農務、教會以及其他部落事務，因此要打斷原本的部落生活去受訓上課，對於他們來說是一件不容易的事情。亦有些研究受訪者表示現今的課程內容並沒辦法「接地氣」，也就是說照顧訓練的重點在於照顧的專業知識與技巧，但看不到「受照顧者」，因此若能提供相關的訓練內容（包括如何與照顧者互動、溝通與對話，認識在地服務對象的文化習慣等等），應該更可以提升原鄉長照人力在文化照顧上的認識與理解（Umin・Itei〔日宏煜〕、王增勇，2016）。此外，根據原民員會所做的 109 年度就業狀況調查（2021），原鄉地區的就業類型仍是以農業為主，但以過去研究者部落生活的觀察以及研究參與者的回饋，其實多數的部落民眾參與很多所謂非典型的工作，亦即會做很多不同的臨工，這些臨工其實有時候是搭配部落民眾自己的生活作息方式，例如平時作農，但有時亦會做一些部落雜工，主要原因不外乎可以兼顧家

---

[10] 科技部補助專題研究【推動原鄉長期照顧社區整體照顧服務體系之行動研究——以屏東縣泰武鄉為例：發展原鄉在地長期照顧服務人力之困境與行動策略】（MOST 107-2420-H-020-002-MY2）。

庭的經濟收入與照顧家庭生活，而且可以有自己的生活時間與空間。因此，一味地思考發展所謂的全職工作機會，有時並不符合部落民眾的需求。

二、依優勢觀點思考部落內的原鄉長照人力培育

目前原鄉的長照人力以專業性來看，愈需要學歷與專業知識的工作職缺愈是部落外來的人力為主，相反的則是以部落在地民眾為主，這種原住民族勞動資本的問題其實也是殖民歷史造成的結果（于若蓉、辛炳隆，2010）。透過在地民眾的反應，可以了解在地人力與非在地人力在服務的感受仍有一定的差異，特別是在語言與關係上的感受特別明顯，也就是在排灣族語的使用以及照顧人力是否與受照顧者彼此之間具有「部落關係」；最後，受訪者亦建議在培育原鄉長照人力上，應仔細評估在地人的條件與能力，讓有意願參與長照服務的在地部落民眾能夠有「在地就業」的空間。

三、原鄉照顧就業市場的浮現

根據研究參與者的訪談資料，有關照顧就業市場主要涉及 5 個議題，包括（一）服務需求量：由於照顧市場是一種供給關係，若是照顧服務需求量不足，則照顧服務人力的需求亦會下降，甚至有可能造成照顧服務人力的低薪資，但若要創造照顧服務需求，則會涉及到是否需要跨部落服務以及服務量浮濫等問題；（二）創造新的自付服務項目：亦即在現有的支付項目之外，提供符合在地服務需求的自付服務項目；（三）月薪制與彈性工時：大多的部落在地民眾原本的生活作息可能無法全心全力地投入課程訓練，同時此因素亦會影響到部落民眾投入全職照顧服務工作的意願，而目前的照顧就業市場的趨勢仍是以

全職的照顧工作為主，未能考量部落民眾在地生活作息的彈性；（四）職業生涯的發展性：由於原鄉照顧就業市場主要是以照顧工作為主，因此在整個照顧產業上的職業生涯發展似乎較無職業願景，而此因素亦影響了年輕一輩投入原鄉照顧服務市場的意願；（五）照顧職業的刻版印象：社會大眾對於「照顧工作」大多停留在家庭幫傭、吃力不討好、把屎把尿的刻版印象，此印象也影響了大部分部落民眾對於照顧服務員的看法以及投入此工作職場的意願（鐘琳惠、藍福良，2017）。

四、長照 2.0 支付制度讓照顧服務員的服務態度走向「照顧服務商品」的現象

　　長照給付及支付基準於 2018 年起施行，新制基本理念包括在（一）提升效率：實施特約制度簡化費用核銷流程；（二）增加服務提供量能：提高服務費用支付基準，增加服務單位投入誘因；（三）建立照服員專業形象：打破按時計價模式、改善過往不同工同酬情形，提供照顧服務員合理薪資；（四）以個案為中心：針對個案問題提供符合其需求之照顧服務，由照管專員或個案管理員與案家共同擬訂照顧計畫。此外，支付新制在原住民族地區及離島，其支付價格是其他地方的 1.2 倍，這些變革都深深影響了服務對象（例如部分負擔與被服務時間）、照顧服務員（例如薪資、服務方式）、機構（例如特約與請款方式）；同時，這個制度也擾動了原鄉長照的勞動力市場，出現了前先所陳述的「搶人」大戰。然而，根據部落服務現場的聲音，慢慢發現「照顧商品＞照顧品質」的現象，也就是照顧服務員開始追求盡快完成照顧服務項目，而減少了與照顧服務對象互動與陪伴的時間，反而讓服務對象有了類似像照顧商品的感覺。如果支付制度是未來要推動的政策，則必須特別留意支付制度可能造成缺乏「溫度」的照顧服務現

象產生（王增勇、楊佩榮，2017）。

五、培力部落組織與發展社會經濟型組織

就業市場的議題大多會涉及到勞工與雇主，這裡所指的勞工就是原鄉長照人力，而雇主則是聘僱原鄉長照人力的機構組織。整體而言，原鄉長照人力的雇主不外乎二種機構：政府單位（例如長照中心）、民間單位（例如社福團體、醫療相關機構與在地人民團體組織），前者以聘任照顧評估專員為主，後者則以照顧服務提供者為主，包括復健師與照顧服務員等。近幾年作者參與執行長照服務的經驗可以發現一個原鄉長照人力的基本問題，就是部落在地組織（例如協會或教會）在參與政府長照服務上很難找到穩定的工作人力，雖然過去已經培育過相當數量的照顧服務員，但多數願意投入照顧服務工作的照顧服務員傾向去做看護或是成為全國性組織（或地區性的大型組織）的照顧人力，主要原因在於部落在地組織比較沒有自己的經費先撥付相關的薪資費用給照顧服務員，也就是照顧服務員必須等待部落在地組織請領到政府撥付款項後才能給付他們的薪水，有時候一拖就是 3 個月到 6 個月。薪資的不穩定性造成了照顧服務員寧願「靠行」大型組織，也不願意成為部落在地組織的工作人力，因此王增勇、Ciwang Teyra、Umin・Itei（日宏煜）（2018）也特別指出培養原鄉長照服務團隊是重要的核心任務。根據受訪者的說法，針對所謂的原鄉長照人力的機構組織的進行意見整理，如表 3-1 所示：

表 3-1　不同機構組織在長照人力任用的差異

	社區發展協會	社福團體
組織的穩定性	較弱	較強
組織人員的照顧專業度	較弱	較強
工時	彈性	嚴謹
勞動權益保障	較弱	較高
部落關係	較佳	較弱
服務焦距	關係為先	專業為先
服務的類型	較多元	較單一
在地政治的影響	較高	較弱

　　另外，根據作者執行科技部補助專題研究案[11]時也發現（Kui Kasirisir〔許俊才〕，2020），籌組並經營原鄉部落照顧服務合作社對於部落組織參與原鄉長照服務上是可以兼顧原鄉部落經濟就業、部落組織自主、照顧專業以及在地文化多元需求的可能路徑。Sengupta（2015）認為原住民族長期以來一直都在實踐具有集體性、合作性與共有性的社會經濟模式，而這樣的社會經濟模式本來就存活在原住民族的文化生活裡，而 Olaniyan 等（2016）則是認為原住民族合作社的發展是有助於原住民族社區的發展以及社區民眾的賦權，同時也有助於在原住民族文化復振、環境經濟行動的自主權與控制權。

---

[11]【原住民族文化照顧的理論與實踐──發展以實踐「文化照顧」為基礎的部落社會經濟模式：泰武鄉勞動照顧合作社與原住民深耕德瑪汶協會的比較】（MOST 108-2420-H-020-001-）。

六、相關政策的穩定與資源配置

目前原鄉長照服務的發展，大多來自於政府政策的資源引導，因此長照政策的明確性與穩定性深深影響了原鄉長照人力的發展方向。依據研究受訪者的說法，「滾動式修正」的政策讓原鄉長照人力在發展上有很多的不確定性。此外，政策的配置上也較偏重「補助」而非「培力／輔導」，例如目前原鄉在地組織的幹部組成並非長照相關背景，大多也未曾有相關的訓練，但這些組織常被期待要能夠背負協助落實在地老化服務政策的重擔，而政策最常做的就是提供經費補助，而此種經費補助對於在地團隊而言卻是一種難以消化的「糧食」，因為部落組織幹部本身對於相關的政策、服務與專業人力管理上的知識與能力就已經有困難了，更何況多數的幹部都還有自己的工作與生活要忙。因此，如何能夠協助在地組織成為有力的在地照顧夥伴，實為相關部會需要正視面對的現況（王增勇、Ciwang Teyra、Umin・Itei〔日宏煜〕，2018；Kui Kasirisir〔許俊才〕，2020）。

伍、結論

原鄉長照人力的發展涉及了長照政策、任用單位、在地人力與部落文化等議題面向，而自長照十年計畫推動以來，部落民眾對於照顧服務（特別是在居家服務與餐飲服務）有了比較多的認識與經驗，但也僅就於「被照顧者」的角色。自長照 2.0 上路之後，在衛福部與原民會的大力推動之下，「在地照顧」的工作者角色已經慢慢被看見與被接受。因此，如何擴大並深化原鄉在地組織與民眾「參與」（甚至主導）具有在地文化習慣的照顧服務工作，對於發展中的原鄉照顧產業

而言，是極為重要的核心議題（Umin‧Itei〔日宏煜〕，2015）。透過
檢視目前的相關長照服務規定可以看見，有關原鄉長照人力發展的配
置、規劃與推動，至今仍未能有較具體的行動與方案。

　　長期照顧服務的推動在類似市場機制的運作下，部落在地組織在
參與上似乎力有未逮。如先前所討論，大部分的部落組織在長照人力
聘僱以及照顧專業支持上很難跟一般社福單位、基金會以及醫院組織
一樣，提供穩定且符合勞動權益條件的就業環境，在殖民歷史與政策
規範的影響，原鄉部落組織在長照勞動人力市場上必須面對相對不利
的環境與條件（王增勇、楊佩榮，2017），也造成部落組織常常在長
照服務的評鑑過程中被視為是能力不足的組織，而這也呼應了Young
所論述的邊緣化與無能的壓迫面 （陳雅馨譯，2017）。根據研究資料
的整理與分析，對於發展原鄉長照人力的規劃上，建議除了應思考在
人力資格上如何納入具有文化語言優勢的部落民眾成為可能的照顧人
力外，同時在運用上要考慮文化生活作息的彈性、在地組織長期培力
的投入、可信賴且具有穩定性的長照資源政策支持，以及提升長照服
務人力的專業照顧形象。因此，如何讓適切的原鄉長照人力政策成為
「支撐／支持」發展具有在地文化生活知識的在地長照人力，而不要讓
長照政策「滾」走了我們的文化與人力，應是衛福部及原民會需要共
同面對與討論的重要議題。

參考文獻

Kui Kasirisir（許俊才）（2012）。〈以「隨意／不隨意」組織型態探究排灣族社會組織的變遷與發展〉，《臺灣原住民族研究季刊》，第 5 卷第 3 期，頁 19-39。

Kui Kasirisir（許俊才）（2020）。《原住民族文化照顧的理論與實踐：發展以實踐「文化照顧」為基礎的部落社會經濟模式——泰武鄉勞動照顧合作社與原住民深耕德瑪汶協會的比較》。科技部補助專題研究報告。

Kui Kasirisir（許俊才）、顏成仁、涂志雄（2012）。〈社區賦權的實踐與反思：以屏東排灣族部落為例〉，《臺灣社區工作與社區研究學刊》，第 2 卷第 1 期，頁 29-64。

Umin・Itei（日宏煜）（2015）。〈文化照顧在原住民族長期照顧上的重要性〉，《臺灣社會研究季刊》，第 101 期，頁 293-302。

Umin・Itei（日宏煜）、王增勇（2016）。《長期照顧服務法公布後原鄉照顧服務因應措施》。原住民族委員會委託研究報告。

于若蓉、辛炳隆（2010）。〈原住民就業狀況與分析〉，載於黃樹民、章英華編著，《臺灣原住民政策變遷與社會發展》，頁 121-179。臺北：中央研究院民族學研究所。

王仕圖（2007）。〈社區型非營利組織資源動員與整合：以社區發展協會為例〉，《臺灣社會福利學刊》，第 5 卷第 2 期，頁 103-137。

王仕圖、官有垣、李宜興（2017）。〈非營利組織的相關理論〉，載於蕭新煌、官有垣、陸宛蘋編著，《非營利部門：組織與運作（第三版）》，頁 11-32。高雄：巨流。

王增勇（2005）。〈社區照顧的再省思：小型化？規格化？產業化？〉，《臺灣社會研究季刊》，第 59 期，頁 91-141。

王增勇、Ciwang Teyra、Umin・Itei（日宏煜）（2018）。〈原鄉長照的瓶頸與突破之道〉，《臺灣社會研究季刊》，第 109 期，頁 243-254。

王增勇、楊佩榮（2017）。〈夾在國家政策與原住民族文化之間的原鄉居家服務〉，《中華心理衛生學刊》，第 30 卷第 1 期，頁 7-36。

怡懋・蘇米、許木柱（2016）。〈臺灣原住民族長期照顧之跨文化政策議題與省思〉，《護理雜誌》，第 63 卷第 3 期，頁 5-11。

林明禎（2019）。〈部落照顧典範或薛西弗斯巨石：從偏遠地區試辦計畫經驗探討泰雅族照顧服務的想像〉，《臺灣社區工作與社區研究學刊》，第 9 卷第 1 期，頁 37-82。

邱瑜瑾（2017）。〈非營利組織與社會福利服務〉，載於蕭新煌、官有垣、陸宛蘋編著，《非營利部門：組織與運作（第三版）》，頁 273-304。高雄：巨流。

原住民族合作社（2020）。《原合社概況》。2021 年 10 月 13 日，原住民族合作社網頁（https://icoop.cip.gov.tw/#slidePage1）。

原住民族委員會（2021）。《109 年原住民就業狀況調查》。2021 年 10 月 13 日，原住民族委員會網頁（https://www.cip.gov.tw/zh-tw/news/data-list/19F6DD25969C101D/2D9680BFECBE80B6E0A787E13063BF5D-info.html）。

原住民族委員會（2021）。《110 年度推展原住民族長期照顧—文化健康站基礎資料表一覽表》。2021 年 10 月 31 日，原住民族委員會網頁（https://www.cip.gov.tw/zh-tw/news/data-list/6EBC9C8CB9DEF1E4/2D9680BFECBE80B66A30A743B0C000A5-info.html）。

孫大川、周惠民（2010）。〈原住民部落永續發展計畫之評估研析〉，《研考雙月刊》，第 34 卷第 3 期，頁 74-80。

張雪君、李昱宏（2012）。〈原鄉社區組織參與社區發展工作之研究〉，《社區發展季刊》，第 138 期，頁 193-204。

陳正芬（2011）。〈我國長期照顧政策之規劃與發展〉，《社區發展季刊》，第 133 期，頁 197-208。

陳正芬（2020）。〈我們是「伙伴」還是「代工」？中小型非營利組織的發展契約與困境〉，載於陳正芬、官有垣編著，《臺灣的長期照顧體制發展：國家、市場與第三部門》，頁 226-244。高雄：巨流。

陳正芬、官有垣（2020）。〈臺灣機構式長期照顧服務組織屬性與政府相關政策的演變〉，載於陳正芬、官有垣編著，《臺灣的長期照顧體制發展：國家、市場與第三部門》，頁 31-63。高雄：巨流。

陳俐如、詹宜璋（2015）。〈在地組織參與南投原鄉地區「部落老人日間關懷站（部落文化健康站）」執行模式之探討〉，《臺灣原住民族研究季刊》，第 8 卷第 1 期，頁 43-76。

陳雅馨譯，Iris Marion Young 原著（2017/1990）。《正義與差異政治》。臺北：商周出版。

黃松林（2009）。〈老人長期照顧產業中的社會照顧品質〉，《臺灣健康照顧研究學刊》，第 7 期，頁 1-12。

黃源協（2014）。《原住民族社會福利：問題分析與體系建構》。臺北：雙葉書廊。

黃源協、莊俐昕（2014）。〈原住民家庭非正式支持與福利資源使用〉，載於黃源協編著，《部落、家庭與照顧：原住民族生活經驗》，頁 43-76。臺北：雙葉書廊。

詹宜璋（2018）。〈部落老人日間關懷方案之經驗詮釋與服務展望〉，載於黃源協、詹宜璋編著，《原住民族福利、福祉與部落治理》，頁 215-245。臺北：雙葉書廊。

蔡育軒、陳怡君、王業立（2007）。〈社區發展協會、選舉動員與地方政治〉，《東吳政治學報》，第 25 卷第 4 期，頁 93-135。

衛生福利部（2016）。《長期照顧十年計畫 2.0（106～115 年）（核定本）》。臺北。

謝玉玲（2011）。〈看得到的照護政策、看不見的勞動差異：照顧工作者與勞動場域的檢視〉，《臺灣社會福利學刊》，第 10 卷第 1 期，頁 53-96。

鐘琳惠、藍福良（2017）。《長照產業人力結構與職場環境問題分析及因應對策研究》。勞動部勞動及職業安全衛生研究所委託研究報告。

Durst, D. (2010). "A Turbulent Journey: Self-Government of Social Services", in K. Brownlee et al. (eds.), *Social work and aboriginal peoples : perspectives from Canada's rural and provincial norths*, pp. 70-88. Thunder Bay, Ontario: Centre for Northern Studies, Lakehead University.

International Labour Organization (2016). *Providing Care through Cooperatives Survey and Interview Findings*. Retrieved on 2021/10/23 from https://ilo. primo.exlibrisgroup.com/discovery/fulldisplay/alma994951793002676/41ILO_ INST:41ILO_V2

Menzies, K., & S. Gilbert (2012). "Engaging Communities", in B. Bennett et al. (eds.), *Our voices: Aboriginal and Torres Strait Islander Social Work*, pp. 50-72. South Yarra, Victoria: Palgrave Macmillan.

Olaniyan, O. O., A. ERO, A. HAY, & S. Berge (2016). "The Cooperative Model Advances Indigenous Development: a Case Study of the Neechi Co-Operatives Limited", Retrieved on 2021/10/11 from https://www.uwinnipeg.ca/chair-in-cooperative-enterprises/docs/The%20cooperative%20model%20advances%20 indigenous%20development%20-%20Neechi%20Commons%20case%20study.pdf

Sengupta, U. (2015). "Indigenous Cooperatives in Canada: The Complex Relationship Between Cooperatives, Community Economic Development, Colonization, and Culture", *Journal of Entrepreneurial and Orangizational Diversity, 4*(1), 121-152.

第二篇

原鄉地區第三部門之長期照顧服務研究

第四章

來自於部落在地文化的照顧力量：以原鄉家托與日照中心為例*

Kui Kasirisir（許俊才）

* 本文為科技部補助之「由部落照顧部落：探討建置原住民地區日間照顧中心在地化模式」（MOST 105-2410-H-259-032-）與「部落是個『家』－探討原鄉部落需要什麼樣的家庭托顧」（MOST 106-2420-H-020-001-MY2）的部分研究成果。本文內容修訂自 2021 年的〈部落是個「家」－探討原鄉部落需要什麼樣的家庭托顧〉（收錄於《臺灣原住民族研究季刊》），並參採 2020 年的〈照顧在部落＝文化照顧？一個原鄉日照中心的故事〉（收錄於黃源協、蕭文高主編之《長期照顧：理念、政策與實務的檢視》）。

壹、前言

「在地老化政策」是世界各國針對老化社會所推動的具體方針，亦是目前臺灣長期照顧政策的主要改革方向。臺灣的原住民族在文化特殊、生活型態、資源配置、地理區域及歷史發展等因素下，原鄉的長期照顧服務模式仍有待建構與發展，特別是在《原住民族基本法》第24條以及蔡英文總統的2016年選舉承諾中，都提及了建立完善的原住民族長期照顧服務，蔡英文總統認為「原住民族部落因地理偏遠、專業長期照顧資源不足，無法以城市地區的補助標準與專業條件來統一規範，而必須發展具族群文化特色與地理條件相稱的部落長期照顧系統，在不影響服務品質之下，採行差異的專業條件要求與補助標準有其必要。」[1] 一般而言，長期照顧體系包含了機構式、社區式以及居家式的服務型態，然而，居住於偏鄉地區的原住民族，要如何能夠在健康與社會照顧資源侷限且地理限制的狀態下，落實部落在地健康老化的服務理念，實有進一步探討之必要。

長期照顧政策涉及了健康與社會照顧措施，這些措施與服務介入皆與民眾的生活息息相關，甚至影響一個家庭的運作及互動關係。藉由部落在地化的服務提供，讓部落內需要被照顧的民眾，能夠留在自己熟悉的部落環境內被照顧。而此種照顧服務，極需透過部落參與的方式讓服務的內容更能夠契合在地文化習慣，以提高接受程度以及維繫在地照顧文化。然而，「在地老化」不應只強調讓在地的老人留在原本的環境下被照顧，而是如何「健康」地在地老化，因為在地老化並不是僅僅著重在生理／身體機能的健康，而是更應關注心理／精神層面上的健康，也就是服務的提供如何能夠更符合部落民眾的文化生

---

[1] 2016 總統大選蔡英文長期照顧政策，http://iing.tw/posts/80。

活（包括語言的使用、文化敏感度等），讓需要長期照顧的部落民眾能夠在自己熟悉的文化環境（包括照顧服務評估以及提供的內容與方式）下「健康」地生活下去（Kui Kasirisir〔許俊才〕，2015）。

　　行政院於 2008 年擬定了長期照顧十年計畫，並在 2015 年 5 月 15 日通過了《長照法》，同時也在 2015 年年底（11 月 18 日）發布「長期照顧服務量能提升計畫（104-107 年）」（簡稱為長照量能提升計畫）。依據長照量能提升計畫可以看出目前行政院對於臺灣高齡社會的照顧系統規劃在老人的部分主要分為健康老人及失能／失智者（包括非老人的群體），針對健康老人提供所謂預防性的照顧，而失能／失智者則主要提供長照服務系統。現行所推動的長照十年計畫 2.0，其長照服務可分為四大類型：一、照顧及專業服務（包括居家照顧、日間照顧以及專業服務）；二、交通接送服務（協助往返醫療院所就醫或復健）；三、輔具與居家無障礙環境改善服務（包括居家生活用輔助購置或租借，以及居家無障礙設施改善）；四、喘息服務（提供家庭照顧者獲得休息時間），以上的每一項服務對於需要長期照顧服務的民眾及其家屬而言，都是極為重要的。上述第一項的照顧服務內容包括了「身體照顧、日常生活照顧服務及家事服務」、「日間照顧服務」以及「家庭托顧」等服務項目，其中日間照顧服務以及家庭托顧服務皆被視為是一種社區式小型機構服務，讓失能的社區民眾可以不用離開家裡太遠就可以接受到專業的照顧服務，而這二項服務項目也確實讓原鄉的部落失能長者能夠有機會留在自己熟悉的地方得以獲得照顧。

　　Umin・Itei（日宏煜）、王增勇（2016）指出原住民的家托使用率是高於非原住民，且些微高於原住民的日間照顧服務使用率（0.20% ＞ 0.19%）；同時也發現服務使用者對於家庭托顧服務有較高的接受度與滿意度，並建議相關單位應鼓勵在原住民族地區成立家庭托顧服務。石貿奇 Mo'e Yaiskana（2019）發現家庭托顧服務相較於其他的機構照

顧服務（例如日間照顧、養護中心）的優勢在於設立門檻較低，且較能夠從在地文化生活「長」出其服務方式，更能符合部落的文化照顧需求。那什麼是日間照顧中心（簡稱為日照中心）？它對於社區及民眾的功能又有那些呢？呂寶靜（2012）指出它是一種社區型態的照顧服務方案，藉由個別化且多元化的專業照顧服務，讓社區內在日間有照顧需求的民眾（特別是功能損傷者），能夠留在自己熟悉的地方維持自己的生活互動與社會支持活動。由此可知，透過日間照顧的方式，可以讓具有專業照顧能力的人力（主要是以社區民眾為主）也能夠留在自己熟悉的環境內提供照顧服務給我們社區內有照顧需求的民眾，同時也舒緩了主要照顧者的照顧壓力，這可以說是一種三贏服務（照顧使用者、主要照顧者、照顧服務員）（呂寶靜、李佳儒、趙曉芳，2014；蕭文高，2013；陳正益，2018）。然而，對於由部落組織（例如社區發展協會）承辦日間照顧服務而言，這不僅是一種三贏政策，更是一種部落參與、服務管理的能力展現，亦有可能提升部落社群的集體意識。

　　依目前「長期照顧服務機構設立標準」[2]，家庭托顧與日間照顧的規範是屬於社區式長期照顧機構，若考量設置的門檻、運作方式、在地性與可及性，在原鄉地區要設置家庭托顧服務是較為容易的（這二者設置門檻的差異請詳見表4-1），例如家托業務負責人的規定僅需500小時以上的照顧服務驗、服務人數以四人為限、服務設施以及專業人力規定不若日間照顧繁雜。

---

[2] 「長期照顧服務機構設置標準」第19條規定，原住民族地區依本標準規定設立長照機構有困難者，得專案報直轄市、縣（市）主管機關邀請原住民族代表或專家學者共同審查，並經中央主管機關同意後辦理。

表 4-1　家庭托顧與日間照顧社區式長照機構設置門檻差異表 [3]

服務類型 項目	家庭托顧	日間照顧
業務負責人	具五百小時以上照顧服務經驗（「長期照顧服務機構設立標準」第 4 條）。	應符合「長期照顧服務機構設立標準」第 3 條資格之一。
建築環境	應符合《建築法》、《消防法》及其相關法規對於集合住宅或住宅之規定，並維持整潔及衛生（「長期照顧服務機構設立標準」第 17 條）。	應符合「長期照顧服務機構設立標準」第 16 條之規定。

備註：整理自長期照顧服務機構設立標準。

　　現今大多的原住民族部落因為面臨就業、教育等議題，愈來愈多中壯年人口離開部落而造成偏鄉部落的人口結構以老人居多，也因此急需發展部落／社區式的長照模式，讓部落的照顧能量能夠有效發揮，由具有專業照顧能力的人力在地提供人力，使得需要照顧的老人能夠在他／她熟悉的部落環境內被照顧，而家庭托顧與日照中心則是現有部落內較容易看得見的社區式長期照顧服務模式。根據衛福部統計處資料（2021a），2020 年全國日間照顧中心服務單位數計有 555 個（2019 年有 459 個，成長 21%），以臺中市為最多（74 間），其次是臺南市（65 間），再其次為新北市（58 間），而連江縣是唯一還沒有設置日間照顧中心的縣市；若就以承接機構類型來看，最多的仍是以社福機構、基金會等第三部門為主（衛生福利部，2021b）；至於家庭托顧服務單位數截至 2020 年計有 228 個（2019 年有 163 個，成長 40%），

---

[3] 有關於原鄉設置家托或日照等社區式長照機構，長期照顧服務機構設立標準第 19 條有特別規定「原住民族地區依本標準規定設立長照機構有困難者，得專案報直轄市、縣（市）主管機關邀請原住民族代表或專家學者共同審查，並經中央主管機關同意後辦理。」

以雲林縣為最多（43 個），其次為高雄市與屏東縣（皆為 26 個），再其次為臺中市（22 個），而金門縣與連江縣仍未設置家庭托顧服務單位。至於原住民族文健站雖非未列為「長期照顧服務機構設立標準」的社區式長期照顧機構類型，但在原民會 2020 年 11 月 30 日函頒的「110 年度推展原住民族長期照顧——文化健康站實施計畫」來看，其服務對象已涵蓋 55 歲以上輕度失能長者（長照失能等級由長照中心照管專員以「照顧管理評估量表」評估結果為 2~3 級者），且以在地立案的人民團體組織（例如社區發展協會）為主要的提供單位；截至 2020 年底已設置 433 個文健站，服務人數已達 13,853 位原住民族長者（原住民族委員會，2020）。除了文健站之外，祝健芳、余依靜、黃千芬、陳綸（2020）亦指出在 2019 年 9 月底分別 42 處原鄉家庭托顧以及 45 處的原鄉日間照顧中心，並建議能夠持續發展原鄉長照服務資源、充實原鄉照顧人力以及建構友善原民長照服務體系。

對於歷經殖民歷史與文化壓迫的原住民族而言，在長照政策制定與服務規劃的自主性與參與性是相對弱勢的。因此，若要落實在地健康老化的政策與服務，就必須促使部落在地文化的照顧力量能夠「長」出來，特別是對那些因失能狀況而需要在地化長期機構照顧服務的部落長者而言，若是沒有發展並建構完善的部落式長期照顧機構服務，可能更加弱化部落長者的生活自主與健康能力進而加劇失能程度，甚至因此必須進入住宿式長照機構而離開自己熟悉的部落生活環境。有鑑於此，本章將聚焦原鄉家庭托顧以及日間照顧中心的發展現況以及相關的照顧議題進行討論，並藉此討論部落在地組織文化照顧力量的重要性。

貳、部落自主、部落組織與文化照顧

　　林萬億（2010：350-359）指出在多元文化主義的浪潮下，多元文化的社會福利服務已成為現代社會福利的主流思考。因此在多元文化主義的趨勢下，各國開始在其中央政府設置了特別的機構（例如紐西蘭的毛利人事務部）來改善或促進原住民族的生活，並減緩／減低他們在經濟、失業及教育等相關的社會問題。除了特別的機構外，這些國家近幾十年來也開始關注於原住民族在服務輸送的參與程度與自主性。他們不僅透過委託服務的機制將服務輸送交給在地的組織，同時在既有的服務機構／制內聘僱原住民成為他們的職員。其他先進國家推動原住民族的福利措施經驗裡也強調原住民的參與，除了用契約委託的方式委託給原住民團體外，亦在原有的體系內聘僱具原住民身分的工作人員（黃源協，2014）。例如在澳洲，政府與原住民部落建立夥伴的機制一同處理原住民的健康問題，加拿大與美國則聘僱具原住民身分的職員以輸送健康與社會服務到原住民的地區，而在紐西蘭則是毛利族事務委員會與其他政府部門一起努力以確保毛利人如同一般公民一樣可以獲得充分的服務。然而 Atkin（1996）指出這些少數族群的組織不僅未充分發展、缺乏資源及人力，而且在具有種族主義／種族中心的服務框架下提供服務，也因此效果有限，這也是為什麼 Dodson（1997）跟 Weaver（1998）都認為要對抗這種不平等的社會現象，必須承認並尊重原住民族的族群地位，而非對待他們跟一般社會大眾一樣。因此，原住民族的問題不僅是在個人／家庭層次，亦要同時重視部落／族群的集體層次，而這也是為什麼 Kymlicka 及 Van Dyke 都強調少數族群集體權利的重要性在於實現社會正義與族群人權（陳秀容，1999；李明政，2016）。

　　部落／族群是族群集體權利展現的重要層次。例如，衛福部 2016

年頒布的《長期照顧十年計畫 2.0（106 ～ 115 年）（核定本）》指出長期照顧體系應以加速發展長期照顧資源並提升服務的可近性，以在地老化為原則，並加強居家、社區式服務的發展為優先。因此，如何在長照體系納入原住民族部落／族群的集體層次的參與可以視為是部落福利自主的一種指標。然而，雖然衛福部積極針對於高齡社會提出相關的福利政策（包括《長照法》），但對於原住民族而言很多是「看得到但不見得吃得到」（例如老人公車票價優惠），而且「即使吃得到但又不好吃」（未具有文化敏感度的機構服務）。此外，部落在長期照顧體系作為服務規劃與提供的樞紐角色被完全忽略，使得原住民族參與長照的管道被國家服務規範、專業證照制度、補助標準、外部福利單位所取代而式微。長照體系的在地化策略就是鼓勵原住民族部落在地組織的參與，但原鄉部落的原住民要參與長照服務的提供就必須進入由國家所掌控的「準市場化」原則所建立的體制，並在支付制度的給付框架提供制式化的服務項目，缺少了發展在地文化生活照顧服務的彈性空間（王增勇、楊佩榮，2017）。

　　此外，對於原住民族而言，部落組織的組成背景脈絡大多與部落原有的族群社會文化有關。以排灣族為例，在傳統上是以「家」（*umag*）形成部落組織的基礎單位，也是社會階層、生活、經濟、權力結構的基本行動團體，其社會組織包括有所謂的社會階級（主要可分為 *mazazangiljan* [4]、*aditang* [5]）、家庭親屬組織（*vusam* 系統）、婚姻制度、祭司、青年組織、部落會議等等，而這些組織大多涉及了血統世襲的制度（童春發，2001；謝政道，2007），也可以視為是一種「不隨意」（involuntary）的組織型態，然而在歷經殖民社會與資本主義社會的雙重影響下，逐漸轉變為所謂的個人意願為主的組織形成的「隨

---

[4] 排灣族語指稱貴族身分。
[5] 排灣族語指稱平民身分。

意」（voluntary）組織型態（例如社區發展協會、合作社、文教協會等）（Kui Kasirisir〔許俊才〕，2012）。而此種隨意組織型態隨著政府相關政策（如山地平地化、人民團體法、社區營造工作等）以及西方民主意識的推動下，慢慢成為排灣族部落內具有重要影響力的組織型態，亦成為目前長照服務單位的主要部落組織型態。但是在社福專業主義與管理主義的氛圍下，部落組織在參與部落照顧服務的過程中很容易被視為是不具專業能量的「母機構」，但在服務的可近性、文化性與可接受性而言，他們才是真正的「專業」（Kui Kasirisir〔許俊才〕，2020）。

　　「在地老化政策」是目前臺灣長期照顧政策的主要改革方向，然而在一體適用的服務規劃與制度，似乎也阻隔了在地族群文化特質與生活習慣的「文化照顧」精神。一般而言，在論述「在地老化」的概念時大多會著重一、避免大量發展機構服務導致過度機構化；二、降低照護成本，讓有照護需求的民眾能延長留在家庭與社區中的時間，保有尊嚴且獨立自主；三、老人在其生活的社區中自然老化，以維持老人自主、自尊、隱私的生活品質；四、以「在地」的服務滿足「在地」人的照顧需求，盡可能延長他們留住社區的時間（蘇麗瓊、黃雅鈴，2015）。至於「文化照顧」的概念，則會認為文化的價值與信念可以協助、支持或促使個人或群體來維持福祉，改善個人狀況，或者面對死亡與失能，因此文化照顧不僅是一種具有文化敏感性、文化合適性及文化能力的專業健康照顧，它更關心如何跨越文化障礙，並進入個案生活脈絡與激發健康意識的文化照護實踐工作，最終能讓個案獲得全然的關懷與安適（怡戀‧蘇米、許木柱，2016；Umin‧Itei〔日宏煜〕，2015）。檢視目前相關原住民族的部落文化照顧文獻，在文化照顧的理解與實踐狀況，大致可以分為五種類型的討論：

　　一、生態觀點的運作：例如阿布娪（2015）就曾特別說明她們的

耕作概念裡，人和祖靈一起守護土地、孕育作物，也就是說透過成立 To'onatamu 努力把整個部落帶進來，而不是將老人單獨抽離，讓部落的每一個人都可以參與在其中。也就是說，部落老人的照顧，並不是將老人視為一個個體，而是將部落、土地、祖靈、生活環境、宗教信仰、社會倫理以及部落的每一個家庭成員等等都視為一個完整的生態，當生態發生不平衡，人的健康狀態亦會產生變化（Umin‧Itei〔日宏煜〕，2015）。

二、回歸文化習慣的規範，老化是生命的必經過程：吳雅雯（2015）則認為以前的老人家依循著流傳下來的智慧生活並相對獨立，現在的生活型態及飲食方式則已轉變，影響現代太魯閣族的健康狀態，譬如限制太魯閣族的打獵文化，影響太魯閣族男性上山進行多重身心靈的療癒及健康預防行為；阿布婼（2015）則是指出我們應該用更正面的態度去看待老人，讓部落的老人可以發揮其部落生活智慧的傳承者，而這也是張竣傑（2016）在部落老人日托服務運用長者的智慧與經驗（包括傳統美食、編織、服飾、狩獵、祭典等等）納入其活動課程與餐食內容，以滿足部落長者身心靈的健康需求。

三、家族與土地的連結：方喜恩、宋聖君、鄧麗君（2015）指出寒溪部落的文化照顧經驗是以血親或家族為基礎的關係連結；另外，泰雅族雖強調部落集體制度，但原則上社會是以家為基本單位，再透過血親關係的連結（Gaga 團體）及公共討論處理利益的分配。甚至高碧月（2002）在自己服務布農族個案的安寧療護故事裡，她特別指出個案的太太陳述個案回鄉之旅的情形：「……車子要進入部落時，先生激動地扭動著身體緊握太太的手，雙眼突然發光，並轉動頭專心傾聽周

圍的情景。1 小時後他在堂兄弟們及族人的祝福中安祥地吐出最後一口氣……」（高碧月，2002：236），這個故事清楚說明了部落民眾與原鄉土地的連結與深厚的關係，而這個關係是無法被取代與複製的。

四、在地經濟產業與照顧的連結：黃盈豪（2016）指出發展部落廚房的重要基礎在於向部落學習和尊重部落的傳統智慧，也藉由這個部落廚房開始了部落照顧部落的力量；此外，Umin・Itei（日宏煜）（2015）也指出司馬庫斯部落發展出合作經濟後，還發展出富含了部落觀點的照顧功能，也就是說如果健康照顧可以成為部落發展的在地經濟產業型態，當原住民族採用文化照顧的理念推動長照，那我們就更有辦法自己人照顧自己人。

五、部落文化生活的改變，「傳統」概念的文化照顧也在轉型中：吳雅雯（2015）認為太魯閣族部落多為基督長老教會以及天主教居多，尚還有真耶穌教等，而許多太魯閣族人相信若無上帝的力量，就沒有人能被療癒或被解救，健康歸上帝所掌管。而方喜恩、宋聖君、鄧麗君（2015）也特別指出現今的部落不能再用過去日據時代之前的原始性或單一性部落來看待，因為現今的部落幾乎都是遷移過也重組過的部落，因此必須要留意殖民政治與經濟對於部落權力關係的影響，才能夠有效地跟現今的部落組織連結與合作。

根據以上的討論，未來有關部落的照顧工作，應以「文化照顧的實踐」為基礎，促進「在地老化」走向「在地健康老化」（請參閱表4-2）；此外，長期照顧服務要納入原住民族文化必須做好以下四個面向：身體（醫療照顧、友善環境、傳統醫療與食材）、情感（幸福與舒適、家庭與社區的連結、沒有種族主義的環境）、靈性（儀式與文化、

與土地的連結）、心理（傳播與語言的使用、自尊與接受），而且這四個
面向是彼此互相支持與影響，藉由做好這四個面向讓部落在地的長者，
可以在身、心、靈兼顧的文化氛圍下具有「全人」觀點的在地安老。

表 4-2　在地老化與文化照顧的交集與碰撞

對話類型 交集與碰撞	在地老化（長照 2.0）	文化照顧的實踐
服務對象	以醫療模式為主的視野的失能／身體不健康。	部落的每一位成員皆是被照顧者或照顧提供者。
服務提供者	涉及「專業」照顧人力。	部落的每一位成員皆可以是照顧提供者，但仍以家族成員為主。
服務的內容與類型	以支付制度為基礎的「失能」照顧服務分配。	貼近文化生活的照顧服務，提高照顧品質與效果；身、心、靈、土地的全人照顧（日常生活的實踐）。

參、部落在地的文化照顧力量 [6]

　　根據研究資料的回應與整理，基本上可以了解多數的原住民族群
會依其部落的習慣先確認彼此之間的部落關係，而這種「部落關係」
是一種多重關係的確認，包括鄰里朋友、家族間、家人間、同一族群
等等，因此部落原本的生活互動關係與習慣便會鑲嵌在家托照顧或日
照中心服務對象與服務提供者之間的照顧關係與期待，同時也會影響

---

[6] 內容是彙整自科技部專題補助的「由部落照顧部落：探討建置原住民地區日間照顧
中心在地化模式」（MOST 105-2410-H-259-032-）與「部落是個『家』－探討原鄉部
落需要什麼樣的家庭托顧」（MOST 106-2420-H-020-001-MY2）的研究發現成果，有
關研究資料（逐字稿）的引用在此將省略。

家庭托顧與日照中心的經營方式。例如日照中心的功能不單單只是照顧部落內需要照顧的長者，更重要的是可以讓需要照顧的部落民眾可以在自己的文化生活氛圍裡繼續生活（陳正益，2018），而家人平日也可維持與其他親朋好友的來往與互動（例如串門子與喝喜酒），這樣的生活就是建立深厚「部落關係」的方式，也才符合部落視為「人」的行為規範。因此，部落在地的文化照顧是一種互相的行為，不僅在家人間、同輩之間，也在不同世代之間，而其照顧的力量是源自於族群倫理的規範與價值觀，因此重點是如何讓部落民眾在長照服務規範裡找回原本所信奉的照顧倫理價值，所謂的家庭托顧與日間照顧中心便會長出在地部落的樣子（黃炤愷、陳怡仔，2019）。

　　如先前所述，雖然排灣族的部落組織在照顧服務的提供上從所謂的不隨意組織，逐漸以隨意組織為主要的提供單位，但是透過「人」所形成綿密的部落關係網絡，亦成為部落組織重要的社會資本，而這也是部落組織在參與部落照顧服務上與一般第三部門組織的差別所在（林明禎，2013；莊俐昕，2017a，2017b；Kui Kasirisir〔許俊才〕、顏成仁、涂志雄，2012）。家庭托顧雖然是一種類似個人的照顧企業社，與目前多數的日照中心是由一個人民團體組織或社福機構承辦的類型並不相同，但在部落化的照顧服務上，仍深深受到部落關係化的社會資本所影響。因為對於多數的原住民族而言，部落就像是一個「家」一樣，因此部落的服務提供單位在提供或思考照顧服務時，實際上都會將部落原本的生活互動情形以及關係一併納進來考慮，而這樣的照顧環境氛圍才像是一個部落的家庭生活圈，並且藉由這樣的互動方式，反而可以讓部落化的服務使用者有了更多彼此互相交流與照顧的機會，也進而提升了服務使用者在身、心、靈的健康狀況，如同研究受訪者所提到，讓部落長輩彼此多聊天，塑造出平時像在部落某個角落互動的情境，更能夠協助彼此之間的健康情形。

　　此外，在地文化的照顧力量是源自於在地人的關係與文化語言。透過採用聘任在地部落民眾的策略，除了因為在地人熟悉在地長者的生活習慣外，在互動關係上很早就建立起深厚的部落關係。也就是說，部落長者在還沒有進入到家托或日照中心之前，彼此就已熟識對方或對方的家族，也就是有部落家人的關係與感覺，讓部落化的長期照顧服務除了有所謂的專業照顧服務外，更多了一些部落家人的關係與互動。另外，我們常常把英語視為一種能力，也是一種專業。但是對於熟練在地文化語言的照顧人力，卻常常將他們／她們的語言能力視為一種非專業，反而常常侷限在照顧能力的專業，其實照顧本身是一種高度的人群互動，需要有共通的語言與文化習慣來建立起彼此之間的「照顧信賴關係」，在此基礎上延伸出的照顧服務才會被接受與認同。

肆、部落化長期照顧機構的緊箍咒

　　在整理分析相關研究資料[7]可以看出，在部落要發展所謂社區式長期照顧機構（特別是日照中心以及家庭托顧）大致會面臨到以下幾個困難與挑戰：

一、難以處理的土地合法性與建物安全性的問題

　　不論是否由部落在地組織來經營運作原鄉的日照中心或個人組織

---

[7] 這裡指的是作者曾經執行科技部補助專題研究計畫「由部落照顧部落：探討建置原住民地區日間照顧中心在地化模式」（MOST 105-2410-H-259-032-）以及「原住民族長期照顧的在地化鄉—部落是個「家」—探討原鄉部落需要什麼樣的家庭托顧」（MOST 106-2420-H-020-001-MY2）。

的家庭托顧服務，勢必會面臨到土地合法性與建築空間安全性的問題。原住民族在殖民歷史的發展下，一直處於被支配與被剝奪的弱勢地位，因此在部落生活的發展上，一直受限於主流社會所制定的相關政策與制度，例如過去原住民族族人透過祖先的智慧與生活周遭環境的材料建立起符合族群文化與在地環境的建築物，具有永續性及環保性的建築智慧，然而經過不斷遷移與現代材料的使用後形成現今的部落位址與建築風格。惟土地與建物的使用認定皆在國家的控制之下，而照顧空間的制度亦以主流社會的習慣與認知為主，在此種情形下便造成了原鄉地區在發展照顧服務的過程便受限於土地與建築的使用規範，就如同林嘉男（2018）在針對蘭嶼居家護理所面臨到的土地與建物問題一樣，國家針對土地與建物的管理，不僅忽略了原住民族地區所遭遇到殖民歷史的迫害，也同時排除了原住民族對於土地與居住建物的觀點與使用習慣，而且在土地與建物的使用目的與運用規則上相當繁雜並且難以理解，對於有心要在原鄉設置長照機構並推動長照服務而言，無疑是設置了不易跨越的門檻。此狀況不僅容易「勸退」有心到原鄉設置長照機構的民間團體，同時也排除了部落在地組織或在地人士的參與。根據 2017 年 6 月 3 日發布的《長期照顧服務機構設立許可及管理辦法》，家庭托顧是屬於社區式長照機構，其設立的標準已經將所謂的「家」變成類似「機構的家」，因此在空間與設施上都有規定，也造成在原鄉地區要推動所謂的家庭托顧也就必須符合更多的規範；在原鄉設立長照機構之建築物合法使用證明得依《護理人員法施行細則》第 7 條之說明建築師、執業土木工程科技師或結構工程科技師所出具的結構安全鑑定證明文件來取代。然而實際狀況因為開具證明是需要負責任的，專業人員是否願意為此背負可能的刑事責任，對家托員來說卻不是那麼的樂觀。因此，原鄉的家托照顧服務不是他們不想做，而是在照顧空間的限制下就排除了他們參與的機會與可能性

（石貿奇 Mo'e Yaiskana，2019）。而且，中央與地方的政策協調針對原鄉的土地、建物空間未能有一致性的規範與說明，致使申請人或申請單位（包括輔導單位）無所適從。

二、少了部落味道的「機構化」照顧空間

對於部落在地組織而言，可能也會面臨到搶空間與空間塑造成「家」的問題，原鄉地區能夠作為日照中心與文健站的閒置空間本來就不多，尤其是還要顧慮到土地問題以及安全問題的話，更是不易取得／找到適當的空間，也因此來自於不同經費支持的服務項目會有空間排擠的狀況；此外，要將原本閒置的公共空間打造成「家」的環境與感覺，對於部落組織而言更是難題，因為組織的自有經費本來就窘迫，且受限於公共空間的相關規範，其使用上亦有諸多的限制，也因此讓原鄉在地組織在經營日照中心的工作上花了很多的時間與心思在處理非直接照顧服務的議題。

此外，雖然部落長者是留在部落內的長照機構接受專業的照顧服務，受限於照顧服務的相關規定，部落長者只能留在「核定」的機構空間進行相關的照顧服務活動，但也因此在無形中阻隔了「社區式機構」與部落日常生活的互動，例如待在家托與日照中心的部落長者很難在照顧服務的時段去參與部落家人的殺豬活動、文化祭典活動、婚禮提親儀式、喪事祭儀等等，也就是說部落長者必須暫停照顧服務才能夠參與上述的部落活動，而不是在照顧服務的時間由家托員或照顧服務員帶著部落長者一起去參與。因此，社區式長照機構僅能在機構空間內塑造類似「家」的照顧服務，而不能讓社區式長照機構融合在部落日常生活內營造「部落是個家」具有實質文化溫度的照顧服務。

三、部落組織的脆弱性與照顧市場機制的競合

　　以過去及現有的照顧服務參與方式，部落在地組織很容易被排擠或邊緣化，因為部落在地組織長期以來不僅要面對部落內部的資源爭奪與政治紛爭，又必須面對照顧服務專業化與組織經營運作上的基本問題。因此，部落在地組織在面對長期照顧服務產業而言，真的是先天條件不足而後天營養不良，只能透過相關的政策與資源來培力並協助部落在地組織的參與及投入。例如部落民眾自身家庭的經濟狀況以及照顧工作薪資會是主要影響回鄉／留鄉的意願；然而對於在地組織而言，要投入原鄉照顧服務工作大多會面臨到自有資金缺乏的問題，特別是承辦政府單位的服務計畫，除了因受限政府補助作業及核銷的相關規定，在地組織很難穩定支付相關費用給工作人員之外，也因為經費主要來自於政府，所以在地組織在照顧服務的自主性也相對較低（官有垣，2006）。此外，當照顧服務變成一種勞動市場時，部落組織在「經營」照顧服務計畫上會面臨到更大的勞動人力競爭（人員流動）與照顧服務競爭的窘境。就如研究資料指出，由於大多數的部落民眾已經面臨到家庭經濟狀況不佳的問題，所以對於薪資能否足夠並穩定的支付，會成為他／她會不會投入參與部落照顧服務工作的重要影響因素。

　　部落民眾或部落組織要參與部落長照服務（不管是家托或日照中心）需符合社區式長期照顧機構的設置標準，這也代表在提供照顧服務之前，必須要拿出足夠的資金來改善空間以符合無障礙以及社區型長照機構設立的服務設施規定，將原本「家」的樣子，變成了不太像「家」的空間；更重要的是，為了符合服務空間的規定，原本就面臨經濟弱勢或經濟不穩定的部落民眾（家托員）或部落組織（社區發展協會），必須在一開始就先邁入借貸／欠債人生，在面對不確定的服務人

數與收入，造成家托員的「家」變成了負債累累的「家」。

　　目前在部落任何型態的照顧服務幾乎都需要透過管理績效的方式來呈現服務提供單位的用心與努力，而照顧市場機制也造成各單位會受到照顧服務量的多寡而影響其未來經營生存的可能性，亦有可能在現行的評估及服務委託機制而產生市場不公平的狀況，以及偏鄉照顧市場化不足的現象（官有垣、張震東、王篤強，2003；邱彥瑜，2020）。此外，為求部落組織生存與提升經營績效，原鄉亦會有不同照顧服務提供單位彼此競爭的狀況，也就是會有搶個案的問題，雖然說照顧服務的「無縫接軌」是一種理念與理想，但在現實狀況下很難達到此種境界。就如同研究資料指出部落民眾是需要不同等級與類型的照顧服務，例如文健站、家托、日照，或者是居家護理、居家安寧、居家／社區復能等，但因為在照專的評估與個案（跟家屬）意願的影響下，不同的服務提供單位確實會有彼此競爭的情形；此種照顧競爭的狀態與部落共同照顧的概念是有所衝突，而且也造成部落照顧單位之間偶有緊張關係。因此，原鄉地區的長期照顧服務的布建、資源整合與品質提升，實有賴於相關單位更多的投入與規劃（行政院研究發展考核委員會，2007）。

伍、「長」出自己部落文化照顧的樣子

　　根據研究結果的討論與發現，原鄉的家庭托顧／日照中心的設置與服務的推展，皆與在地的族群文化息息相關，特別是部落民眾看待部落關係與照顧概念，也就是部落長者並非一個獨立的照顧個體，他／她與部落的所有人與土地、環境都有關係，是一種部落生態系統中的一份子。因此家庭托顧與日照中心的服務規劃與推動，應同時考

量到部落長者在部落的生活脈絡以及互動關係，而非限縮機構內的長者僅是被照顧者，因為他／她們同時也是部落民眾，有權利也有義務參與部落生活事務不能因被照顧之需要將其排除在外，而這亦是部落化長期照顧機構在發展上必須扣緊在地文化生活習慣的重要概念。

　　如同文獻與研究發現所指出，對於要承接經營日間照顧中心或家庭托顧而言，部落組織的形成在先天上就有很多的限制與影響（例如照顧服務專業背景、組織財務的穩定性）（陳俐如、詹宜璋，2015）；即使如此，日照中心與家庭托顧仍為原鄉的失能長者及其家庭提供了重要的照顧支持與協助，讓部落的失能長者能夠留在原本熟悉的生活環境裡被照顧，而且減輕了家屬的照顧壓力，同時也提供了原鄉在地部落的照顧工作機會。然而，因為部落組織、日照中心工作人員以及家托員都與部落民眾之間具有「部落關係」的連結，而這樣多元重疊的「部落關係」形成了部落組織在運作上豐厚的社會資本（官有垣等，2003），因此大家彼此之間似乎可以「容忍」某種程度下的不合理，例如薪資不穩定與身兼數職的問題；此外，社區發展協會在地組織所具有「部落關係」，亦擴大日照中心原本既有的功能，因為日照中心工作人員本身就形成了一個具有「部落關係」的大家庭，對於部落民眾而言，在日照中心的工作人員亦是他們／她們的「家人」，所以將家中需要照顧的家人帶到日照中心，其實就是給「家人」照顧。特別是從大家彼此對話的尊稱，例如「kaka[8]」、「kama[9]」、「ina[10]」，其實這些稱呼都是帶有親屬關係的互動，也就是說當工作人員在稱呼服務對象或其家屬時都會帶著上述的稱謂，因為他們真的都是「家人」，而非僅是尊稱而已；原鄉家托服務亦是如此，因為彼此之間都熟識且了解

---

[8] 排灣語，指稱與自己同輩的兄、弟、姊、妹。
[9] 排灣語，指稱父親或跟父親同輩的叔叔、舅舅、姑丈、姨丈等等。
[10] 排灣語，指稱母親或跟母親同輩的阿姨、姑姑、舅媽、姑媽等等。

彼此之間的生活習慣，所以雙方彼此在討論服務方式與時間時，都能夠設身處地地為對方去思考，也就是說可以理解對方的期待與觀點，也因此會有服務調整的彈性空間。

　　社區式長期照顧機構發展至今，似乎讓這個部落化的「家」離真正有文化溫度的「家」愈來愈遠，反而離機構式的「家」愈來愈近，也就是現有的政策服務規範較著重「制度的家」，而相對較忽視部落化的「精神／心靈環境的家」。根據衛福部於 2018 年 7 月公布的「2025 衛生福利政策白皮書暨原住民族專章」有關原住民族長期照顧的內容，特別指出建立符合文化安全概念的原住民族長照體系，也就是部落化的長期照顧機構制度發展應該符合文化安全概念的觀點，強化並支持部落在地文化的照顧力量，並積極解決部落化長期照顧機構的緊箍咒，讓社區式長期照顧機構服務更貼近在地族群文化生活的型態，「長」出自己部落文化照顧的樣子。

參考文獻

Kui Kasirisir（許俊才）（2012）。〈以「隨意／不隨意」組織型態探究排灣族社會組織的變遷與發展〉，《臺灣原住民族研究季刊》，第 5 卷第 3 期，頁 19-39。

Kui Kasirisir（許俊才）（2020）。〈原鄉在地長期照顧服務人力之現況與困境：一個原鄉在地參與者的看見與體會〉，《社區發展季刊》，第 169 期，頁 193-202。

Kui Kasirisir（許俊才）、顏成仁、涂志雄（2012）。〈社區賦權的實踐與反思：以屏東排灣族部落為例〉，《臺灣社區工作與社區研究學刊》，第 2 卷第 1 期，頁 29-64。

Kui Kasirisir（許俊才）（2015）。〈原住民族偏鄉與「在地健康老化」的對話〉，《臺灣原住民族研究論叢》，第 17 期，頁 29-62。

Umin・Itei（日宏煜）（2015）。〈文化照顧在原住民族長期照顧上的重要性〉，《臺灣社會研究季刊》，第 101 期，頁 293-302。

Umin・Itei（日宏煜）、王增勇（2016）。《長期照顧服務法公布後原鄉照顧服務因應措施》。臺北：原住民族委員會。

方喜恩、宋聖君、鄧麗君（2015）。〈失紋的女人：一個泰雅部落照顧的民族誌〉，《臺灣社會研究季刊》，第 101 期，頁 275-291。

王增勇、楊佩榮（2017）。〈夾在國家政策與原住民族文化之間的原鄉居家服務〉，《中華心理衛生學刊》，第 30 卷第 1 期，頁 7-36。

石貿奇 Mo'e Yaiskana（2019）。〈家庭托顧長照服務在原鄉部落發展的優勢與困境——以南投縣為例〉，《東吳社會工作學報》，第 37 期，頁 143-157。

行政院研究發展考核委員會（2007）。《社會福利引進民間資源及競爭機制之研究（RDEC-RES-095-20）》。臺北。

吳雅雯（2015）。〈思考文化照顧的重要性：一位 Truku（太魯閣族）居家照顧員 Sula Pisaw 的照顧經驗分享〉，《臺灣社會研究季刊》，第 101 期，頁 259-274。

呂寶靜（2012）。〈臺灣日間照顧和居家服務之展望〉，發表於「臺灣因應高齡社會來臨政策研究研討會」。臺北：國立臺灣大學政策與法律研究中心。

呂寶靜、李佳儒、趙曉芳（2014）。〈臺灣老人日間照顧服務之初探：兩種服務模式之比較分析〉，《東吳社會工作學報》，第 27 期，頁 87-109。

李明政（2016）。〈原住民族社會生活發展與轉型正義〉，《臺灣原住民族研究學報》，第 6 卷第 1 期，頁 97-120。

官有垣（2006）。《臺灣與香港第三部門現況的比較研究：以福利服務類非營利組

織為探索對象（NSC94-2412-H-194-007-SSS）》。臺北：行政院國家科學委員會。

官有垣、張震東、王篤強（2003）。《第三部門的理論：非營利組織與政府、企業、非正式部門之間的互動關係（NSC 91-2412-H-194-009）》。臺北：行政院國家科學委員會。

怡戀　蘇米、許木柱（2016）。〈臺灣原住民族長期照顧之跨文化政策議題與省思〉，《護理雜誌》，第 63 卷第 3 期，頁 5-11。

林明禛（2013）。〈原鄉部落發展與照顧服務模式初探——以東部泰雅族為例〉，《臺灣原住民族研究季刊》，第 6 卷第 2 期，頁 189-213。

林萬億（2010）。《社會福利》。臺北：五南。

林嘉男（2018）。〈原住民族長照機構面臨的建物與土地問題根源〉，《臺灣社會研究季刊》，第 109 期，頁 215-232。

邱彥瑜（2020）。《長照公聽會檢討 B 單位資源分布不均、競爭激烈成隱憂》。2021 年 8 月 29 日，ĀnkěCare 創新照顧網頁（https://www.ankecare.com/2020/20688）。

阿布娪（2015）。〈自己的老人自己顧：原住民族的文化照顧—高雄達卡努瓦部落的 To'ona tamu（有老人在的地方／耆老智慧屋）〉，《臺灣社會研究季刊》，第 101 期，頁 247-257。

原住民族委員會（2020）。《110 年度推展原住民族長期照顧-文化健康站實施計畫》。臺北。

祝健芳、余依靜、黃千芬、陳綸（2020）。〈原住民族地區長期照顧資源配置與展望〉，《社區發展季刊》，第 169 期，頁 201-208。

高碧月（2002）。〈原鄉的呼喚-文化照顧的臨床應用〉，《安寧療護雜誌》，第 7 卷第 3 期，頁 234-238。

張竣傑（2016）。《尊重與融和——談原鄉部落文化與長輩照顧模式》。2021 年 8 月 10 日，一粒麥子雙月刊網頁（http://www.tch.org.tw/TchWeb/ArticleContent.aspx?UniqueID=3017&Category_D_ID=7）。

莊俐昕（2017a）。〈原住民族社會資本之研究〉，《社會政策與社會工作學刊》，第 21 卷第 1 期，頁 1-47。

莊俐昕（2017b）。〈原鄉部落社會資本與生活福祉關聯性之研究〉，《臺灣原住民族研究學報》，第 7 卷第 3 期，頁 59-95。

陳正益（2018）。〈原鄉部落社區式日間照顧服務推動之困境〉，載於黃源協、詹宜璋編著，《原住民族福利、福祉與部落治理》，頁 247-289。臺北：雙葉書廊。

陳秀容（1999）。〈族裔社群權利理論：Vernon Van Dyke 的理論建構〉，《政治科學論叢》，第 10 期，頁 131-169。

陳俐如、詹宜璋（2015）。〈在地組織參與南投原鄉地區「部落老人日間關懷站（部落文化健康站）」執行模式之探討〉，《臺灣原住民族研究季刊》，第 8 卷第 1 期，頁 43-76。

童春發（2001）。《臺灣原住民史：排灣族史篇》。南投：臺灣省文獻委員會。

黃炤愷、陳怡仔（2019）。〈泰雅族傳統與基督信仰交織下的日常照顧：臺中市和平區大安溪沿線的初探〉，《中華心理衛生學刊》，第 32 卷第 2 期，頁 183-208。

黃盈豪（2016）。〈從大安溪部落共同廚房的在地實踐反思文化照顧〉，《長期照護雜誌》，第 20 卷第 3 期，頁 213-228。

黃源協（2014）。《原住民族社會福利：問題分析與體系建構》。臺北：雙葉書廊。

衛生福利部（2021a）。《社會福利統計：長期照顧》。2021 年 8 月 3 日，衛生福利部網頁（https://dep.mohw.gov.tw/dos/lp-2966-113.html）。

衛生福利部（2021b）。《老人福利：長照服務提供單位》。2021 年 8 月 3 日，衛生福利部網頁（https://www.mohw.gov.tw/cp-190-224-1.html）。

蕭文高（2013）。〈南投縣日間照顧中心老人生活品質影響因素之研究〉，《社會政策與社會工作學刊》，第 17 卷第 1 期，頁 89-130。

謝政道（2007）。〈排灣族傳統社會結構之研究〉，《人文社會科學研究》，第 1 卷第 1 期，頁 123-143。

蘇麗瓊、黃雅鈴（2015）。〈老人福利政策再出發 - 推動在地老化政策〉，《社區發展季》，第 110 期，頁 5-13。

Atkin, K. (1996). "An Opportunity for Change: Voluntary Sector Provision in a Mixed Economy of Care," in W. I. U. Ahmad & K. Atkin (eds.), *Race and Community Care*, pp. 144-160. Buckingham: Open University Press.

Dodson, M. (1997). "Citizenship in Australia: an indigenous perspective", *Alternative Law Journal, 22*(2), 57-59.

Weaver, H. N. (1998). "Indigenous People in a Multicultural Society: Unique Issues for Human Services", *Social Work, 43*(3), 203-211.

第五章

原鄉部落長期照顧服務組織的資源連結*

王仕圖、陳柯玫

* 本研究為科技部計畫「推動原鄉長期照顧社區整體照顧服務體系之行動研究－以屏東縣泰武鄉為例」－「子計畫三：建構原鄉部落長期照顧服務組織的資源連結」（MOST 107-2420-H-020-003-MY2）之部分研究成果。本文內容修改自王仕圖、陳柯玫（2020）。〈靜宜人文社會學報〉，《建構原鄉部落長期照顧服務組織的資源連結：以屏東縣泰武鄉為例》，第 14 卷第 3 期，頁 1-26。

壹、前言

　　臺灣的人口結構已經步入高齡社會，而隨著人口結構老化之加遽，照顧的需求逐年增加，因為慢性病和功能障礙的盛行率快速上升的結果，失能人口必然增加，造成照顧需求的成長（衛生福利部，2016），而且因為失能的多樣化特性，也促使照顧型態朝向多元化發展，自1998年開始，政府開始投入資源，進行長期照顧試行性質計畫，而2007年行政院則核定「長期照顧十年計畫」，至2015年通過之《長照法》，自此將照顧政策進行法制化，也宣示政府對於長期照顧的執行決心（楊志良，2010；陳正芬，2011）。

　　為了落實《長照法》，2016年新政府上臺之後，著手推動長照2.0（衛生福利部，2016）。長照2.0以建立「發展永續公平的長期照顧服務體系」為宗旨，其強調之行動包含：一、建立永續、公平的長期照顧體系的基礎，並持續地加以促進；二、建立工作人力的能力，並支持照顧者；三、保障以人為中心的、整合式的長期照顧的品質（衛生福利部，2016）。在長照2.0的政策指導下，在原住民部落地區的長期照顧服務系統中，期許能夠透過在地化的服務提供，讓部落中有長照需求的長者，可以在他們自己習慣的生活環境中得到妥善的照顧。這樣的政策是否可以落實，必須仰賴長照組織提供完善與良好的照顧服務品質。

　　對於原住民部落地區在因應長照2.0的推動下，必須檢視當前原住民族的人口結構條件，根據政府的統計，截至2020年12月止，原住民人口數為578,847人，約佔總人口2.46%（行政院主計總處，2021）。而我國65歲以上的老年人口部分，2020年3月之老年人口數為366萬人，佔總人口的13.5%，而原住民族65歲以上的老年人口數為4.7萬人，佔原住民族人口的8.3%（行政院主計總處，2020）。在

照顧需求部分，衛福部（2016）以失能率 12.7% 進行長期照顧需求推估，則 2017 年全國長期照顧需求人數為 737,623 人，其中 55-64 歲失能原住民為 7,761 人[1]。若以人數統計來看，依據衛福部長照量能提升計畫（2015-2018），推估 2016 年原住民失能人數為 20,756 人，佔全國失能人數約 3%（衛生福利部，2016）。

　　從原鄉地區的長期照顧需求來看，其實長照服務的需求一直是存在的，只是政策制訂上，過去多半以漢人及都會地區的經驗為主，服務的模式未必適合原住民地區的文化特性。當政策制度缺乏對原住民的文化敏感度，長期照顧政策公共化的實施，也不一定能夠具體回應原住民族的需求，有時候因為文化的因素，甚至造成負面的影響，故長期照顧服務體系的執行，若未將原住民的集體文化福利權納入服務的思維中，可能只會將原住民族整體社群長期排除於社會制度與福利服務體系之外（宋聖君，2015）。而在原住民社會工作中，過去即有學者主張，其服務必須注意在不同文化的信念、靈性與風俗差異，而對於族群的歷史脈絡要能夠充分了解，同時也要能夠具備不同文化的溝通能力（Weaver, 1999）。因此文化照顧的觀念實為當前長期照顧服務要在原鄉落實之際，必須納入考量的重要元素，因為具備文化能力的照顧者，才能提供符合受服務者具備文化安全的健康照顧，而這樣的服務，必須能夠落實培力在地組織，發展服務工作項目或是以原鄉部落為主體的思考，進行照顧服務內容之提供，否則照顧體系或以再生產方式，由外來組織提供的服務，很容易流於形式，而讓原鄉照顧服

---

[1] 根據衛福部（2016）長期照顧十年計畫 2.0，其推估 2017 年至 2026 年長期照顧需求人數，並區分高推估與低推估二種方式。其中照顧需求之類別區分為 65 歲以上失能老人、未滿 50 歲失能身心障礙者、50-64 歲失能身心障礙者、55-64 歲失能原住民、50 歲以上失智症者、衰弱老人等六類。不管是高推估或低推估，失能原住民在各年之人數方面，2017 年需要長照服務人數為 7,761 人，2020 年為 8,505 人，2026 年為 8,769 人。

務成為福利殖民的工具（黃盈豪，2016）。

　　本研究從在地化照顧的理念，並由在地組織提供照顧服務的思維，為了實踐當前長期照顧服務納入原鄉文化照顧之理想，本研究以屏東縣泰武鄉為研究對象，透過該鄉在地化的組織，即屏東縣泰武鄉武潭社區發展協會、佳平社區發展協會等作為本研究的場域，泰武鄉的長期照顧據點成立於 2013 年，在過去的長期照顧計畫中的八項服務中，已經發展多項照顧服務，故其在提供長照服務上，符合本研究所強調的文化照顧、在地化組織提供服務的命題（武潭社區發展協會，2017）。透過本研究期許能夠對於原鄉部落的長期照顧服務模式，在組織層次的資源連結獲得更完整的資訊，也期許能夠建立服務組織在地化服務的特色。

　　本研究運用個案研究途徑，試圖以長照服務組織在原鄉部落推動長照 2.0 政策的歷程、組織運用相關服務資源、組織回應服務對象需求的策略等，作為本研究的主要目標。另外，當前長照 2.0 政策的推展處在一種滾動式修正階段，政府在執行政策過程中，將會因應所面對的突發性或不可預期性之問題，進行政策之修訂。原鄉投入長照服務的組織，有可能夾雜在政策的不確定性與在地文化之特殊性等，使得其在服務的歷程中，可能面對各種的障礙與困難，而組織如何連結相關組織的資源、並將適當的在地文化照顧服務或人力等進行服務整合，將是本研究的重要課題。

　　基於上述的研究背景與當前長照政策之發展，本研究目的區分主要目的和次要目的。在主要目的方面為：一、運用深度訪談、焦點團體等研究方法，建構原鄉部落長照組織之資源連結網絡。二、經由個案研究途徑，透過在地化組織的長期照顧服務經驗的觀察與資料蒐集，理解原鄉部落組織在提供長期照顧服務之特性。次要目的包括：一、探討當前原鄉部落相關長照組織的基本面貌。二、建構以原鄉部

落長照組織之在地文化照顧的模式，以提供未來原鄉長期照顧服務之相關建議。

貳、文獻探討

一、長期照顧與原住民長期照顧議題

　　1991 年聯合國通過「聯合國老人綱領」（United Nations Principles for Older People），該綱領有五項主題：獨立、參與、照顧、自我實現與尊嚴，該主張被視為當代發展老人福利的重要指標，也是國際老人福利所應追求的共同目標（黃源協、蕭文高，2016），若以老人作為長期照顧的主體進行思考，則長期照顧應以老人福祉為主，故長期照顧應兼顧人性化和個別化的照顧理念，因為長期照顧的需求是多元且連續的，服務的提供必須以個案為中心，提供合理且人性化的服務，才能營造出有品質的長期照顧。同樣地，服務提供應針對個案的需求，評估其實際需求，並考量個案的自主性及自決權，提供個別化的照顧服務（陳惠姿，2010）。

　　我國長期照顧服務已經發展一段時間，在政策制訂的歷程中，1990 年代開始，有關長期照顧的政策研究開啟了長期照顧之議題（呂寶靜，2012）。其後我國陸續推出相關之政策，如「社會福利政策綱領」（1994 年）、「加強老人安養服務方案」（1998-2007 年）、「照顧服務福利及產業發展方案」（2002-2007 年），其有再度修訂《老人福利法》（1997 年、2007 年），公布「社會福利政策綱領」（2004 年）、「臺灣健康社區六星計畫」（2005-2008 年）（陳正芬，2011；呂寶靜，2012）。其中部分政策在新的世紀來臨之際已經著手進行部會性質的整

合性照顧計畫，如「建構長期照護體系先導計畫」、「照顧服務福利及產業發展方案」、「六星計畫—社福醫療」及「大溫暖計畫—建置長期照顧十年計畫」（李孟芬，2013）。由上可見我國長期照顧服務，為了因應高齡化社會的來臨，已經進行長時間的規劃與執行。而照顧的理念也逐漸調整，如從選擇主義擴展到普遍主義、從機構式服務轉變為居家優先、體系建制也從地方分權走向中央統籌（陳正芬，2011）。

然而長期照顧服務的推展，經常受到質疑之處即未能因地制宜、將在地化的因素納入服務的思考，而在原鄉部落地區，長期照顧服務的提供，更需要重視原住民族文化與生活特性，才可能提供適性的服務。此外，龍紀萱（2011）也指出由於原鄉部落長期照顧服務，有許多面向需要克服與面對，如交通不便形成地理的障礙，此因山區地處偏遠，造成人員往返及物資的運送，都需要時間成本；而許多長照管理中心多位處市區，專管人員若要訪視原鄉部落的個案，十分耗時耗費。其次則是醫療資源缺乏、設備不足，如三十個山地鄉沒有一家醫院，不易提供連續性照顧服務。第三則是社會福利服務資源缺乏，原鄉部落地區的長照服務由於未達經濟規模，故造成服務的嚴重不足。根據李蔚貞（2008）研究指出，非原鄉部落地區的長照資源，平均每個人擁有 5.8 家服務單位；而原鄉部落地區平均每人只有 1.98 家服務單位。第四則是醫事及照顧人力不足或流動率太高，造成專業服務人力無法久任，加以人員培訓不易，勞動條件不佳等，造成服務短缺的困境。第五則在於家庭照顧者知識或技能不足，特別是許多照顧者仍然是老年配偶，其照顧知識的不足，難以提供良好的照顧品質。最後，經濟也是一項障礙，主因原住民的收入不高，很容易造他們因為無力自行支付部分的負擔，而造成開案率低的情形。因此，當前長照 2.0 在原鄉部落推展，面對提供服務的組織，如何強化他們的服務能量，將是政策能否在原鄉部落執行成功的重要因素。

二、原鄉部落在地化組織提供長照服務

　　有關在地化組織提供長照服務是政策規劃的重要目標（衛生福利部，2016），過去許多原鄉部落在地化組織也提供許多有關社會福利的服務，例如原民會推展「原住民長期照顧部落文化健康站實施計畫」，其結合部落宗教組織的人力、物力等資源辦理部落老人日間關懷站，尤其針對偏遠地區、福利資源缺乏且不易取得照顧服務之部落為優先補助對象，以提供原住民族老人預防性、關懷性及連續性之照顧服務。在 2009 年開始結合民間醫事團體及醫院之資源，參與部落關懷服務工作，從各部落老人日間關懷站出發，建構有利於原住民老人健康、安全及終身學習的友善環境，並整合政府、部落團體、醫事團體及原住民教會等力量，積極推動預防照顧服務，強化部落老人關懷服務，2015 年更名為「部落文化健康站」，2020 年建置 433 站，照顧 13,853 名老人（原住民委員會，2020）。部落文健站為原民會依法設立的公部門組織，只不過委託給民間 NPOs 來經營，而這些受委託的 NPOs，一部分固然是原鄉的部落組織，例如部落的社區發展協會、基金會、文史工作室、社會福利草根組織，但也有不少是非原鄉部落的 NPOs 。

　　由於原鄉部落多位處偏遠地區，能夠提供長照資源的能量有限，在現行的長照 2.0 的服務計畫中，規劃 ABC 級的服務模式，A 級為社區整合型服務中心，主要負責整合、協調及連結區域內長期照顧資源；而 B 級為複合型服務中心，主要提供社區復健、共餐服務、家庭照顧者支持服務、輔具資源服務、居家醫療、失智症照顧服務等；C 級為巷弄長照站，可以提供具近便性的照顧服務及喘息服務，同時延伸強化社區初級預防功能（衛生福利部，2016）。由於 ABC 級的服務模式將涉及到組織之間的合作與資源連結，因此在地化組織提供長照

服務過程中，各級系統之間的互動與合作成效，以及組織本身的服務量能，將可能成為當前長照 2.0 政策如何落實於原鄉部落的關鍵。

三、組織的資源連結

在組織間的合作關係上，依據本研究的關係結構來看，政府建立一套長照服務運作的政策措施，並由民間部門進行服務的供給。然而組織之間合作的結構關係是立基在正式化的合作，或者是非正式的關係，較能夠有效提供服務資源，此將取決於組織之間的連帶關係的強弱（Granovetter, 1973）。此外，合作所建立起來的關係結構，並非如傳統組織理性觀點所主張，認為合作是為了效率、為了清楚與共同的目標、或是手段與目標的一致性，真正的組織之間的合作，主要是要因應制度環境的變遷，確保組織的合法性（the legitimacy of the organization）（Wenzel, 2017）。基於此一論述的基礎，組織為了達成其目標，必然會降低環境的不確定性，以確保組織在資源取得上的保障，故組織會與其他組織形成連結的關係，以協助組織擁有資源與能力，以因應環境不確定性之限制（Gulati & Gargiulo, 1999）。

從在地化組織在因應制度環境的議題上，可以從制度論的論述作為基礎，制度理論主要在於論述掌握現代社會高制度化的特性，其所形成的制度環境包含政府的政策、立法、組織所在的文化條件等，這些制度環境對於組織的結構、運作與存活等都會有重大的影響。所以組織為了存續必然會找尋符合制度環境的相關元素，其中最具影響者即為合法性，因為組織主要在尋找合法性，以便於獲得充分的資源、訊息與支持（王仕圖，1999）。除了因應制度環境的議題，組織在面對制度變遷也會產生同質化（isomorphism）的現象，同質化是一種限制個別組織行動的過程，它使得群體中的某一個單位必須與其他面

對相同環境條件的單位有近似的反應（Hawley, 1968）。而 Hannan 和 Freeman（1977）主張同質化的結果可能來自於組織群體中，被選擇的組織形式並非最完美的形式，或來自於組織決策者會彼此學習適當的反應方式並據以調整他們的行動。而制度性同質化變遷的過程中，可辨認出三個機制，每一個機制都有它特有的條件：（一）由政治影響力與合法性的問題所引發的強制性同質化；（二）由對不確定環境所發展出之標準反應，導致的模擬性同質化；（三）與專業化同時出現的規範性同質化。

　　組織之間協調合作的關係內涵，劉麗雯（2004：29-32）從相關文獻整理出合作關係，包含組織之間的資源交換、決策制定、心理依賴、價值與功能、與互動關係的品質等五個層面。組織之間的協調合作被視為是一個資源交換過程，並透過交換資源以達到彼此的目標。而在決策制定層面上，組織之間合作本身就是一個決策過程，以決定任務分擔與彼此調適，並制定或使用既有且彼此認可的決策法則。有關心理依賴層面上，協調合作可建立成員之間的連結關係，促使成員之間的理解力、包容性與極大化合作度。在價值與功能層面上，就是賦予組織協調合作意涵，避免在服務輸送過程產生殘缺、斷層，以及重複性等問題，以建立一個整合的服務輸送體系。最後有關互動關係品質層面，在一個完整的協調合作系統，一起工作的組織成員之間互相了解、分享目標，產生為共同任務而奮鬥的能力品質。王仕圖（2013）探討社區關懷據點的資源連結過程中，即發現組織本身的資源必須仰賴內部成員對外的關係形成資源網絡，故在資源交換的位置位處依賴者。

　　組織的資源連結不外乎為了降低組織所面對環境不確定性，若組織是位處資訊的真空狀態，組織的決策者必須對外尋求資源，才能協助完成決策目標。而組織的資源連結也是獲取服務創新與新知的管

道，不同組織之間的學習，可以得到最新的服務策略與技術。另一方面，組織的資源連結其實是立基在交換關係，此一關係未必平等，因此資源較豐富且專業技術較佳的組織，往往比其他組織更常成為合作的對象，此有可能可以擴張其組織的權力網絡。最後資源的連結可以形成一個整合社區資源的功能結構，除了可以提升服務品質外，也可以促進各類型服務系統之間相互聯繫、協調、交換資訊與資源，並建立互助支援的網絡（陸宛蘋，2003）。

本研究從組織的層次為基礎，探究泰武原鄉部落的長照組織，其提供老年人口照顧服務過程中，組織如何因應偏鄉地區資源條件不足之情況下，提供品質良好的照顧服務。而且當前的長照 2.0 政策剛上路，面對政策的不確定性，組織必須找尋符合在地需求的資源，此亦需仰賴在地化組織進行資源的連結，故服務過程中，在地化的組織怎麼建立完善的服務支持資源與連結體系，將是本研究相當重要的探索方向。

參、研究方法

一、研究方法說明

本研究的主要目的在於探究原鄉部落的在地化長照組織的運作，以及提供服務過程中，相關資源的連結策略與模式。在地化長照組織之探訪，主要在於回應在地原鄉老年人口的文化生活，而在地化組織可以較清楚本身族群文化與思考模式，因此更能夠透過組織的集體行動，實踐當前長照計畫 2.0 的服務。本研究採取深度訪談與焦點團體訪談方式進行相關研究資料的蒐集，以提供組織層級的基礎資料。

本研究以屏東縣泰武鄉所提供的長照組織為主要研究對象，從組織的角度，在滿足服務個案的需求為前提下，組織必須提供適當的資源，然而資源管理者在環境的變化與限制下，需要鑲嵌在一個組織內部與外部的結構脈絡之中，此將可能影響組織的選擇與行動（Baum & Dutton, 1996）。訪談對象將採取立意性取樣方式，對於受訪者的挑選，乃根據研究問題及資訊豐富等原則決定取樣的方式，而不是運用隨機抽樣來找尋最具代表性的樣本（潘淑滿，2003）。在選取訪談對象上，採取理論性抽樣，理論性抽樣是立意抽樣的一種，其背後的邏輯是研究者根據理論建構（theoretical constructs）之潛在表徵及代表性，從事件、生活片段、時間週期或人物中抽選，所抽選出的研究對象便成了研究現象或實體的代表（吳芝儀，2000）。故本研究在與在地化長照組織進行初步的互動與討論後，經過初步的確認，就其投入長照服務的歷程、發展與運作等，進行相關之深度訪談工作。

二、研究場域與研究對象

泰武鄉內轄有泰武、佳興、平和、武潭、佳平、萬安等六村（泰武鄉公所，2017）。由於部落人口分散、地區遼闊、人口老化嚴重、交通不便，而青壯人口為了謀求家庭生計及子女就學，大部分遷移外地，無法就近與立即性照顧家中年老長輩，致使原有家庭照顧支持系統出現缺口（泰武鄉公所，2017）。本研究場域為屏東縣泰武鄉執行長期照顧服務之組織，2017 年屏東縣泰武鄉承接政府委託長期照顧計畫的 B 級和 C 級服務，其中 B 級服務由泰武鄉武潭社區發展協會承接，而 C 級服務則分別由泰武鄉武潭社區發展協會和佳平社區發展協會承接。2018-19 年期間，泰武鄉在承接政府長照委託計畫上，由於政府在 ABC 分級服務的考量上，希望提升地方在長照服務個案管理的能力，

因此將武潭社區發展協會的服務提升為 A 級，而在 C 級部分，則由文健站加以轉型為 C 級功能。因此過去泰武鄉的部落與社區，已經發展出文健站等支持性服務，然而部落中的失能者照顧仍然需要政府或民間組織投入更多資源的部分，故因應長照 2.0 的執行，本研究從服務組織層面去探究在地化組織提供服務的特性。

在研究對象部分，本研究聚焦在提供長照服務的組織，探討組織在推展失能照顧服務的量能，因此研究參與者之訪談規劃上，分別採個別深訪談與焦點團體訪談方式。在個別訪談部分，主要以組織主要決策者、提供長者服務之照顧人員，以及了解組織本身運作的重要人員，以探究在地組織本身在提供服務上，應該具備哪些能力與資源。在焦點團體訪談部分，為了拓展在地組織服務的知識與資源，邀請提供服務組織的相關人員參與焦點團體訪談，參與者將以組織的服務人員為主要對象，以了解組織運作上的資源連結關係。

本研究在取得科技部補助之後，將研究計畫送成功大學人類研究倫理審查並通過審查在案（成大倫審會（簡）字第 107-052-2 號）。同時獲行政院原民會認定不適用《人體研究計畫諮詢取得原住民族同意與約定商業利益及其應用辦法》之回覆函文。另外，本研究在資料蒐集過程中，經受訪者同意後，也請其簽署知情同意書，以保障受訪者之權益。

本研究共計訪談屏東縣政府長期照護管理中心、社區發展協會承辦長期照顧服務相關據點與文健站等相關照顧服務組織人員，相關工作人員包含照顧人員、個管人員、社工員以及社區組織的重要決策人員等，相關訪談對象如表 5-1、表 5-2 所示。

表 5-1　個別訪談名單

代號	訪談日期	單位名稱	受訪對象／職位
A1-1	2018.08.07	佳平社區發展協會 佳平 C 站	照顧服務員
A1-2	2018.08.15	佳平社區發展協會 文化健康站	照顧服務員
A2-1	2018.08.09 2019.11.27	武潭社區發展協會 日照中心	社工員
A2-2	2019.04.12	武潭社區發展協會	理事長
A3-1	2018.08.13	泰武社區發展協會 吾拉魯滋 C 站	照顧服務員
A3-2	2019.11.22	泰武社區發展協會	照顧服務員
A4-1	2018.09.27	屏東縣政府長期照護管理中心 泰武長照分站	照管專員
A5-1	2019.04.29	平和社區發展協會	總幹事

表 5-2　焦點團體座談名單

代號	日期	單位名稱	受訪對象／職位
B1-1		武潭社區發展協會 泰武社區整體照顧體系 A 站	個案管理員
B1-2		武潭社區發展協會 泰武社區整體照顧體系 A 站	個案管理員
B1-3	2018.10.08	武潭社區發展協會 文化健康站	照顧服務員
B1-4		武潭社區發展協會 文化健康站	照顧服務員
B1-5		武潭社區發展協會 文化健康站	照顧服務員

代號	日期	單位名稱	受訪對象／職位
B2-1		武潭社區發展協會 泰武社區整體照顧體系 A 站	個案管理員
B2-2	2019.04.30	武潭社區發展協會 泰武社區整體照顧體系 A 站	個案管理員
B2-3		武潭社區發展協會 日間照顧中心	社工員
B2-4		佳平文健站	照顧服務員

肆、研究發現

一、研究組織的基本特性

　　本研究泰武鄉地區的長照服務單位，從 2018 年長照 2.0 的運作模式來看，主要包含一個 A 級社區整合型服務中心和二個 C 級巷弄長照站。從運作組織來看，三個單位都是社區型非營利組織，就組織服務的型態來看，執行 A 級社區整合型服務中心的社區發展協會，除了承接 A 級單位之外，也承接日間照顧中心和文健站的服務任務。根據受訪者的分享，社區發展協會的運作跟一般社團法人的運作模式是一樣的。

　　　　社區發展協會的會員每年就是要繳會費，每一戶有限定名額，我們社區發展協會就是一定要有會員，才有被選的資格，像理事長、總幹事以及常務監事、理事會，都是從這個會員裡面出來的，我們上面就是理事長、理事、常務監事、總幹事，底下目前就是出納會計，然後有部落巡守隊、守望

相助隊，還有一個是文健站。我們協會這邊在運作的就是文健站、日間照顧中心，那目前還有一個社區整體照顧服務體系的 A，我們目前是 A 單位，還有媽媽教室也有在動，組織以前有志工隊。……現在會員大概有一百多個人，我們是以戶數為主，戶數將近兩百，有些獨立戶已經獨立，可是戶籍還在原來本家，理監事現在 15 個理事、5 個監事。（A2-1 訪談）

另外，兩個承接 C 站的組織也是社區發展協會，其中一個佳平社區發展協會除了承接 C 站服務之外，同時也承接文健站的服務，由於是兩種服務模式共同使用一個空間，故有時會採取混合式的共同服務，而該社區發展協會的理事長與總幹事分別擔任民意代表與公職之工作，另一位督導協助 C 站和文健站服務，而該督導也是鄉公所的職員，主要由督導協助並與理事長、總幹事溝通。而另一個 C 站的承接單位是泰武社區發展協會，由於該社區另外有一個文健站隸屬不同的組織承接，加以社區發展協會過去在長照服務領域的投入不多，故對 C 站的運作有較多需要克服問題之處。

2019 年之後，由於政府將原住民地區的 C 站功能由文健站執行，這樣的轉型結果，泰武鄉六個行政村里，其中泰武、武潭、佳平和平和四個社區的文健站，即轉化成為具備 C 站的服務模式。而由於文健站的人力配置部分，政府以一比十的方式進行照顧服務員的人力補助，這對於社區組織而言，是能夠吸引他們投入服務的重要誘因。此外，泰武鄉另外兩個社區，萬安社區和佳興社區，原本以社區關懷據點形式提供服務，2019 年也轉型為文健站。

泰武鄉的長照服務系統建置，在 2019 年完成一個以鄉為單位的整體長期照顧服務體系，即建置 A 級社區整合型服務中心，由武潭社

區發展協會承接；B 級複合型服務中心，也是由武潭社區發展協會承接，其提供之服務包含日間照顧中心、社區復健服務、交通接送等；而 C 級巷弄長照站部分，除了泰武村吾拉魯滋文健站由財團法人介惠社會福利慈善基金會經營之外，其他村里均由社區發展協會運作。另外，文健站也提供老人預防性功能，以發揮延緩長者失能的作用，這樣的機制在泰武鄉已經完成布建的據點，如屏東縣政府長照管理中心的照專所言：

> 社區預防照顧就有點像文化健康站跟老人關懷據點，其實我們每一村都有了，我們六個村有四個村就是文健站，那文健站就是禮拜一到禮拜五都有開站，但只有兩個村有據點，一個禮拜只開兩天。（A4-1 訪談）

二、長照服務組織之能量

2018 年主要推動長照服務的組織都是社區發展協會，但是他們所擁有的資源與條件不太一樣，位處武潭社區的社區發展協會，由於地理位置適中，所以在相關長照服務的提供方面，可以兼顧到交通接送的服務距離。此外該協會的領導層級之量能有助於協會向外爭取相關資源，故該協會從文健站的推動，接續承接日間照顧中心，以及 2018 年開始執行 A 級單位的服務，主要的能量來源在於協會領導層級具備規劃服務的企劃能力，社區發展協會早期由鄉民代表和國小老師擔任理事長和總幹事，他們邀集部落青年投入社區事務，其參與之主要成員包括國小主任、大學教師和具備高等教育的社區工作者，這些成員都是在部落長大的人，他們願意運用自己的時間和心力共同討論社區的未來需求與發展，同時運用其個人社會網絡引進部落社會資源；其

次在引進第一線照顧人員的過程中，人力資源的養成也在逐年的累積
服務能量。因此有助於社區發展協會承攬多元化長期照顧服務之相關
業務。

> 當時我們想得很好，就說我們將來的 A 管也能夠提供復健跟
> 評估所有鄉內的需要被長照者、或者提供一些預防失能失智
> 的課程，我想這個是我們希望能做到這些事情。主要我們長
> 照的考量是做什麼？其實我們是在建構我們自己的部落照顧
> 自己的老人，其實是我們在做這樣的事情。不但可以照顧自
> 己的老人，也可以提供在地就業，我想這個是我們為什麼要
> 做這些事情，當時一直到現在我們的考量還是以這個為主。
> （A2-2 訪談）

　　佳平 C 站的承接服務單位組織也是社區發展協會，該協會過去也
執行文健站的服務，在實地服務的提供上，目前同時提供文健站與 C
站服務，運作上兩者在同一空間環境接受服務。而在提供服務的內容
與規劃，主要以第一線照顧服務人力為主，課程設計與相關資源之連
結，也是以照顧服務為主。社區發展協會的領導者對相關長照服務議
題，介入的程度相對於武潭社區發展協會而言，比較屬於中等程度。
而 2019 年 C 級巷弄關懷站轉型之後，佳平社區的長照服務完全由文健
站提供服務。

　　吾拉魯滋 C 站的地點為八八風災重建的部落，原為泰武村部落，
由於舊泰武部落因風災遷村到目前的位址。吾拉魯滋也設置文健站的
服務，但承接單位為社會福利慈善基金會，於 2013 年開始提供服務。
而吾拉魯滋 C 站的執行單位為泰武社區發展協會，該協會的會員主要
以社區成員，而過去協會未有投入有關長期照顧服務的經驗，因此 C

站的開設服務，對照顧服務員而言，必須重新盤點社區的福利需求，因此在運作能量上，為目前泰武鄉長照服務系統中，能量較為薄弱的一環。

> 協會的話他們也不懂，組織理事他們不會像武潭社區，是由他們協會去承接，從他們的理事到底下的所有人員，對這個是熟悉的，可是我們部落的，除了理事長，真的沒有人來關心，我們協會裡面其實承接很多計畫，像是社區營造，還有跟咖啡產業的結合，對於 C 站也是到我去核銷需要印章的時候，總幹事才知道，原來我們社區有接這個，從頭到尾最清楚的應該只有理事長，他們比較少聚集開會，然後有講到 C 站這一塊，他們對這個比較陌生。（A3-1 訪談）

三、長照資源系統

2018 年泰武鄉執行長照服務的模式上，武潭社區發展協會同時承接長照 A 級單位、日間照顧中心和文健站，就照顧資源系統的完整而言，武潭社區除了能夠服務社區內的長者外，可以將服務的觸角延伸到整個鄉的長照服務，因此其資源的豐富性也是最充足者。如受訪者 A2-1 表示：「協會資源很多，我們是屬於比較富裕型的協會，硬體設備應該不缺乏，課程資源是足夠的，也不用花錢，只要人出來」。

佳平社區發展協會在長照服務系統中，C 站以服務失能者為對象，而文健站則以健康或亞健康長者為主，由於是兩項服務共同提供，服務對象混合服務供給，社區組織比較不會將兩項服務區分開來，即使照顧人力也是共同執行服務活動。然而吾拉魯滋部落 C 站的提供單位雖然也是單一社區組織，但是基於該社區組織僅提供一項服

務，能夠運用的人力僅有一位照顧服務人力，相對上，在泰武鄉的長照服務系統中，吾拉魯滋的長照服務系統比較需要仰賴其他社區組織的支援與協助。

2019 年泰武鄉長照服務組織在政府政策引導之下，原來的一 A 二 C 的服務模式，因為 C 站功能轉由文健站提供服務，因此，泰武鄉全鄉六個村里全部完成文健站的布建，具備提供預防延緩失能之功能。

在泰武鄉目前的長照系統部分，就服務供給來看，除了吾拉魯滋文健站是由外部進駐的基金會，幾乎全部泰武鄉的長照服務都是由社區型組織提供。這樣的服務特色，對於長者的照顧優勢，主要在於提供福利服務者，大多與長者有所認識，溝通比較沒有障礙，能夠實踐具備文化照顧的精神。

四、資源連結之樣態

有關資源連結的部分，各個長照服務單位會依據他們個別服務的對象，連結合適的資源項目；同時，也會依照個別單位的需求，進行資源的合作與連結。一般而言，公部門的資源是泰武鄉的長照服務單位合作的重要對象，其中包含縣政府社會處所提供之預防延緩失能方案，教育處所提供的樂齡活動；此外，在地的鄉公所、衛生所、派出所等都是長照服務單位經常進行合作與資源連結的重要對象。再者，合作密度較低者為當地的中小學，主要是針對老幼共學的課程安排。

> 社會處延緩失能的課程，那他這一部分是一個月安排四次，
> 等於每個禮拜一次，那他在這一塊的話我們基本上第一天就
> 已經處理掉了，……我們還有一部分的資源，是教育處那個
> 部分，是我們樂齡的課程。（B1-5 訪談）

> 我們的體適能活動也是跟衛生所結合，其實衛生所常需要一
> 些推廣活動的，那個我們都會一起幫忙、一起做。我覺得課
> 程會有固定，會固定跟衛生所的來上課，就請他們來上課。
> （A5-1 訪談）

　　有關民間部門或是社會福利團體的資源連結，泰武鄉社區組織之間的服務人力彼此的資訊交流相當綿密，因此許多的資源是透過服務人員之間的資訊提供而取得，例如照顧服務員或是社工員在得知照顧長者有生活上的困境時，多數受訪者都表達他們會連結「炭火愛心平臺」，該平臺為募集物資的功能，再透過服務人員申請，以達到幫助弱勢長者的功能。再者，這樣的連結關係也會透過社區組織服務人員彼此的資訊分享，讓一些較為資淺的服務工作人員，從中獲得所需要的物資資源。

> 像我們物資協助也是一個資源，有一個平臺，「炭火愛心平
> 臺」，它是在大寮，其實我們泰武鄉很多據點都知道這個地
> 方，……主要都是物資為主，他會主動詢問我們需不需要他
> 可以提供給我們的，或者是我們今天有一些長輩家裡需要用
> 到尿布的，其實我們大部分主要就是吃的比較多，去拿的物
> 資比較多，至於尿布就是我們長照的個案比較多。（A1-1 訪
> 談）

> 我們要買一些東西像日用品、教材的話，我們都可以用自己
> 日照的費用，比較大量的就是紙尿褲用得很兇，我們連結屏
> 慈聯，之前是炭火愛心平臺，主要比較大的是這個。（A2-1
> 訪談）

物資就是那個炭火，這個炭火的平臺也是由佳平的 C 站跟我
分享，那時候母親節，我想讓他們類似禮物可以拿回去，因
為經費有限，想說有這個物資可不可以當成禮物給他們，剛
好我把問題丟出去的時候，C 站就跟我說，他們文健站有去
炭火愛心平臺拿過物資。（A3-1 訪談）

　　泰武鄉的長照服務單位在與一般性商業組織或單位的合作方面，
由於長者在照顧服務過程，有關醫療相關的服務需求較高，而在地社
區中仍有一些醫療診所，因此尋求這些診所的協助便成為重要的合作
對象。受訪者表示：「還好我們旁邊有診所、就在我們旁邊，所以他是
隨時可以支援我們的，我想這個部分就補足了我們的這個醫療的部分」
（A2-2 訪談）。

　　其他的服務資源部分，主要是透過服務供給者本身的資源網絡，
例如為長者義剪，受訪者 B1-3 表示：「我們還有義剪，那個也是我的
同學，我就跟他說我們老人家沒有錢去剪頭髮，可不可以來這裡做愛
心啊？他說我本來就是有這個心，原本是我們這邊開始，結果現在變
成每一村都要找他」。此外，部分社區也會有眼鏡公司進駐協助，特別
是針對長者配戴老花眼鏡方面，佳平社區的受訪者 A1-2 表示：「我們
還有一個高雄的眼鏡公司，他會來幫老人家看眼睛，然後配眼鏡，有
老花的、有近視的，他也有照顧到小朋友，這次他是擴展到弱勢家庭
跟國小，平常都是針對老人」。

　　從泰武鄉長照資源結構的樣態來看，政府部門能夠提供的在於課
程方面的師資費用的支持；地方公部門單位比較能夠提供相關課程的
支持性人力，但仍以在地公部門相關單位的業務範疇為主，如福利資
訊、防詐騙或是公共衛生相關議題等。民間部門則是以提供長者實物
救助為主，透過在地照顧服務人員的連結，以補充弱勢長者的物資不

足，其中也包含在接受照顧過程中所需之物資。而一般商業部門的資源比較仰賴照顧服務人員的引進，以補充長者生活面的服務為主。

伍、結論

　　依據研究蒐集的資訊，泰武鄉長照服務之提供，在服務個案之來源方面，仍然必須仰賴屏東縣長期照護管理中心進行評估，接續將個案轉介到 A 級單位，故 A 級單位的服務以涵蓋全鄉具備長照需求之長者為主。其次，日間照顧中心以服務失能、失智長者為主要服務。而 C 站服務對象以亞健康之長者，提供健康促進與延緩失能的服務，並提供共餐與送餐服務。而文健站所提供的服務以健康長者為主，提供健康促進與延緩失能的服務，也提供共餐與送餐服務。

　　就長期照顧服務體系的規劃來看，泰武鄉長期照顧服務的發展與政府在推動長期照顧服務政策相符合，即初期以提供失能照顧服務之日間照顧中心，搭配部分社區從事 C 站服務；接著，因應政府在地老化的政策思維，將原本具備 B 級服務單位提升到 A 級服務功能，同時也賦予個案管理與開發之任務。最後，隨著政府在滾動式修正的過程中，弱化原住民社區中 C 站的角色，將文健站提升為 C 站功能，並將過去鄉內的社區關懷據點轉型為文健站，故到 2019 年，全鄉各個社區已經完成文健站的建置。

　　就服務的內容來看，泰武鄉的長照服務提供項目主要包含日間照顧、居家復健、交通接送、餐飲服務、失智症照顧服務、社區預防性照顧服務、預防失智與失能服務。而其他項目則必須仰賴屏東縣相關長照服務組織提供服務，例如居家服務、家庭托顧、輔具服務、無障礙環境改善、居家護理、喘息服務、家庭照顧者支持服務、出院準備

服務、居家營養、行動藥師等。其中有關臨托服務和喘息服務雖然屬於 C 站服務的項目，但是目前泰武鄉 C 站的運作經驗上，都沒遇到申請服務者，此項服務未能落實之因，可能在於服務必須收費的限制，以及原鄉部落的照顧文化特性，造成使用成效不佳。

在資源連結部分，本研究從公部門、民間部門與其他進行探究，在公部門方面的資源，主要以支援長照相關服務的課程支持為主，例如社政單位提供有關預防延緩失能的課程補助，教育單位提供樂齡課程與老幼共學等，而衛生單位則以公共衛生相關保健知能為主。其次，在地的公部門單位也是長照服務系統重要的合作對象，不管是公所、衛生所、派出所或是學校等，都是各個長照服務據點的合作夥伴。在民間部門部分，其發揮了補充性功能，特別是在一些弱勢家庭部分，透過照顧組織或是人員連結，可以幫助這類長者在使用一些長照耗材上得到支持。而在商業組織部分，以支持生活面的資源為主，例如本研究所敘述之義剪或是配戴老花眼鏡等，主要都是在協助受照顧者的生活面為主要的支持資源。

整體而言，由於泰武鄉的長期照顧服務系統大多數由社區型組織提供，不管從基礎的長照服務的文健站或是進行整合服務的 A 站，社區組織都扮演非常重要的服務提供者的角色，該項服務的模式主要受到政策影響所造成的強制性的制度同質化結果（Hannan & Freeman, 1977）。此發展特色的優勢在於透過制度性學習可以快速地複製長照服務模式；其次經由服務人員所形成的服務網絡，可以將服務的經驗經由模擬性同質化，建立彼此雷同的服務內容與資源連結的轉介。

但由於當前的長照服務模式，許多的服務項目還是需要透過屏東縣政府長照管理中心評估，服務的提供者必須仰賴與屏東縣政府長照管理中心簽約的單位進行服務。這些提供服務的長照單位或是醫療院所，其提供服務的人員，不一定是具備原住民身分的照顧服務人員。

因此，如果要落實到文化照顧的理想，則泰武鄉的長照服務系統，其建制上還得再思考有關文化照顧的實踐議題。

參考文獻

王仕圖（1999）。〈「公設民營」的迷思：非營利組織理論觀點的反省〉，《社區發展季刊》，第 85 期，頁 156-165。

王仕圖（2013）。〈非營利組織在社區照顧服務的協調合作：以社區照顧關懷據點為例〉，《臺大社工學刊》，第 27 期，頁 185-228。

行政院主計總處（2021）。《中華民國統計資訊網》。2021 年 7 月 27 日，中華民國統計資訊網網站（https://www.dgbas.gov.tw/np.asp?ctNode=6281）。

行政院主計總處（2020）。《國情統計通報第 72 號》。2020 年 12 月 10 日（https://www.stat.gov.tw/public/Data/0421160424J9NIEKQ.pdf）。

宋聖君（2015）。〈理解照顧的文化多樣性──原住民長期照顧服務實踐〉，《臺灣社會研究季刊》，第 101 期，頁 237-239。

李孟芬（2013）。〈長期照護理念；現況與未來發展〉，載於李孟芬、石泱、曾薔霓、邱泯科、曾煥裕、趙曉芳、王潔媛、陳柏宗等著，《長期照顧概論—社會政策與福利服務取向》，頁 1-32。臺北：洪葉。

李蔚貞（2008）。〈原住民與非原住民失能者長期照護服務使用情形之比較〉。臺北：臺灣大學。

呂寶靜（2012）。《老人福利服務》。臺北：五南。

吳芝儀（2000）。〈建構論及其在教育研究上的應用〉，載於中正大學教育學研究所主編，《質的研究方法》，頁 183-220。高雄：麗文文化。

武潭社區發展協會（2017）。〈原鄉「泰」美麗、照顧一起來〉。屏東：武潭社區發展協會。

泰武鄉公所（2017）。《本鄉介紹 - 地理環境》。2017 年 7 月 25 日，泰武鄉公所網站（http://www.pthg.gov.tw/towntto/cp.aspx?n=1C36A154524E85F9）。

原住民族委員會（2020）。《110 年度推展原住民長期照顧部落文化健康站實施計畫》。2020 年 12 月 10 日，原住民族委員會網站（https://www.cip.gov.tw/portal/docDetail.html?CID=7661900BAFAAA37D&DID=2D9680BFECBE80B6297AB54D6E1581FA）。

陳正芬（2011）。〈我國長期照顧政策之規劃與發展〉，《社區發展季刊》，第 133 期，頁 192-203。

陳惠姿（2010）。《長期照護實務》。臺北：永大。

黃盈豪（2016）。〈從大安溪部落共同廚房的在地實踐反思文化照顧〉，《長期照護雜誌》，第 20 卷第 3 期，頁 213-228。

黃源協、蕭文高（2016）。《社會政策與社會立法》。臺北：雙葉書廊。

陸宛蘋（2003）。〈認識非營利組織及其社會資源〉，載於行政院青輔會編，《2002
　　非營利組織培力指南》，頁 159-164。臺北：行政院青輔會。

楊志良（2010）。〈我國長期照護現況與展望〉，《研考雙月刊》，第 34 卷第 3 期，
　　頁 86-91。

衛生福利部（2016）。《長期照顧十年計畫 2.0》。臺北：衛生福利部。

潘淑滿（2003）。《質性研究：理論與應用》，臺北：心理出版社。

劉麗雯（2004）。《非營利組織：協調合作的社會福利服務》。臺北：雙葉書廊。

龍紀萱（2011）。〈原住民長期照護服務模式之探討〉，《社區發展季刊》，第 136
　　期，頁 264-277。

Baum, J. A. C. & Dutton, J. E. (1996). "The embeddedness of strategy", in Shrivastava,
　　Paul et. al., (eds.), *Advances in strategic management*, Vol. 13. CT: Jal. pp. 1-15.

Granovetter, M. S. (1973). "The strength of weak ties", *American Journal of Sociology,
　　78*, 1360-1380.

Gulati, R. & Gargiulo, M. (1999). "Where do interorganizational networks come
　　from?", *American Journal of Sociology, 104*(5), 1439-1493.

Hannan, M. T., & Freeman, J. (1977). "The population ecology of organizations",
　　American Journal of Sociology, 82, 929-964.

Hawley, A. (1968). "Human ecology," in D. L. Sills (ed.), *International encyclopedia of
　　the social sciences*, pp. 328-37. New York: Macmillan.

Weaver, H. N. (1999). "Indigenous people and the social work profession: Defining
　　culturally competent services", *Social Work, 44*(3), 217-225.

Wenzel, B. (2017). "Organizing coordination for an ecosystem approach to marine
　　research and management advice: The case of ICES", *Marine Policy, 82*, 138-146.

第六章

原鄉地區長期照顧服務組織之社會網絡——以文化健康站為例*

陳柯玟、王仕圖

* 本研究為科技部計畫「推動原鄉長期照顧社區整體照顧服務體系之行動研究——以屏東縣泰武鄉為例」－「子計畫三：建構原鄉部落長期照顧服務組織的資源連結」（MOST 107-2420-H-020-003-MY2）之部分研究成果。

壹、前言

　　社會網絡分析（social network analysis）是跨學科的研究方法，Borgatti 和 Borgatti（2011）曾使用谷歌學術搜尋引擎（Google Scholar）針對社會網絡關鍵詞進行線上檢索，發現在 1970 年至 2010 年期間有大量文獻的篇名使用了社會網絡一詞，出版數量隨時間呈指數成長，足見社會網絡研究受歡迎的程度，尤其在物理學、流行病學以及生物學等學科的成長速度相當快（Hâncean, 2013）。近年，動物行為學與認知神經科學領域也應用社會網絡分析工具，了解動物在社會網絡中的社會聯繫如何影響動物行為，以及社會聯繫對社會凝聚力的影響情形（Brent, 2015; Wey & Blumstein, 2010）。不僅如此，社會網絡研究涵蓋數學、政治學、社會學、國際關係、地理學等學科，涉及的主題相當多元（Hâncean, 2013）。

　　社會網絡分析之所以重要，是因為社會網絡強調組織在網絡結構中的位置（position）。在個體層次上，網絡理論假設行動者在網絡中的位置某個程度會決定他或她所面對的限制或機會，因此行動者在網絡中的位置可以幫助我們預測行動者的表現、行為或信念。在群體層次上，在一群行動者身上發生的事件和彼此之間聯繫結構的運作有關，舉例來說，一個球隊雖然由許多有運動天分的球員所組成，但他們必須有良好的合作才能充分使用這些才能（Borgatti, Everett, & Johnson, 2018）。

　　對組織而言，網絡內各個組織所處的位置不同（如核心、邊陲或中介），其在網絡關係中的功能也有差異，甚至組織掌握的資源也會受到身處位置所影響（王光旭，2015）。此外，社會網絡提供組織資源取得的重要媒介，組織網絡則有助於提升組織的績效，彼此需要結盟或合作才能為服務對象提供持續性服務（Gaeta, Ghinoi, Silvestri, &

Trasciani, 2021; Johansen & LeRoux, 2013）。由此可見，基於社會網絡的觀點來分析組織之間的關係有其優勢。國內外不乏組織間網絡關係的研究（Gaeta et al., 2021; Li & Yayavaram, 2021），然而，在非營利組織或非政府組織的應用較少，組織間網絡關係之研究尚有待探討的議題。本研究試圖從社會網絡的視角，以屏東縣泰武鄉文健站為研究場域，分析原鄉部落長照組織社會網絡關係性質與樣貌。

　　原鄉部落位處偏遠，長照資源有限，故由原鄉部落之在地化組織來提供長照服務係相當重要的政策規劃。因應長照 2.0 政策之推動，在原住民族地區與都會原住民族聚落布建文健站，以提供族人一個符合原住民族特性的照顧服務環境。由於文健站之服務涉及組織之間資源連結與合作，因此有必要了解文健站彼此之間連結的形式與互動關係。尤其，組織之間的網絡關係會影響組織獲取資源的機會、資源和資訊的傳遞以及資源分配。基於此，本研究分析原鄉地區文健站之社會網絡關係，以了解組織之間的網絡結構型態、互動情形以及在網絡結構中的影響力。本文使用的網絡類型分成資訊網絡、資源網絡、互動網絡以及互助網絡等四類，網絡分析面向則從組織網絡結構型態和組織在網絡結構之影響力著手。最後，總結研究發現並據此提出相關建議。

貳、文獻探討

一、社會網絡分析之意義

　　社會網絡分析將社會結構（social structure）視為一種人際互動網絡，網絡中的節點（node）代表個別或一群的行動者（actor），行動者

可以是個人、組織、國家或是一個團體。節點與節點之間的連結或線段（line）構成了行動者之間的關係（Wasserman & Faust, 1994）。在社會網絡中，同一群行動者不一定構成相同的網絡類型，例如：情感支持網絡與建議諮詢網絡結構可能有很大的差異。因此，社會網絡分析不僅解釋網絡結構發生的現象，也說明行動者之間關係的改變（Knoke & Yang, 2008）。

社會網絡分析藉由數學或視覺的方式探索網絡中點與線所構成的模式，以評估這些模式對個人或組織的影響，其中，個人或組織即為連接彼此間交叉線所構成之網絡成員（Scott, 2012b）。一群行動者／節點就構成一組社會網絡，彼此互動的關係可能是單一或多重的，甚至彼此間沒有關係的存在；也可能是緊密或是疏離之互動關係（Hanneman & Riddle, 2005）。因此，社會網絡結構的兩個重要元素為行動者以及行動者彼此之間的「關係」（relation），而此關係又具備關係形式（relation form）和關係內涵（relation content）兩種特質。前者涉及行動者之間連結強度（含密度、強度、頻率）和共同活動參與的程度，後者為關係連結構成之各種實質的型態（substantive type）[1]（Knoke & Kuklinski, 1982）。

除了上述對社會網絡關係的理解，還有幾個重要概念需要留意。首先，行動者與其他行動者彼此之間為相互依存的（非獨立關係）；其次，行動者彼此之間的關係或聯繫是資源（包含物質與非物質）轉移或流動（flow）的渠道；第三，就個體的網絡模式而言，網絡結構環境對個體行動提供了機會或限制；最後，在網絡模式中，結

---

[1] 關係內涵形成的網絡關係型態包括交易關係（transaction relation）、溝通關係（communication relation）、邊界滲透關係（boundary penetration relation）、工具性關係（instrument relation）、情感性關係（sentiment relation）、權威／權力關係（authority／power relation）以及親屬／血緣關係（kinship／descent relation）（Knoke & Kuklinski, 1982）。

構（如社會、經濟、政治等）是行動者彼此之間「持久的」關係模式（Wasserman & Faust, 1994, p. 3）。

　　簡單來說，社會網絡是由「點」和「線」所形成之「關係」，三者構成了社會網絡之基礎。網絡係由一群互有鏈接的節點所組成，分成無向（undirected）和有向（directed）、正向或負向、對稱或不對稱之網絡關係，這些關係的集合決定了行動者在系統中相對的社會位置（Hafner-Burton & Montgomery, 2006; Himelboim, 2017）。舉例來說，小林與小陳互相認識，彼此互有連結，但屬於沒有方向性的；相對地，如果在小林和小陳的關係中，小林經常幫助小陳，小陳卻很少提供協助，那麼兩人關係是有方向性的，且為單向、不對稱的連結。由此所繪製出的網絡圖稱為社群圖（socio-grams），在社群圖中的關係若是有方向性的，會以箭頭來表示（Hanneman & Riddle, 2005）。以小林和小陳的關係為例，假使小陳也經常幫助小林，那麼兩者關係就會用雙箭頭表示，代表兩人關係具有互惠性（reciprocated）。其中，關係強度會因為關係的頻率、持續時間、強度以及互惠品質（reciprocal quality）而有所差異（Hafner-Burton & Montgomery, 2006）。

二、社會網絡之分析內涵

　　一般而言，社會網絡研究文獻包含兩種分析取向：社會計量（sociometric）和自我中心（egocentric）的網絡分析取向。社會計量分析取向將群體中人與人之間的關係進行量化，該取向受到 20 世紀中旬德國社會學家 Georg Simmel 社會互動理論所影響，之後應用到其他類型的網絡，例如班級、村莊的居民或國家之間的貿易等（Himelboim, 2017）。自我中心的網絡分析取向則關注節點和圍繞在節點周圍的關係，也就是個體與其周遭其他行動者之間的連結或關係（Himelboim,

2017）。因此，個體本身是網絡分析的焦點。一個網絡擁有的節點和自我（ego）的數量一樣多，自我可以是個人、群體、組織、甚至整個社會。藉由檢視每一個個體的自我網絡，可以了解個體之間在認知、特性及行為上的差異；或者，對整個人口群自我網絡社會人口資料之觀察，有助於從微視觀點去獲得關於該群體在差異性（differentiation）與凝聚力（cohesion）的訊息（Hanneman & Riddle, 2005）。

　　無論是社會計量或自我中心的分析取向，均在描述由不同行動者與關係所型塑的網絡結構，找出網絡結構的特質與社會關係模式。基於網絡的連結與關係，使得整個網絡結構產生不同的互動密度、關係樣態、親疏情況、權力地位與影響力、相對位置（核心、邊陲或中介位置）等特質，以下針對網絡結構之關係性質進行初探，作為本研究後續分析之基礎。

（一）組織之網絡結構型態

1. 網絡密度（network density）

　　網絡密度係指網絡中組織成員之間實際關係或互動數量與所有可能的關係或互動數量之比例（陳世榮，2013），除了測量一個網絡圖形中每個節點之間整體關聯程度，也可用來檢視網絡密度中訊息在各個節點（node）傳播的速度（陳世榮，2013；Scott, 2012a）。整體而言，網絡密度有助於了解一個關係網絡的親疏或緊密程度。

2. 小團體／派系（sub-group ／ clique）

　　在大型的社會網絡結構中，由各種小型的次級結構（sub-structure）所組成，例如小團體（sub-group）或派系（clique），它們是人與人之間的認同感和歸屬感的重要來源（Scott, 2012a），因此，小團體內的成

員彼此之間有緊密的互動與高度凝聚力，但與小團體外部的成員在互動上較為疏離（王占璽，2015）。

3. 互惠性（reciprocity）

互惠性係指個人與網絡之間、個人與個別網絡成員之間的關係（Walker, Wasserman, & Wellman, 1994），具體而言，若每一位行動者都與其他行動者產生聯繫，那麼行動者之間的關係是具有互惠性的。個人之間的互惠關行也象徵著一種社會的屬性（social attributes），如合作、信任、意見交換以及權力平衡（Himelboim, 2017）。因此，互惠性可作為衡量社會結構平衡或穩定度的指標，當社會網絡出現互惠連結的關係時，意味著該網絡有較平等或穩定的網絡結構。不過值得注意的是，儘管一個網絡結構有互惠關係的存在，也不等於具有高度的凝聚力（Rao & Bandyopadhyay, 1987）。

4. 群聚度（clustering coefficient）

群聚度又稱集群係數，與中心度的測量不同，屬於總體密度指標，強調自我中心網絡（egocentric networks）。當一個行動者的朋友彼此認識，該行動者會獲得較高的集群係數；相反地，若周遭朋友彼此不認識，則獲得較低的集群係數（Hansen, Shneiderman, Smith, & Himelboim, 2020）。因此，群聚度衡量的是某行動者相鄰行動者之間相互連結的程度，舉例來說，假如某文健站周邊的組織彼此之間相互認識或有連結，那麼該文健站就有較高的群聚度。

（二）組織在網絡結構之影響力

網絡中心性（network centrality）可用來了解組織在網絡中的影響力及其權力地位，辨識組織在網絡中是處於核心、邊陲或中介位

置，進一步分析組織的功能角色和資源掌握的能力（王光旭，2015）。
網絡中心性又以網絡集中化指標（centralization index）、程度中心性
（degree centrality）以及中介中心性（betweenness centrality）作為衡量
指標，程度中心性屬於集體指標，其餘兩者為個體指標。

1. 網絡集中化指標（centralization index）

網絡集中化程度係指整體網絡關係依賴或集中在少數行動者的程
度（檢測權力分布情形），亦即由少數行動者掌握著整體網絡的影響
力。因此，若該網絡的集中化程度愈高，表示其整體的網絡關係由少
數組織成員所掌握，這群少數組織成員在關係結構中可以發揮較大的
影響力（Freeman, 1979）。換言之，當網絡集中化程度越高，代表該
網絡中有一個行動者位居核心位置，其他行動者則位於中心系統的外
圍，也因而集中化程度反映出個別行動者在網絡中所擁有資源或權力
不均的情況（Wasserman & Faust, 1994）。

2. 程度中心性（degree centrality）

程度中心性用以測量行動者在網絡中與其他行動者互動／連結的
數量，與其他行動者連結的數量愈多，表示該行動者在網絡中愈活
躍（王占璽，2015；王光旭，2015）。程度中心性有利於找出網絡結
構中的中心人物／行動者，由於該核心行動者與其他行動者有較多的
聯繫，故在網絡中佔有較佳的位置；在資源取得方面，核心行動者擁
有較多的連結亦意謂著有較多的機會和選擇可以從其他行動者獲取資
源，較不需要依賴特定行動者，擁有更多的權力（Hanneman & Riddle,
2005）。

一般而言，程度中心性包含兩種中心性的測量：內向程度中心
性（in-degree centrality）和外向程度中心性（out-degree centrality），

前者衡量行動者在網絡中被依賴或受歡迎的程度（王光旭，2015），涉及資訊的接收。因此，獲得較多連結的行動者擁有較高的聲望，在社會網絡中具有一定程度的重要性。後者則是「連結的來源」（source of ties），測量行動者主動積極與他人互動的程度，外向程度中心性較高的行動者被視為具有影響力的人，表示該行動者能與更多行動者進行交換，並讓更多行動者了解他的想法。然而，外向程度中心性亦測量行動者在網絡中依賴其他行動者之程度。當行動者對外連結的程度愈高，對網絡中其他行動者的依賴度也愈高（Freeman, 1979; Hanneman & Riddle, 2005）。

3. 中介中心性（betweenness centrality）

中介中心性用來衡量行動者位於網絡中其他成對行動者間最短路徑之程度或頻率（Freeman, 1977; Himelboim, 2017），當愈多人必須依賴某個行動者才能與他人連結時，中介中心性的數值就會愈高，而該行動者便處於中介橋樑的位置，擁有控制兩個不相鄰行動者之間互動之權力（Himelboim, 2017; Wasserman & Faust, 1994）。與程度中心性不同，若行動者擁有高度的中介中心性數值，即代表行動者在網絡中扮演資訊中間人（broker）或守門人（gatekeeper）角色；若行動者的程度中心性愈高，則愈可能面臨資訊充分掌握或資訊超載的情況（Alhajj & Rokne, 2018）。換言之，行動者位居中介位置不等於掌握了整個網絡資訊傳遞與接收的權力，非網絡中唯一的中介行動者，只能說比其他行動者位於相對方便、快速（最短路徑）的位置，讓網絡資訊或資源能有效率地流通。

由此可知，中介中心性可以測量組織是否具備中介的特質，分析該組織在其他組織之間位居中介橋樑的能力，進一步測量其在網絡中控制資訊或資源的程度。中介中心性數值愈高，表示該組織居於重

要的橋樑位置，掌握了兩個組織間在資訊或資源的流通（王占璽，2015；王光旭，2015）。

三、組織間之網絡研究

組織藉由社會與經濟關係和其他組織產生連結，而每一個組織本身就可以構成一個社會網絡，組織研究的範疇可以是貿易協會會員或董事會成員，也可以是供應商關係、資源流動或受僱者之間的關係等（Gulati, Dialdin, & Wang, 2002）。組織研究所關注的主題大致可分成三類，首先是網絡結構的形成以及組織成果如何受到網絡結構效應所影響，其次是網絡過程的動態發展，第三是關注不同組織構形（organizational configurations）及其如何對網絡效應（例如擴散）造成影響，或者是網絡效應如何影響組織構形（organizational configurations）（Groenewegen & Ferguson, 2017）。

和組織有關的社會網絡研究包含組織內與組織間的社會網絡，兩者處理層次不同。組織內的網絡（intraorganizational networks）關心一個組織的員工、單位或部門之間的關係模式，組織間的網絡（interorganizational networks）也是一種社會網絡，但處理重心在於經濟體系中組織之間的關係形式（Sözen, Basim, & Hazir, 2014）。組織間的社會網絡是一群互相連結的組織所組成，其間的網絡可以是組織之間正式與非正式關係的總和。基本上，組織間網絡被視為由垂直整合正式組織構成之社會系統，這些正式組織涉及複雜的互動以及物質與非物質資源（如資訊或知識）之間的交換（Raab, 2018）。

組織間社會網絡的研究始於 1960 年代，組織之間的網絡關係與形成的原因、條件以及模式成為組織間社會網絡研究的基礎，甚至進一步探究組織間的網絡模式對整體組織績效的影響力（Fombrun, 1982;

Oliver, 1990）。相關研究發現，組織想要與其他組織建立網絡關係的原因很多，例如當資源匱乏且無法從外部環境取得的時候（Oliver, 1990）、與其他組織交換資訊或與其他組織結盟獲取資源，以因應環境的不確定或限制（Gulati & Gargiulo, 1999; Sözen et al., 2014）、降低因為組織轉型所造成的風險以及建立外部的正當性（external legitimacy）（Baum & Oliver, 1991）。

　　社會網絡與組織績效（organizational performance）之間的關聯性在管理與組織行為相關研究中受到關注，例如從組織之間的依賴與互賴關係檢視組織的績效。藉由對組織網絡的分析，有助於提升組織績效，並且協助組織在市場中找到較佳的結構位置（Hâncean, 2013）。網絡特徵（network characteristics）對組織的影響也是社會網絡研究的重要一環，例如關注在地組織的關係形式、特定聯繫的關係型態，像是凝聚力或橋接關係、強連結（strong ties）或弱連結（weak ties）。因此，我們可以從整體網絡的中心性、關係的結構配置以及合作夥伴的樣貌（如合作夥伴的地位）等面向檢視組織網絡，而這些面向會進一步影響組織的表現或績效（Gulati et al., 2002）。

　　近年組織間的網絡研究在政治學、社會學、經濟學、管理學、地理學等學科中有大幅的成長，研究主題涉及網絡治理（network governance）、創新管理（innovation management）、創新能力（innovation capability）、網絡有效性（network effectiveness）以及合作治理（collaborative governance）等（Han & Kang, 2021; Li & Yayavaram, 2021; Phelps, 2010; Provan & Milward, 1995; Zhao, Han, Yang, & Li, 2021）。以政治科學領域為例，Berardo 和 Scholz（2010）分析 1999 年和 2001 年美國 10 個河口附近組織之間的治理過程（1999 年有 194 個組織，2001 年有 125 個組織），檢視組織在面臨制度性集體行動困境（institutional collective action dilemmas）時，政策行動者

如何選擇合作夥伴，以獲得更高的收益。研究結果呼應了風險假設：合作夥伴的選擇取決困境本身的特質，換言之，組織合作的風險高或低會影響合作夥伴的選擇策略與類型。當合作風險較低時，行動者傾向建立集中化的橋接結構（centralized bridging structure），透過橋接關係（bridging relationships）尋求受歡迎的合作夥伴，確保資訊取得的極大化；相反地，當合作風險提高（如關係變節）時，行動者傾向尋求互惠的連結關係（reciprocal bonding relationships），確保組織之間的信任度。由此可見，信任關係並非是組織選擇夥伴的直接影響因素，反而合作風險高低對於夥伴關係的建立與選擇有較深遠的影響。

合作夥伴的特徵、選擇與關係一直是組織間網絡研究之焦點，組織績效相當程度受到網絡中合作夥伴的多樣性、夥伴對資源提供的豐富性、以及與夥伴關係聯繫的品質對資源流動的促進等因素所影響（Gulati, Lavie, & Madhavan, 2011）。除了了解組織如何尋求適當的夥伴與在網絡中的社會關係，檢視網絡有效性及其影響因素也是組織間網絡研究的重要主題。對網絡有效性的影響因素進行探究，能促進組織間網絡的功能有良好的運作。網絡有效性廣泛定義為由合作網絡所產生的效果（effects）或益處（benefits），如提高合法性、獲取資源以及降低成本等（Turrini, Cristofoli, Frosini, & Nasi, 2010）。一般來說，網絡有效性可由網絡密度與程度中心性的測量所獲得（Provan& Milward, 1995）。

Han 和 Kang（2021）針對 37 項國際發展方案進行網絡有效性分析，這些方案均在 2010 年至 2017 年期間由南韓非政府組織所執行，受訪對象為方案經理人。該研究整理了五項影響網絡有效性的原因，包含網絡整合度（network integration）、合作品質（quality of collaboration）、資源豐富度（resource munificence）、網絡管理能力（network management capacity）以及在地能力（local capacity），並以

五項影響因素作為理論分析架構。研究結果發現，合作品質和在地能力具有關鍵性的影響。首先，合作品質和資源共享意願、信任關係的建立有關，即使方案經理人缺乏經驗，只要願意共享資源、與其他夥伴建立信任關係，則有助於提升網絡有效性。另一個重要影響因素是在地能力，在地能力是指擁有豐富資源、經驗與技能，且值得信任之在地夥伴。方案經理人高度依賴在地資源，故方案經理人若能在服務區域找到合適的在地夥伴，則有助於服務方案的執行與目標的達成。

　　在非營利組織的網絡研究中，同樣發現夥伴關係的本質會影響社會服務輸送網絡的有效性，並進而影響組織目標的達成。根據 Chen 與 Graddy（2010）在 26 個洛杉磯兒童與家庭服務組織的研究發現，政府機關與非營利組織在契約委託制度下，驅使非營利組織尋求夥伴關係的動機主要建立在兩個基礎上：政府機關對社會服務方案的要求以及組織的合法性。當政府機關對社會服務方案要求的複雜度增加或非營利組織需要提高自身合法性時，便會驅使組織與其他組織建立夥伴關係，以滿足這兩個動機。但是，方案要求與組織合法性這兩個動機對於組織目標達成的影響並不同，當夥伴關係的建立是基於對方案要求的滿足時，組織即能從夥伴關係獲得資源，促進公共服務的輸送，並且提升組織之間的合作關係。相對地，當夥伴關係的建立是為了提升組織合法性時，便會對組織學習或發展產生正向的影響。此外，若組織因彼此有共同願景而選擇的合作夥伴，則有助於提升服務輸送網絡的有效性；相反地，若是因為合作夥伴的選擇少而非得選擇時，那麼網絡的有效性就會降低。

　　在資源有限與服務需求日益增加的情況下，非營利組織面臨了資源與需求相互排擠的困境，使得組織間的網絡治理產生改變，組織間網絡關係的建立就成為因應環境不確定性的策略之一（Bouek, 2017; Gaeta et al., 2021），而網絡形成之原因也受到國家治理的轉型與資助歷

史脈絡的差異所影響（Lee & Liu, 2012）。Gaeta與其同僚（2021）針對義大利那不勒斯城市（Naples）的西班牙區（Quartieri Spagnoli）進行質量混合的網絡研究，檢視當地第三部門組織間的網絡如何形成及和組織層次有關的驅動因素有哪些。研究結果指出，為了因應公共資源的減少，第三部門組織發展出異質性的網絡關係，包含了非正式與正式的網絡型態，前者如資訊的交換，後者網絡較具結構化，像是資源共享或基於方案所建構的網絡均屬此類。而資金來源與組織結構的差異性會影響組織間網絡的形成，若資金來源、組織特徵或專業知識均相仿，便會降低組織合作的機會，成為競爭對手。

　　國內有關組織間社會網絡分析方法的研究對象多半以企業或醫療組織為主，研究主題如半導體產業的網絡治理與關係結構（林季誼、熊瑞梅，2018；翁順裕，2011）、醫療組織的合作網絡特質與關係樣貌及其影響因素（林財丁、熊瑞梅、紀金山，2005）等。然而，在國內第三部門組織間研究之應用並不多，有研究參考社會網絡邊界設定方式，探討非營利組織與政府單位資源網絡的關係（王仕圖，2004）。其餘研究則是基於社會網絡觀點進行分析，主要以網絡關係、型態與結構、特徵以及合作治理為研究的焦點（王光旭，2012；吳明儒、周宇翔，2017；陳定銘、潘蓉慧，2013）。以社區時間銀行的網絡分析為例，吳明儒與周宇翔（2017）分析八個社區時間銀行的網絡關係與結構，除了更深透了解社區時間銀行的社會網絡樣貌，亦進一步評估社區方案服務介入的成效。

參、研究方法

一、研究對象

本文研究對象為泰武鄉所有文健站，在 2019 年完成資料蒐集工作，共計 6 個文健站，其中 5 個文健站的執行單位為社區發展協會，屬社區型組織，另 1 個文健站則由鄉外進駐的財團法人所承接。表 6-1 為文健站與受訪代表之基本資料。這 6 個文健站成立年數[2]至 2021 年止，最長是 13 年，最短是 2 年，平均成立時間為 5.3 年，標準差是 4.4 年。除了 2 個文健站成立時間超過 8 年，其餘文健站成立年數均少於 4 年，整體組織結構相對年輕。每個文健站均邀請 1 位機構成員擔任受訪者，有 2 位受訪者是執行單位（社區發展協會）之幹部，有 3 位為文健站照顧服務員，1 位是社工員。受訪者平均年齡 53.2 歲，教育程度均在高中以上。受訪者工作年資差異較大，平均工作年資為 7.8 年。

表 6-1　文健站與受訪代表一覽表

文健站代號	受訪代表	性別	年齡（歲）	教育程度	工作年資（年）
Z1	照顧服務員	女	56	大學	9
Z2	照顧服務員	女	56	高中	1
Z3	理事長	女	51	大學	10
Z4	照顧服務員	女	49	高中	9
Z5	總幹事	女	50	大學	13
Z6	社工員	女	57	大學	5

註：工作年資包含在執行單位之工作年資。

---

[2] 為避免提供可辨識研究單位的相關資訊，故不列出各個文健站的成立時間。

此外，本研究通過成功大學人類研究倫理審查（成大倫審會（簡）字第 107-052-2 號），並經行政院原民會認定不適用《人體研究計畫諮詢取得原住民族同意與約定商業利益及其應用辦法》。對此，本研究資料的蒐集嚴守研究倫理規範與保密規定，取得研究對象簽署之知情同意書才進行調查。

二、分析方法

本研究運用社會網絡分析方法檢視泰武鄉文健站之網絡關係，社會網絡分成五種類型，包括：個案資源網絡、人力資源網絡、資訊網絡、互動網絡以及互助網絡，每個類型對應之問卷題目依序為：「是否曾將個案轉給該單位」、「該單位是否提供長照相關專業人力訓練及貴單位有派人參與」、「單位之間是否有長照資訊的往來」、「一般而言，貴單位較常聯絡的是哪些單位」、「單位之間是否有人力上的相互支援」。

坊間已發展出可將行動者與行動者之間的網絡關係進行量化與視覺化之分析軟體，如 UCINET、Pajek、NetMiner，而本研究使用 UCINET 來進行網絡數據的分析。組織網絡的基本結構型態和組織在網絡結構之影響力是本研究中的分析焦點，前者分析指標包括網絡密度、小團體、互惠性以及群聚性，後者分析指標為網絡集中化指標、程度中心性以及中介中心性，共計 7 項指標，各項指標的內涵在前述文獻探討中有進一步的說明。

肆、研究發現

　　有關泰武鄉文健站社會網絡之關係性質，可分成兩大面向：一、組織之網絡結構型態；二、組織在網絡結構之影響力。每一面向均檢視四種網絡的類型，包含資訊網絡、資源網絡、互動網絡以及互助網絡，藉此了解泰武鄉長照組織社會網絡之樣貌。

一、組織之網絡結構型態

　　組織網絡的基本結構型態從網絡密度（network density）、小團體／派系分析（sub-group ／ clique）、互惠性（reciprocity）、群聚度（clustering coefficient）等集體指標進行分析，研究結果詳見表 6-2。

表 6-2　組織網絡的基本結構型態

	個案資源網絡	人力資源網絡	資訊網絡	互動網絡	互助網絡
網絡密度	0.50	0.27	0.47	0.73	0.60
小團體	1	1	2	1	1
互惠性	0.67	0.14	0.40	0.57	0.29
群聚度	0.80	0.23	0.69	0.78	0.63

（一）網絡密度

　　本文以網絡密度（network density）作為測量指標，用以衡量組織間的互動程度。網絡密度愈大，表示組織互動頻率愈多，彼此間交換的資源和訊息也愈多。根據表 6-2 可知，五項網絡類型的密度依序為互動網絡（0.73）、互助網絡（0.60）、個案資源網絡（0.50）、資訊網

絡（0.47）以及人力資源網絡（0.27），密度的數值愈大，代表該網絡
中組織成員的緊密程度愈高。圖 6-1 為五種網絡類型之網絡圖，清楚
呈現各種類型網絡的結構型態與親疏情形。結果顯示，互動網絡和互
助網絡之密度最高，也就是說，泰武鄉文健站在互動與互助行為相當
頻繁，平均每個文健站有 4 個經常互動的對象，且有 3 至 4 個文健站
彼此間可以提供人力上的支援。再者，個案資源網絡和資訊網絡的密
度中等，平均而言，每個文健站有 3 個轉介個案及長照資訊往來之對
象。而人力資源網絡的密度最低，顯示出整個網絡關係結構在長照相
關專業人力訓練與參與的互動頻率較低。

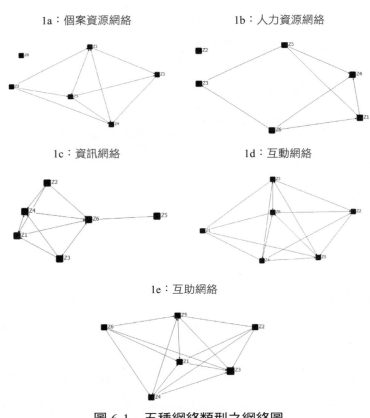

圖 6-1　五種網絡類型之網絡圖

（二）小團體／派系

本研究使用雙成分（bi-component）檢視一個整體關係網絡中是否存在著內部凝聚力強、但彼此之間關係疏離的小團體及其數量。雙成分分析有助於找出網絡中關鍵的行動者，該行動者可能將網絡切割成若干個小團體／區塊（block）（王占璽，2015；陳世榮，2013）。在這五種網絡類型中，僅資訊網絡分成兩個區塊，其餘四種網絡類型均無分化成不同小團體。資訊網絡關係形成兩個資訊相互不聯繫的小團體，Z6 是切割點（cut-point），兩個區塊均包含 Z6，區塊 1 由 Z5 和 Z6 組成，區塊 2 則含括了 Z1、Z2、Z3、Z4、Z6（如圖 6-2 所示）。由此可知，Z6 擔任了橋接角色，在單位之間長照資訊流通中扮演關鍵的行動者。如果沒有 Z6，那麼 Z5 就會在資訊網絡中遭到孤立。

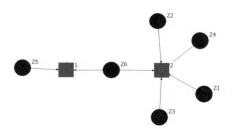

圖 6-2　資訊網絡之雙成分分析

（三）互惠性

表 6-2 呈現五項網絡類型之互惠比例，衡量有互惠連結對偶數量佔所有連結對偶數量之比例，即有連結關係的互惠程度。互惠程度的排序為個案資源網絡（0.67）、互動網絡（0.57）、資訊網絡（0.40）、互助網絡（0.29）、人力資源網絡（0.14）。此結果顯示，泰武鄉文健站在個案轉介與平日聯繫互動方面具有互惠關係，也代表這兩個網絡結構的關係較為平等，組織之間有良好的雙向關係。

（四）群聚度

本研究使用集群係數來測量群聚度，檢視行動者（指所有連接自我的行動者）地方鄰域（local neighborhood）之情形。在排除自我後，進一步計算行動者之鄰域密度，最後再計算將所有行動者的鄰域密度平均值，該數值代表整體網絡之集群係數（overall graph clustering coefficient）（Scott, 2012a）。根據表 6-2，除了人力資源網絡（0.23）有較低的群聚度之外，其餘四項網絡類型均有較高的集群係數，其中，個案資源網絡（0.80）和互動網絡（0.78）的群聚度最高；其次為資訊網絡（0.69）和互助網絡（0.63），皆超過 0.6。由此可見，在泰武鄉人力資源網絡中，文健站之間的互動較為薄弱；然而，在個案資源、資訊、聯繫互動以及互助的網絡結構中，文健站彼此間的關係相當緊密。

二、組織在網絡結構之影響力

本研究使用網絡中心性分析組織在社會網絡的影響力，影響力的分析不僅幫助我們了解組織扮演的角色與功能，也進一步檢視其在資源掌握的情形（王光旭，2015）。網絡中心性分別從三個指標加以測量，包含網絡集中化指標、程度中心性以及中介中心性。

（一）網絡集中化指標

網絡集中化作為衡量整體網絡關係集中在少數組織的程度之指標，以檢測網絡集體的權力分布情形。網絡集中化數值介於 0 至 1 之間，當集中化數值等於 1 時，代表該網絡中有一個核心組織完全支配著其他組織（Wasserman & Faust, 1994）。根據表 6-3 得知，所有網絡類型並沒有明顯的集中化程度，五種網絡類型之集中化程度均不超過 0.3，可見泰武鄉文健站無論在何種類型的網絡結構上，其網絡關係的

影響力並沒有過度集中在少數組織身上，權力較為分散。

再者，進一步比較個別的網絡類型發現，網絡集中化程度最高的是資訊網絡（0.3），其次是個案資源網絡（0.19）、互助網絡（0.15），顯示出相較於其他網絡類型而言，有特定的文健站在長照資訊往來流通中發揮較大的影響力。相對地，「人力資源網絡」（0.04）和「互動網絡」（0.03）的網絡集中化程度相當低，反映了長照專業人力訓練與參與、文健站互動聯繫的網絡關係並無集中在特定組織身上。

表 6-3　五種網絡類型之網絡集中化

	個案資源網絡	人力資源網絡	資訊網絡	互動網絡	互助網絡
網絡集中化	0.19	0.04	0.3	0.03	0.15

（二）程度中心性

網絡程度中心性愈高，代表組織擁有的管道和選擇性較多，用來衡量一個組織的聲望與影響力之高低（王占璽，2015；王光旭，2015），可分成內向程度中心性與外向程度中心性，分析結果詳見表6-4。各個文健站在不同網絡類型中，因其內外向程度中心性之差異，在網絡中的位置與角色也有所不同。整體而言，無論是何種網絡型態，文健站 Z4 均有較高的內向程度中心性，亦即比其他組織擁有較高的聲望。除了個案資源網絡之外，Z5 在其他四類網絡之外向程度中心性排序最高，顯示該文健站在網絡中擁有較多的連結，重要性相對較高。

在個案資源網絡中，雖然 Z1、Z4、Z5 均擁有同樣且最高的內向程度中心性，但僅 Z5 擁有最高的外向程度中心性，意謂著 Z5 在個案轉介網絡中同時扮演被依賴與依賴的角色。就人力資源網絡部分，擁

有最高內向程度中心性、最低外內向程度中心性的 Z4 扮演被依賴的角色，相反地，擁有最低的內向程度中心性、最高的外向程度中心性的 Z5 則扮演影響他人的角色。此外，外向程度中心性高的 Z5 和 Z6 在長照專業人力資源網絡中則較具影響力。

表 6-4　五種網絡類型之程度中心性

	個案資源網絡	人力資源網絡	資訊網絡	互動網絡	互助網絡
內向程度中心性	Z1（4） Z4（4） Z5（4）* Z3（2） Z2（1） Z6（0）	Z4（3） Z1（2） Z3（2） Z6（1） Z2（0） Z5（0）	Z6（5）* Z1（4） Z4（4） Z3（1） Z2（0） Z5（0）	Z1（4） Z3（4）* Z4（4）* Z5（4） Z2（3） Z6（3）	Z4（3） Z1（2） Z3（2） Z6（1） Z2（0） Z5（0）
外向程度中心性	Z5（4）* Z1（3） Z2（3） Z3（3） Z3（2） Z6（0）	Z5（3） Z6（3） Z1（2） Z2（0） Z3（0） Z4（0）	Z2（3） Z3（3） Z6（3）* Z1（2） Z4（2） Z5（1）	Z3（5）* Z4（5）* Z6（5） Z5（4） Z2（3） Z1（0）	Z5（3） Z6（3） Z1（2） Z2（0） Z3（0） Z4（0）

註：括弧內為內、外向程度中心性之數值，依數值大小排序，灰底為該網絡中數值最高者，而 * 表示該組織同時具備最高的內、外向程度中心性。

　　就資訊網絡而言，內外向程度中心性皆最高的是 Z6，表示 Z6 同時具備資源資訊多元管道與聯繫連結之能力。另外兩個外向程度中心性最高、內向程度中心性較低的組織為 Z2 和 Z3，在長照資訊網絡中對外連結程度高，積極與其他組織產生聯繫。有關互動網絡部分，Z1 的外向程度中心性最低，除了 Z1 在互動網絡中缺乏影響力之外，其餘組織同時具備重要性與影響力。然因 Z1 的內向程度中心性最高，故在整個網絡中是其他組織積極連結的對象。其中，Z3 和 Z4 在互動網絡

中之內外向程度中心性最高。最後，Z4 在互助網絡的內向程度中心性最高，但外向程度中心性最低，反映出 Z4 在人力支援網絡中受到其他組織的高度仰賴，但缺乏積極對外連結與提供協助，而 Z5 和 Z6 則較主動與其他組織互動、提供援助。

（三）中介中心性

　　中介中心性有助於檢視行動者本身是否具有中介角色，有多少行動者必須依賴該行動者才能與其他人產生連結，若中介中心性指數愈高，表示擁有更多權力可以掌握資源與資訊的傳遞。表 6-5 是五種網絡類型之個別中介中心性，由此結果發現，Z2 沒有在任何網絡類型中佔據核心的中介位置，在網絡中位處邊緣地位，而其餘文健站在不同的網絡類型中扮演橋樑者的角色，例如：Z1 在人力資源網絡和互助網絡中的中介中心性最高，而互動網絡的中介中心性最高的組織為 Z3 和 Z4，Z6 則同時在人力資源網絡和資訊網絡有最高的中介中心性。

　　進一步來看，Z5 是個案資源網絡的中介組織，在個案轉介中扮演重要的橋樑角色。而 Z6 在資訊網絡中作為橋接的程度相當高，其餘文健站之中介中心性均為 0，表示 Z6 掌握了長照資源傳遞的權力，所有組織的資訊都必須依賴 Z6 這個中介角色進行傳遞。該結果也呼應網絡集中化指標的結果，資訊網絡的集中化指標為 0.3，是所有網絡類型中數值最高者。雖然 Z6 也在人力資源網絡佔據居間角色，但人力資源網絡的集中化指標只有 0.04，與其他文健站中介中心性之差距不大，故較不會產生人力資源壟斷的問題。至於互助網絡，Z1 的中介中心性最高，其餘文健站之中介中心性同樣為 0，集中化指標也有 0.15，故 Z1 位居高度媒介的位置。

表 6-5　五種網絡類型之中介中心性

	個案資源網絡	人力資源網絡	資訊網絡	互動網絡	互助網絡
Z1	1	1	0	0	3
Z2	0	0	0	0	0
Z3	0	0	0	1	0
Z4	0	0	0	1	0
Z5	4	0	0	0.7	0
Z6	0	1	6	0.3	0
中介中心性最高者	Z5	Z1、Z6	Z6	Z3、Z4	Z1

伍、結論與建議

　　本研究目的為了解泰武鄉長照組織之社會網絡關係，以文健站為研究對象，共有四種網絡類型，包含資訊網絡、資源網絡、互動網絡以及互助網絡。社會網絡關係性質涉及兩大面向：組織之網絡結構型態以及組織在網絡結構之影響力，前者係從網絡密度、小團體／派系分析、互惠性、群聚度等四項集體指標進行分析，後者是以網絡中心性分析組織在社會網絡的影響力，包含網絡集中化指標、程度中心性以及中介中心性等三個指標。研究發現與建議茲說明如下：

一、研究發現

（一）組織之網絡結構型態

1. 以互動與互助為主的網絡關係結構

　　泰武鄉文健站主要以互動和互助為主要網絡型態，顯見文健站之

間聯繫往來頻繁，且在組織有人力需求時會互相支援。而各個文健站在人力資源網絡關係中較為疏遠，網絡互動較鬆散，長照相關專業人力訓練與參與的互動頻率並不高。網絡密度愈大，表示行動者的態度和行為更可能受到整體網絡關係結構所影響（王光旭，2015），故文健站在互動和互助這兩種網絡關係結構中受到的影響最明顯、組織之間彼此互動也較為密切。

2. 資訊網絡的斷裂形成橋接與孤立組織

小團體分析協助我們找出若干個互相不聯繫的小團體，每個團體內部有較強的凝聚力，團體間的互動較為疏離（王占璽，2015）。研究發現，僅資訊網絡存在兩個小團體，明顯地，Z6 在長照資訊網絡中扮演橋接的角色，而 Z5 則位於邊緣的位置，與其他文健站在資訊互動或交換部分則相對疏離。一旦 Z6 拒絕在網絡中提供長照資訊給 Z5，Z5 將遭受排除。

3. 個案資源與互動網絡建立了互惠與平等關係

泰武鄉文健站有兩個網絡建立在互惠性關係、結構較平等的基礎上：個案資源網絡、互動網絡，顯見文健站在個案轉介和平日聯繫互動的網絡關係較佳。

4. 人力資源網絡結構鬆散

除了人力資源網絡，泰武鄉文健站彼此之間在個案資源網絡、互動網絡、資訊網絡以及互助網絡均有高度的群聚特性。也就是說，這些組織之間在個案轉介、長照資訊往來、平日聯繫互動以及人力支援等互動關係均相當緊密，但是在長照人力資源網絡的結構較為鬆散。

（二）組織在網絡結構之影響力

1. 整體網絡結構相對分權化

泰武鄉文健站整體網絡關係並無過度集權化的現象，顯示網絡的影響力沒有集中在少數組織或行動者身上，網絡資源或資訊的流動順暢。不過，在個別網絡類型的網絡集中化程度發現，資訊網絡的關係結構有集中化的傾向，這與前述小團體分析的結果相呼應。

2. 組織的聲望、影響力、中介橋樑者依網絡類型不同而異

部分文健站在特定的網絡類型中同時具有高度的內外向程度中心性（如個案資源網絡的 Z5、資訊網絡的 Z6、互動網絡的 Z3 和 Z4），顯示這些文健站在該網絡中有較高的自主性與權力，不需要特別依賴特定的組織（Hanneman & Riddle, 2005）。然而，在網絡關係中佔有高度重要性的組織不代表其對外連結的程度高或具有影響力，網絡的內向程度中心性與其本身的外向程度中心性兩者之間並無明顯的相關性。根據皮爾森積差相關分析的結果，大部分文健站的內向與外向程度中心性均無相關，僅資訊網絡的外向程度中心性和個案資源網絡的內向程度中心性呈現高度負相關（相關係數為 -0.835），而互動網絡內向程度中心性與個案資源網絡的內向程度中心性呈現高度正相關（相關係數為 0.880）。由此可見，當組織在長照資訊的流通上能夠積極與其他組織產生連結（高影響力）、聯繫互動屬於資訊接收者（高聲望）時，那麼在個案資源網絡中的位置愈加重要，從其他組織接受個案轉介的機會就愈高。

中介中心性指數的排序為資訊網絡、個案資源網絡、互助網絡，這三個網絡的訊息分別依賴 Z6、Z5、Z1 來傳遞。以資訊網絡為例，整個社會網絡的長照資訊主要透過 Z6 來傳遞，換言之，長照資訊傳遞或輸

送被 Z6 壟斷的機會相對較高。其餘文健站在互動網絡與人力資源網絡的中介橋樑角色均不同，Z3 和 Z4 不僅在互動網絡中同時具有聲望與影響力，也扮演媒介的角色。而 Z1 和 Z6 在人力資源網絡中則位居橋樑位置，表示多數文健站在網絡中較依賴 Z1 和 Z6 提供人力資源（長照相關專業人力訓練與參與）的中介角色，有助於人力資源傳遞的效率。

　　整體而言，有四個文健站在特定網絡類型中（Z3、Z4：互動網絡、Z5：個案資源網絡、Z6：資訊網絡），不僅擁有權力且具要高度的影響力，也位居資源或資訊輸送的核心、中介位置。相對地，Z2 在大部分的網絡類型中處於邊緣的位置。

二、研究建議

（一）提升邊陲組織在網絡中的地位

　　根據研究發現，泰武鄉文健站的整體網絡的關係結構並非由少數特定組織所把持，顯示網絡內部的權力相對分散、集中化程度較低。然而，網絡集中化程度偏低也可能帶來一些負面效果，例如過度分權化而導致溝通缺乏效率、影響團體績效（Sparrowe, Liden, Wayne, & Kraimer, 2001）。不過，儘管泰武鄉文健站的網絡結構的權力較為分散，在檢視網絡程度中心性時也發現，資訊網絡、個案資源網絡以及互助網絡等類型的網絡均主要依賴某一個文健站來傳遞訊息與資源，這將導致擁有高度中介橋樑位置的組織對整個網絡互動的決策產生影響（Wasserman & Faust, 1994）。以資訊網絡關係為例，文健站 Z6 本身的地理位置就具有先天優越條件，領導層級規劃服務的能量也較佳（王仕圖、陳柯玫，2020），加上掌握資訊流通的優勢位置，故可能與其他組織的權力關係愈漸懸殊，進而影響長照服務輸送與供給方面的決策方向。

　　基於此，建議位處邊陲的文健站嘗試擴張網絡的規模，與鄰近文

健站建立長期夥伴關係，尋找可以合作的夥伴，評估潛在合作夥伴能夠提供的資源（Gulati et al., 2011），與合作夥伴建立信任關係、交換資源與專業知識，以提升網絡有效性以及組織間的溝通（Atouba, 2019; Willem & Lucidarme, 2014）。再者，位於組織間網絡中間位置的組織比較能快速地適應創新的需要（Burns & Wholey, 1993），且就組織本身來看，一個組織的網絡密度或程度中心性對網絡有效性產生正向的效果（Alexander, 2012; Provan & Milward, 1995），故文健站應減少在網絡中被邊緣化的可能性，提升自己在網絡中的程度中心性，進而降低組織地位在網絡關係中被取代的風險。

（二）促進長照資訊與人力資源共享之機會

泰武鄉的資訊網絡結構面臨了斷裂與孤立的現象，絕大多數的長照資訊傳遞媒介皆由 Z6 文健站所掌握。當該文健站拒絕提供長照資訊時，將導致其他文健站在資訊接受時易遭受孤立。另外相較於其他四種網絡類型來說，人力資源網絡的關係結構較為鬆散。換言之，泰武鄉文健站彼此之間在長照人力訓練與參與較為不足，造成此現象的原因可能是因為相關專業訓練課程多半由縣政府、專管中心或其他私部門所辦理。儘管如此，每一個文健站均曾辦理過長照人力訓練的課程，惟各文健站在參與和互動的密度並不高。

若細究各個文健站在人力資源網絡中親疏程度，可以發現 Z4 較受歡迎，其他文健站較願意參與 Z4 舉辦的專業人力訓練課程，而 Z5 和 Z6 較主動參與其他文健站辦理的課程。其餘三個文健站的角色相當薄弱，與其他組織在人力資源的互動較為疏遠。事實上，不論是財務資源、機構資源或者是資訊與知識資源，社會網絡能提供網絡內組織共享資源之機會（Gulati et al., 2002）。因此，泰武鄉文健站若能利用社會網絡本身特有的結構優勢，透過長照資訊與人力資源的流通，有助

於降低資訊或資源孤立與集中化的問題。

三、小結

　　根據研究結果，泰武鄉文健站的整體網絡結構緊密、關係穩定且互動密切，尤其在日常的互動聯繫、組織之間的互助均相當緊密頻繁，這也呈現了原鄉部落組織在照顧文化的特殊性。近幾年在滾動式長照政策的修正下，原鄉部落組織面臨了長照政策的各種變動性與不確定性，加深長照組織在服務歷程或專業人力培育的挑戰，進而影響長照服務提供的品質（王仕圖、陳柯玫，2020；Kui Kasirisir〔許俊才〕，2020）。在長照政策與制度的變動性下，原鄉部落長照組織仍可發展出緊密的網絡結構與關係，實屬不易。

　　本研究藉由社會網絡觀點與分析，描繪出泰武鄉文健站社會網絡的關係性質，社會網絡分析方法有助於我們從不同視野檢視長照組織在網絡關係與結構的樣貌。然而，社會網絡分析並不總是充滿神話般的優勢，網絡研究本身有其理論建構的限制。舉例來說，社會結構是社會網絡分析的重點，大部分研究著重在社會結構的陳述，卻很少進一步論述結構背後影響個人行為的運作機制與因果關係。再者，鮮少有社會網絡研究系統性地討論網絡關係的侷限性。儘管建立並維持網絡關係有其重要性，但倘若組織過於依賴網絡時，反而會對資訊與資源的取得造成限制（王光旭，2015）。因此，理論侷限會影響本文分析泰武鄉文健站社會網絡關係性質的論述樣貌。本研究仍在探索性階段，對於組織的互動機制、社會網絡形成因素以及現行網絡對於服務供給的成效或效率等議題尚未著墨，未來研究若能從這些議題切入，研究結果不僅對原鄉部落長照組織的社會網絡有更深入的理解，亦能藉此檢視網絡如何影響組織在服務供給過程中產生的行為、決策與影響力。

參考文獻

Kui Kasirisir（許俊才）（2020）。〈原鄉在地長期照顧服務人力之現況與困境：一個原鄉在地參與者的看見與體會〉，《社區發展季刊》，第 169 期，頁 209-208。

王仕圖（2004）。〈地方政府與非營利組織的資源網之研究：以嘉義市為例〉，《非營利組織管理學刊》，第 3 期，頁 25-44。

王仕圖、陳柯玫（2020）。〈建構原鄉部落長期照顧服務組織的資源連結：以屏東縣泰武鄉為例〉，《靜宜人文社會學報》，第 14 卷第 3 期，頁 1-26。

王占璽（2015）。〈社會網絡分析與中國研究：關係網絡的測量與分析〉，《中國大陸研究》，第 58 卷第 2 期，頁 23-59。

王光旭（2012）。《制度化混合福利經濟下的公私合夥、服務輸送與績效評估：臺南與臺中都會區社區照顧關懷據點的運作與成效》。行政院國家科學委員會（編號：NSC101-2628-H024-001-MY3）。

王光旭（2015）。〈社會網絡分析在公共行政領域研究的應用〉，《調查研究——方法與應用》，第 34 期特刊，頁 67-134。

吳明儒、周宇翔（2017）。〈臺灣時間銀行實施經驗之探索性研究：社會網絡分析的觀點〉。《臺灣社區工作與社區研究學刊》，第 7 卷第 2 期，頁 45-96。

林財丁、熊瑞梅、紀金山（2005）。《全民健保制度對老人養護機構醫療網絡關係之影響因素分析：以臺北市老人養護機構為例》。行政院衛生署委研究計畫書（編號：DOH94-NH-1006）。

翁順裕（2011）。《組織面對技術交替變遷的雙圓策略——社會網絡分析觀點》。科技部補助專題研究計畫成果報告（編號：NSC100-2410-H147-014）。

陳世榮譯（2013），Robert A. Hanneman 和 Mark Riddle 原著（2005）。《社會網絡分析方法：UCINET 的應用》。高雄：巨流。

陳定銘、潘蓉慧（2013）。〈社會網絡分析應用在社區發展之研究－以屏東縣竹田鄉社區為例〉，《政策與人力管理》，第 4 卷第 1 期，頁 107-140。

Alexander, R. O. B. (2012). "Network structures and the performance of brownfield redevelopment PPPs", *Public Performance & Management Review, 35*(4), 753-768.

Alhajj, R., & Rokne, J. (2018). *Encyclopedia of social network analysis and mining* (2nd ed.). New York, NY: Springer.

Atouba, Y. C. (2019). "Let's start from the beginning: Examining the connections between partner selection, trust, and communicative effectiveness in voluntary partnerships among human services nonprofits", *Communication Research, 46*(2), 179-207. DOI: 10.1177/0093650215626982

Baum, J., A. C., & Oliver, C. (1991). "Institutional linkages and organizational mortality", *Administrative Science Quarterly, 36*(2), 187-218. DOI: 10.2307/2393353

Berardo, R., & Scholz, J. T. (2010). "Self-organizing policy networks: Risk, partner selection, and cooperation in Estuaries", *American Journal of Political Science, 54*(3), 632-649. DOI: 10.1111/j.1540-5907.2010.00451.x

Borgatti, S. P., & Halgin, D. S. (2011). "On network theory", *Organization Science, 22*(5), 1168-1181. DOI: 10.1287/orsc.1100.0641

Borgatti, S. P., Everett, M. G., & Johnson, J. C. (2018). *Analyzing social networks*. London: SAGE Publications.

Bouek, J. W. (2017). "Navigating networks: How nonprofit network membership shapes response to resource scarcity", *Social Problems, 65*(1), 11-32. DOI: 10.1093/socpro/spw048

Brent, L. J. N. (2015). "Friends of friends: Are indirect connections in social networks important to animal behaviour?", *Animal Behaviour, 103*, 211-222. DOI: 10.1016/j.anbehav.2015.01.020

Burns, L. R., & Wholey, D. R. (1993). "Adoption and abandonment of matrix management programs: effects of organizational characteristics and interorganizational networks", *The Academy of Management Journal, 36*(1), 106-138. DOI: 10.2307/256514

Chen, B., & Graddy, E. A. (2010). "The effectiveness of nonprofit lead-organization networks for social service delivery", *Nonprofit Management and Leadership, 20*(4), 405-422. DOI: 10.1002/nml.20002

Fombrun, C. J. (1982). "Strategies for network research in organizations", *The Academy of Management Review, 7*(2), 280-291. DOI: 10.2307/257307

Freeman, L. C. (1977). "A set of measures of centrality based on betweenness", *Sociometry, 40*(1), 35-41. DOI: 10.2307/3033543

Freeman, L. C. (1979). "Centrality in social networks conceptual clarification", *Social Networks, 1*(3), 215-239. DOI: 10.1016/0378-8733(78)90021-7

Gaeta, G. L., Ghinoi, S., Silvestri, F., & Trasciani, G. (2021). "Exploring networking of third sector organizations: A case study based on the Quartieri Spagnoli neighborhood in Naples (Italy)", *VOLUNTAS: International Journal of Voluntary and Nonprofit Organizations, 32*(4), 750-766. DOI: 10.1007/s11266-020-00241-6

Groenewegen, P., & Ferguson, J. E. (2017). Social networks in and between organizations. *Oxford Bibliographies Online*. Retrieved from https://doi.org/10.1093/obo/9780199846740-0116

Gulati, R., & Gargiulo, M. (1999). "Where do interorganizational networks come from?", *American Journal of Sociology, 104*(5), 1439-1493. DOI: 10.1086/210179

Gulati, R., Dialdin, D., & Wang, L. (2002). "Organizational networks", in A. C. B. Joel (Ed.), *Blackwell companion to organizations*, pp. 281-303. Boston: Blackwell Publishers.

Gulati, R., Lavie, D., & Madhavan, R. (2011). "How do networks matter? The performance effects of interorganizational networks", *Research in Organizational Behavior, 31*, 207-224. DOI: 10.1016/j.riob.2011.09.005

Hafner-Burton, E. M., & Montgomery, A. H. (2006). "Power positions: International organizations, social networks, and conflict", *The Journal of Conflict Resolution, 50*(1), 3-27.

Han, S., & Kang, M. (2021). "Combinations of conditions for network effectiveness: A fuzzy-set qualitative comparative analysis of 37 international development intervention case", *VOLUNTAS: International Journal of Voluntary and Nonprofit Organizations, 32*(4), 731-749. DOI: 10.1007/s11266-021-00358-2

Hâncean, M.-G. (2013). "A brief overview of social network analysis and its current state within Romanian sociology", *International Review of Social Research, 3*(3), 5-11.

Hanneman, R. A., & Riddle, M. (2005). *Introduction to social network methods*. Retrieved from http://faculty.ucr.edu/~hanneman/index.html

Hansen, D. L., Shneiderman, B., Smith, M. A., & Himelboim, I. (2020). "Social network analysis: Measuring, mapping, and modeling collections of connections", in D. L. Hansen, B. Shneiderman, M. A. Smith, & I. Himelboim (eds.), *Analyzing social media networks with NodeXL (Second Edition)*, pp. 31-51. Morgan Kaufmann.

Himelboim, I. (2017). "Social network analysis (social media)", in J. Matthes, C. S. Davis, & R. F. Potter (eds.), *The international encyclopedia of communication research methods*, pp. 1-15. Hoboken, NJ: Wiley-Blackwell.

Johansen, M., & LeRoux, K. (2013). "Managerial networking in nonprofit organizations:

The impact of networking on organizational and advocacy effectiveness", *Public Administration Review, 73*(2), 355-363. DOI: 10.1111/puar.12017

Knoke, D., & Kuklinski, J. H. (1982). *Network analysis.* Beverly Hills: Sage.

Knoke, D., & Yang, S. (2008). *Social network analysis* (2ed ed.). Thousand Oaks, California: Sage Publications.

Lee, E. W. Y., & Liu, H. K. (2012). "Factors influencing network formation among social service nonprofit organizations in Hong Kong and implications for comparative and China studies", *International Public Management Journal, 15*(4), 454-478. DOI: 10.1080/10967494.2012.761068

Li, S., & Yayavaram, S. (2021). "Attenuating the negative effects of network change on innovation: A whole network level analysis of Taiwanese business groups", *Asia Pacific Journal of Management, 38*(1), 151-177. DOI: 10.1007/s10490-018-9621-9

Oliver, C. (1990). "Determinants of interorganizational relationships: Integration and future directions", *The Academy of Management Review, 15*(2), 241-265. DOI: 10.2307/258156

Phelps, C. C. (2010). "A longitudinal study of the influence of alliance network structure and composition on firm exploratory innovation", *Academy of Management Journal, 53*(4), 890-913. DOI: 10.5465/amj.2010.52814627

Provan, K. G., & Milward, H. B. (1995). "A preliminary theory of interorganizational network effectiveness: A comparative study of four community mental health systems", *Administrative Science Quarterly, 40*(1), 1-33. DOI: 10.2307/2393698

Raab, J. (2018). "Interorganizational networks", in R. Alhajj & J. Rokne (eds.), *Encyclopedia of social network analysis and mining*, pp. 1136-1146. New York, NY: Springer New York.

Rao, A. R., & Bandyopadhyay, S. (1987). "Measures of Reciprocity in a Social Network", *Sankhyā: The Indian Journal of Statistics, Series A (1961-2002), 49*(2), 141-188.

Scott, J. (2012a). *Social network analysis.* London: SAGE.

Scott, J. (2012b). *What is social network analysis?* London: Bloomsbury Academic.

Sözen, C., Basim, N., & Hazir, K. (2014). "Social network analysis in organizational studies", *The International Journal of Business and Management, 1*, 21-35.

Sparrowe, R. T., Liden, R. C., Wayne, S. J., & Kraimer, M. L. (2001). "Social networks and the performance of individuals and groups", *The Academy of Management Journal, 44*(2), 316-325. DOI: 10.2307/3069458

Turrini, A., Cristofoli, D., Frosini, F., & Nasi, G. (2010). "Networking literature about determinants of network effectiveness", *Public Administration, 88*(2), 528-550. DOI: 10.1111/j.1467-9299.2009.01791.x

Walker, M. E., Wasserman, S., & Wellman, B. (1994). "Statistical models for social support networks", in S. Wasserman & J. Galaskiewicz (eds.), *Advances in social network analysis: Research in the social and behavioral sciences*, pp. 53-78. DOI: 10.4135/9781452243528

Wasserman, S., & Faust, K. (1994). *Social network analysis: Methods and applications*. New York: Cambridge University Press.

Wey, T. W., & Blumstein, D. T. (2010). "Social cohesion in yellow-bellied marmots is established through age and kin structuring", *Animal Behaviour, 79*(6), 1343-1352. DOI: 10.1016/j.anbehav.2010.03.008

Willem, A., & Lucidarme, S. (2014). "Pitfalls and challenges for trust and effectiveness in collaborative networks", *Public Management Review, 16*(5), 733-760. DOI: 10.1080/14719037.2012.744426

Zhao, Y., Han, X., Yang, X., & Li, Z. (2021). "Interorganizational knowledge networks, R&D alliance networks, and innovation capability: A multilevel network perspective", *Complexity, 2021* (Article ID 8820059), 22 pages. DOI: 10.1155/2021/8820059

第七章

社區型非營利組織的照顧實踐功能與限制：以臺中泰雅族部落文化健康站為例*

賴秦瑩、雅給荷·亞布（羅慧中）、郭俊巖

* 本文大幅修改自，賴秦瑩、羅慧中、郭俊巖（2021）。〈部落文化健康站的照顧實踐與服務困境之研究：一個實務工作者的反思〉，《臺灣社區工作與社區研究學刊》，第 11 卷第 1 期，頁 1-44。本文實證資料取自原民會「108 年度補助大專校院原住民族知識研究及教學活動計畫」之研究資料。

壹、研究背景與目的

人類社會進到 21 世紀，對許多已開發國家的社會政策構成最大衝擊者，當以高齡化現象莫屬。這股人口高齡化浪潮，不僅對一個國家的經濟發展、福利財政、人力供給及醫療照顧等面向帶來深遠的影響，且對個人、家庭及社區等方面也帶來極大的挑戰（Poulshock & Deimling, 1984；Sales, 2003；郭俊巖、蔡盈修、周文蕊、賴秦瑩，2018）。目前世界各國政府無不設法尋求可行的對策來克服人口老化問題。

近年來，我國政府也為了因應人口高齡化問題，開始籌劃老人照顧相關配套措施，如內政部於 2005 年開始推展「建立社區照顧關懷據點實施計畫（簡稱為據點）」，鼓勵民間團體及非營利部門設置社區照顧據點，具體發展社區照護服務措施，讓社區長輩獲得在地化初級預防照護服務，以落實預防照顧普及化的政策目標（行政院，2005）。我國社區照顧據點的設置，可說與國際倡議在地老化的理念相契合。然社區照顧據點雖符合主流社會的照顧需求，但在實務面卻無法關照原住民族的文化特殊性，為此，原民會延續社區照顧據點設置辦法，於 2006 年推動「部落老人日間關懷站計畫」，並跟在地非營利組織（如教會、社區協會）合作設置關懷站，辦理部落長者初級預防照顧服務。在日間關懷站實施十年之後，為了讓照顧實踐貼近部落文化脈絡，原民會於 2015 年頒訂「推展原住民部落文化健康照顧四年計畫」，是首度將照顧實踐鑲嵌於部落文化脈絡的具體措施，期盼建立具有文化敏感度及符合原住民部落老人照顧需求的在地互助照顧服務模式（原住民族委員會，2020）。因而原民會於 2015 年將老人日間關懷站更名為「文化健康站」，提供原住民高齡者社會參與平臺，期能滿足長輩身心需求。

　　文健站委由在地非營利組織辦理，在實施多年後，目前已成為原鄉及都會區族人長輩的生活重心及健康促進平臺（楊安仁、伍添福、羅清輝、郭俊巖，2021），只是文健站作為部落初級預防的社區照顧服務模式，在制度面和實務面仍有諸多待改善之處，包括：服務人數調整、人力專業化（含文化能力）、照顧服務員薪資分級制度及升遷管道規劃等。但無論如何，研究者以護理師專業，返鄉投入照顧服務工作才深深感受，這項工作面對耆老本身也是一種語言文化傳承工作，尤其服務部落長者最常使用或聽到的語言以族語居多，這也激發研究者想從長輩身上努力學習族語和傳承文化的動機。為此，本研究旨在從實務角度討論文健站的照顧服務模式能否滿足長者需求；接續探究文健站提供照服員職涯發展的可能與限制；最後探析文健站的經營困境與因應之道。

貳、文獻探討

　　在文獻討論部分，首先論及「原鄉健康照顧需求長期被忽視」，接續檢視「原鄉在地長照服務模式」的功能與限制，最後探析「文健站之發展與經營現況」，並從中省思文健站對族人長輩的特殊性與重要性。

一、原鄉健康照顧需求長期被忽視

　　臺灣多數原鄉部落，地處高山峻嶺，交通不便利，在成本考量下，歷來少有醫療與社會福利機構及非營利組織願意進駐原鄉服務，造成族人長輩能享有的醫療照顧資源相當不足，又當族人長輩身心病

症無法適時得到治療時，常淪為久病纏身的苦境（郭俊巖等，2018）。由於原鄉醫療人權長期被主流社會所忽視（劉千嘉，2016），使得部落族人平均餘命比主流民眾短少許多，但不健康平均餘命卻比一般民眾來得久。長期以來，原鄉部落醫療服務大多仰賴當地衛生所（室）（陳淑敏，2000），這般醫療資源不足或可近性低，造成部落族人常小病隱忍成難醫治的大疾病而加深經濟負擔，並形成貧病交集的惡性循環，而照顧問題更惡化原住民家庭的劣勢處境。

　　隨著臺灣政治民主化和經濟自由化的發展趨勢，加上世界各國對原住民族各項權益保障的重視，使得原住民族長期被主流社會忽視的健康照顧議題，已逐漸獲得政府所重視。問題是，儘管《原住民族基本法》第 24 條第 1 項，對原住民族的健康權已有明文規範，但現行的長照服務輸送，大體上是反應主流漢人的都會觀點、專業主義至上的照顧福利體制，形成原住民族的照顧需求難被聽見，部落族人既有的照顧文化難被看見。顯示國家公共政策制訂一向缺乏對原住民族文化的敏感度，這般政策規劃易產生族群盲點，而忽略部落長者的照顧需求（王增勇，2013；Kui Kasirisir〔許俊才〕、林東龍，2011）。Kui Kasirisir（許俊才）（2015）也提到，原鄉長照的實施仍有諸多待改進之處，包括：在地化不足、可及性不足、文化敏感度不足及人力流動率高等。上述文獻一再提醒，政府的原鄉長照政策必須符合在地意識與地方需求，才不至於出現立意良善的原鄉照顧福利措施，在實務上滯礙難行，而損及族人的福利權益。

　　除了從地理環境限制和政府政策支持不足來說明原鄉健康照顧體系發展不易，近年來部落農業日趨沒落，謀生日漸困難，許多青壯族人相繼遷往都會區討生活，由此衍生的人口結構空洞化問題，非但不利部落照顧體系的發展，同時也影響文化傳承工作（李明政，2003；章英華、林季平、劉千嘉，2010；詹宜璋，2010；郭俊巖等，2018）。

如今，唯有重新召回外流的青壯族人，促成部落恢復活力，方能有利
於地方經濟的發展，及舒緩原鄉照顧需求問題。同時原民會更應積極
提升文健站的照顧功能，讓部落族人長輩能享有基本的福利權益。

二、原鄉在地長照服務模式

　　當今許多國家紛紛面臨老人長照需求逐年上升的問題，加上福利
國家自 1970 年代發生財務危機，促成力倡刪減福利的新右派意識形態
崛起，其政策口號以刪減福利支出為核心，倡議社會福利之提供應回
歸市場邏輯（郭俊巖、王德睦，2008）。新右派指出早期在福利國家發
展階段要國家攬起每位國民「生、老、病、死」各項責任，係對政府
承擔責任的理想太高，由是新右派倡議國家應將對國民之照顧責任轉
換至社區，發展小型在地化、去機構化之福利工作（黃源協，2000；
賴兩陽，2006）。從此，福利國家推展社區照顧即聚焦「去機構化」、
「轉機構化」，如此不僅能節省政府龐大財政支出，同時也能讓老年人
留在自己的社區接受更人性化照顧的雙贏局面。

　　現今能在社區自然老化也是臺灣多數老人偏好的養老方式，因此
我國長期照顧政策，向來以「社區照顧」作為推動長期照顧的核心基
礎（劉雅文、呂朝賢，2019），近年來我國政府無論在長照 1.0 或是
長照 2.0 階段，也都以發展社區整合型照顧服務模式為主軸。這類照
顧模式使長者能在熟悉環境中接受各項服務，以享有尊嚴且自主的生
活，直至在社區終老。無論如何，在長照 1.0 時期，推展社區照顧模
式係以社區照顧據點和原住民老人日間關懷站，作為推展在地化社區
式照顧模式，再到長照 2.0 時期，推展以社區為基礎、家庭為核心的
社區整合型照顧模式，這時期係以社區照顧據點（含加值 C 級巷弄長
照站）、醫事 C 據點和文健站為普及性的社區照顧模式。就目前原住民

族的文健站來說，仍配合衛福部長照 2.0 版的運作。雖然文健站已廣受族人長輩青睞，但研究者認為，在照顧人力專業發展、照顧管理制度和財務準備上仍有諸多值得改善的空間，而這也是本研究探討的主軸之一。

三、文健站之發展與經營現況

（一）文健站成立之背景與過程

原民會為因應原住民文化族群特殊性，避免遭受主流社會政策忽視部落族人長輩的照顧需求，於 2006 年起推動「部落老人日間關懷站計畫」，與部落非營利組織如教會、社團（母機構）協同合作，共同提供在地化長者初級預防照顧服務，以增進原住民高齡者人際互動、減少心理孤獨感及促進身心健康等（陳宇嘉，2011；原住民族委員會，2019）。接續於 2015 年，發展具原住民文化特色及文化敏感度的在地互助照顧服務模式（如文健站）。

文健站實施內容分別敘述如下：對象為 55 歲以上健康、亞健康、衰弱及輕度失能原住民高齡長輩（「照顧管理評估量表」〔簡稱為 CMS〕評估結果為 2-3 級者）。人力配置至多 4 名照服員。服務人數最高 49 人（含量能至多 10 人）。主要服務項目為簡易健康照顧服務、量能提升、延緩老化失能活動、關懷訪視、電話問安、提供生活諮詢與照顧服務轉介、心靈與文化課程、健康促進活動、餐飲服務、運用志工及資源連結、辦理文健站照顧服務座談會及成果發表會等（原住民族委員會，2020）。

又基於族人長輩健康自然弱化的不可逆性及政府部門長照資源互為整合之必要性，已將衛福部「社區整體照顧服務體系─C 單位預防及延緩失能服務」資源，整合納入 108 年度推展原住民族長期照顧─

文化健康站實施計畫推動。不僅政策性地整合了長照資源、排除服務場域與對象重疊性的現象，亦回應對多數地處交通不便利地區、公共交通運輸不足及醫療資源距離尚難縮減情況的原住民長者需求，提供「初級預防」及「輕度失能長者的量能提升」之照顧服務的迫切性，並於 2019 年明訂增加「延緩老化失能活動」、「量能提升」服務項目（原住民族委員會，2019）。事實上，雖然文健站的設置日益普遍，族人長輩參與也日趨熱絡，問題是目前文健站服務人數有名額上限，使得許多文健站實際參與人數已超過核定的上限人數，這對文健站的營運倍感艱辛，值得政府關注。

（二）文健站照顧工作困境

臺灣多數部落產業長期低迷不振，構成部落居民難享有跟臺灣一般民眾同等的生活機會、就業條件與公共福利。原鄉劣勢環境實難吸引年輕人返鄉服務，當人口結構加速老化，必然衍生許多醫療照顧需求的問題（郭俊巖等，2018）。依此，原民會為了提供部落族人有基本的照顧服務和健康促進平臺，自 2006 年至 2020 年底為止，已經成立了約有 433 處文健站，服務約有 13,853 個高齡者（原住民族委員會，2021），即令如此，但在人口老化加速發展底下仍不足以因應 743 個部落高齡者的實際需求。事實上，近幾年原民會在原鄉部落和都會區原住民聚落協助布建的文健站，對族人長輩的人際互動、營養餐食、社會參與及健康促進具有莫大的助益，目前許多原鄉族人長輩的生活重心已轉移至參與文健站的各項課程與活動。

然問題是，原鄉各項照顧福利資源長期匱乏，光靠文健站總攬族人長輩的照顧需求，實難因應。從文健站開辦至今仍存有幾項待改善的問題，包括：1. 缺乏專職司機與無障礙交通工具，不利長者參與文健站（都會更明顯）；2. 限制服務對象的族群別，損及族群間的融合；

3. 限制照服員配額及服務人數，影響長者接受服務的機會；4. 照服員的專業技能及文化能力有待精進；5. 照服員流動率偏高，難累積專業；6. 評鑑未能因地制宜，難發展特色服務；7. 醫療照顧設備不足，衝擊長者生命安全；8. 量能提升規定不明確，影響服務效能；9. 母機構能量不足，影響文健站的經營；10. 計畫主持人的津貼太少和專業不足，難發揮實質督導功能（林美玲，2016；楊安仁等，2021；林益陸、楊安仁、郭俊巖，2019；郭俊巖等，2018；羅慧中，2020）。總之，文健站在營運上面臨這些難題，實有待原民會加以關注，並提出可行的解決對策，促成文健站發揮更佳的功能，造福更多長輩，落實在地老化的照顧實踐目標：「讓族人長輩在自己的久居地接受熟悉的照顧」。

參、研究方法

　　本研究從實務工作者角度出發，採質性訪談法針對 4 位照服員進行資料蒐集與分析。

一、訪談法

　　文健站從 2006 年開始經歷更名至今已逾 15 年，照服員從日薪到現今月薪聘任，看似加薪且相對穩定，但長遠來看，若要吸引年輕專業族人返鄉投入照顧工作和促成文健站永續發展，恐還有一段漫長路。為此，針對文健站的經營如何邁向永續發展及長照工作條件如何符合高學歷年輕族人的職涯規劃，此等議題著實適合採質性訪談法進行資料蒐集。

　　質性訪談法，係在自然情境下訪談者與受訪者在互動過程針對事先準備的議題進行面對面交流，讓受訪者充分表達內心真實感受與想法（Wolcott, 1982; Schwandt, 1997; Glesne, 2011）。再說訪談法還有一項優點，即可觀察受訪者非口語行為表現，它著實能促使訪談者較周全地認識研究現象的意義脈絡（Kaufman, 1994）。為此，本研究透過半結構訪談法，理應能蒐集到寶貴的資料。

二、研究對象與場域

　　本研究場域為臺中市大安溪流域泰雅族部落的文健站，繼而依研究主題與研究目的之需要，選出適合的研究對象，依其主體經驗提供寶貴資訊，至於研究參與者的篩選條件包括：（一）原住民身分；（二）至少 2 年以上照服員經歷。選樣方式採便利取樣選出 4 位受訪者（見表 7-1）。此 4 位受訪者皆為高學歷，其中有 3 位屬青年人，這 4 位受訪者在其生命歷程都曾在都市居住過一段很長的時間，對漢人社會多所了解，讓她們再次回到部落服務，著實能深刻體悟部落的需求。

表 7-1　受訪者背景資料

代號	性別	年齡	族別	教育程度	工作職稱
T1	女	約 40-49 歲	泰雅族	大學	照服員
T2	女	約 50-59 歲	泰雅族	碩士班	照服員
T3	女	約 30-39 歲	泰雅族	大學	照服員
T4	女	約 40-49 歲	阿美族	碩士班	照服員

三、資料蒐集與分析

本研究訪談前，會向受訪者說明研究脈絡與目的，繼而取得同意採全程錄音，以維持資料蒐集的完整性。研究者在訪談結束後，會盡快將訪談錄音檔轉化成文字資料，並與研究主題交叉比對，以檢核訪談大綱的適切性。隨後再透過逐字稿分析及歸納跟文健站永續經營有關之概念和立論，對現行文健站提出改善之建言。

四、研究限制

本研究主要從照服員的角度探究臺中大安溪流域泰雅族文健站的經營現況及限制。透過本研究的資料整理分析，發現目前部落文健站的經營仍存在諸多挑戰與困境，如制度上照顧人力的專業、薪資、升遷以及服務人數、族群別資格和急救設備等問題，而本研究也對此提出幾項助益文健站營運的政策省思。唯本研究也發現現行部落長照機制確實忽略了原住民族主體性及族群文化特殊性的照顧需求。只是如何納入文化照顧（culture care）理念，建構適合「臺中泰雅族部落文健站」的照顧服務模式，實非本研究目前可處理的範疇。關於文化照顧的運用未來至少可以依循兩種研究途徑，其一是透過個別族群及小範圍長期蹲點深入了解原住民族文化內涵，並將之融入文健站的服務中；其二是可擴大蒐集更多承辦文健站的在地組織，如何將部落文化要素轉換為族人長輩可以理解的服務模式。

肆、資料分析與討論

本研究從照服員主體經驗角度，探究文健站之福利提供能否符合

部落在地需求，及邁向永續經營之現況和限制。本文將依訪談資料與
文獻討論核心概念進行分析。

一、原鄉的長照資源與部落需求

原鄉交通不便和醫療照顧資源長期匱乏，使得族人長輩罹患疾
病及失能難以獲得適時適當的醫療照顧服務（龍紀萱，2011；郭俊巖
等，2018）。當前原鄉除了文健站，近年來也有漢人入山經營長照機構
提供失能長者居家服務，但在服務前的需求評估，以及服務提供能否
考量因地制宜及文化特殊性，係本研究關心的議題。如受訪者表示：

> 去年……居家照顧的長輩比較多，而且他們的等級……也
> 沒有說那麼少，一定是二級以上，那可是，過了一年之
> 後，……居家照顧的長輩，都一直被！就是被打！下來，甚
> 至連等級都沒有。……可是在我們看來就是那個長輩是真
> 的，很需要被照顧啊，……幾乎那邊就沒有人住，就只有她
> 一個人，然後結果她的等級就被打下來（未符合資格），連
> 送，基本的送餐都沒有。……我們的看見是，這是真的很需
> 要被照顧。……所以今年度……應該要被照顧的都沒有被照
> 顧到（T2）；如果真的是我們族人的話，一定會那個比較會
> 有那個使命感嘛，……就是族人看到自己族人也會有可信度
> 啊，信任感也會比較提升吧（T3）。

雖說部落已經有文健站提供長者基本服務，但那些不在文健站服
務範圍的長者（包括失能等級 3 以上、部落漢人），在高齡化下的需
求恐怕只會日增，現階段原鄉長照已經搭配主流社會的長照 2.0 居家

服務，就研究者觀察，使用主流的居家服務（長照2.0）也遇到某些困境，如部落失能長輩常因照管中心評估等級不符資格而失去接受居家服務的機會。雖說失能等級的調降也代表著個案接受居家服務對其身體有明顯的進步，但問題是偏鄉交通不便，許多獨居高齡長輩實難維持日常居家生活。研究者認為長照中心在評估原鄉個案失能等級，應因地制宜，不能將主流社會的長照評估表，套用在原鄉照顧服務資源可近性不足的地方。另一方面值得提的是，雖說平地外來機構對部落長者的長照需求有助益，但是否具備文化敏感度，仍是值得關注的問題。對此，受訪者（T3）表示，倘若由在地族人負責失能等級評估和擔任照顧工作，不僅長輩安心，且服務提供者的使命也高，相對能落實「在地健康老化」的理想。無論如何，在偏鄉部落日常生活（食衣住行）皆不便利之情勢，政府應當規劃更彈性的評估方式，讓更多長者被納入文健站的服務對象，以保障長者的權益。

二、部落文健站與在地老化

（一）部落照顧實踐的現況與限制

1. 文健站人力不足

雖然目前多數文健站以服務五天居多，且照服員皆已採用月薪制聘用。看似薪資比以往穩定，但原民會也開始要求量能加值服務及延緩預防失能失智課程等專業服務項目，「那當然你現在錢多了，原民會這邊的要求當然就多了」（T1）。對此，受訪者都表示樂意幫助更多部落長輩，只是長期下來，照顧服務不僅要帶活動、製作活動教案及處理行政事務，甚且還要執行量能服務，使得照服員的工作負荷倍增。

我們長輩那麼多，你下午我們要做那麼多事情，如果說有一個替代役的話多好，……我們四個人你說要兩個去訪視，然後又要去採買，我們的菜都是自己去採買的，那是不是一個替代役，他在這邊可以專職看我們的長輩、我們下午的課程（T1）；像我們學歷高的我們會覺得說，那我們能做的就盡量做，比如像核銷啦（學歷高事情多）（T2）；其實帶活動帶老人家都還好，但是我覺得其實行政的部分還真的蠻繁重的！……像我學歷可能高一點點吧，然後在行政的部分可以好一點，因為有些部落……就是學歷（低）……行政作業來講可能對他們會有一些壓力，……我們要找客源、找師資啊，實際課程啊，還要做行政事務啊，還要帶活動，那如果文健站又有什麼事情要去處理，然後又要煮飯，又要採買，對啊！就是就算分工還是量還是很多，如果有一個專職的（行政）當然會減輕一些負擔（T3）。

就受訪者感受，目前文健站服務人數日增，服務項目也多，接續原民會規定的服務內容與規則也日趨繁雜。從實務觀察，近一兩年文健站的照服員，在年齡方面確實有降低、學歷和專業方面也較以往提升，本研究4位受訪者皆擁有大專或碩士班的學歷。如受訪者表示：「我們有勞健保，又薪資還不錯，所以現在就有很多的年輕人都願意回到部落。我覺得在部落已經算不錯了。我們去年、今年就一直有在增加」（T1）。但問題是，學歷高、專業佳和能力好，必須承攬更多行政工作。這在職場會變成壓榨有才者，屆時可能難留住有能力的照服員。為此，受訪者認為文健站應增聘1名社工專業人力協助機構經營和兼辦行政事務。要不然公部門也應移撥1名替代役協助機構運作。據此，原民會未來若長照經費充足，理應補足文健站的專業人力和調

整文健站至多配置 4 位照服員的規定。

2. 文健站服務人數限制與服務使用者資格限制

目前文健站針對 55 歲以上長輩的服務人數最高限定為 49 人（含量能至多 10 名），並配置至多 4 位照服員。只是隨著人口結構高齡化的腳步加快，部落高齡者日增，許多文健站已面臨超額服務的窘境。再者，文健站服務對象限定原住民身分為主，即便原住民的配偶（漢人）也不符合資格，遑論定居部落的漢人長者。

> 我們這一站核定的人數是 42 位，但是我們有服務到 50 位。……我們在文健站它有規定，……我們服務的對象本來就是針對原住民，……我們就是最高的級距（4 位照服員），……如果能到 5 個是最好啊（T1）；我們的長輩名單都只能是原住民，……不能有漢人的名字進到那個裡面，可是我們已經服務那麼久，我們覺得你怎麼……好意思去跟他說！你不要來（T2）；但我們現在已經 50 個人了！可是我們也是有在服務啊，最多 4 個（員工）啊，然後人數最高就是 42 嘛，他經費就是那樣子，……我們之前也是有計畫想說是以原住民身分為限，……其實部落很多元啊，它（原民會）之前只有說只能收原住民啦，但是它後來放寬，那它後來就是說最好是以原住民為優先啦（T3）。

文健站以服務原住民長者為主，然這將面對一個難題，也就是嫁娶漢族的原住民長輩，其配偶依規定無法參與文健站，受訪者皆認為應放寬規定，接納非原住民長者參與文健站，且應放寬最高服務 49 名（含量能至多 10 名）的規定。就多元文化角度，文健站若能提供不同

族群長者各項照顧服務，理應有助多元族群間的尊重和融合。

（二）部落文健站實務工作者需求

1. 照服員有精進專業的需求及文健站應補充設備

目前文健站照服員的資格為具原住民身分，並在專業條件符合如下任一款：(1) 具有照顧服務員訓練結業證明書。(2) 具有照顧服務員職類技術士證。(3) 高中（職）以上學校護理、照顧相關科（組）畢業。近年來，雖然不乏有護理、長照相關科系的高學歷年輕族人返鄉投入照顧服務工作，但多數照服員的專業條件並不高，某些非專業科系畢業或教育程度相對低的照服員，著實有精進專業知能的需求。

> 文健站的照服員，我們的受訓當然還是有限嘛，我們並不是專業的，那或許我們只是一些居家照顧的部分還 ok，那我是覺得後續還是需要多一點的……專業訓練，就是多安排一些課程（T1）；我們還在那邊好好的，才下一秒他人就倒下去了，所以那時候是我們第一個，就是第一次才知道說 AED 是那麼的重要。因為那時候沒有嘛，……其實我們已經碰過很多類似這樣的狀況。……所以（長輩）來這邊讓他們自己覺得！蠻安心，我們也很安心啦（T2）。

事實上，多數文健站的照服員，其學歷和專業度並不高，加上部落後送資源匱乏，導致處理緊急救護案件，無法立即給予有效的專業照護處置。研究者認為，補救的方法就是施予基本救護專業知能的在職培訓。另外，原民會理應補充文健站的急救設備（AED），畢竟部落交通不便利，部落長者發生緊急意外，較難即時後送大醫院處理。

至此，猶需一提的是，目前文健站皆以身體照顧方式提供長者預防性照顧服務，但即便身體照顧的預防做得完備，要是缺乏社工專業人員參與照顧服務行列，實難滿足長者的社會心理需求，「我覺得他們應該比較需要是關懷。……就是有關心到他們然後他們自己也可以感受到」（T4），再者資源連結與整合也是很重要，這也是達到好服務的重要因素之一。受訪者表示：「應該在長照的部分我們應該……有需要（社工）……，就是會比較好吧」（T3）。一般來說，照服員的專業背景，相對缺乏社會心理專業及資源連結能力，研究者認為納入社工專業參與服務，會比照服員來得專業有效率，同時還可讓照服員更專注於照顧工作，讓長者得到更好的照顧品質。

2. 照服員薪資分級制和規劃升遷管道

就長期照顧產業來說，城鄉發展差距與城鄉地理因素，成為影響長照資源可近性及便利性的關鍵因素，若要能有效回應高齡者福利需求之長期策略，偏鄉部落實有必要培養當地非營利組織及相關領域專業人力投入照顧服務行列。當然偏鄉長照產業在發展過程中，更需要國家政策與資源的引導，給予所需的支持和經費，並結合當地非營利組織及專業、非專業年輕人力共同合作回應當地長照需求（Wilson, 2003; Cnaan, Sinha & McGrew, 2004; Owens, 2006；王潔媛，2012；林美玲，2016），與此同時，在薪資待遇和升遷管道也需要合理化與制度化，唯有如此，才得以吸引高學歷年輕族人返鄉服務，進而促成部落長照產業永續發展和造福更多族人長輩。

文健站就是發揮很大的功能，是可以把年輕人留下來，……因為現在的薪資都還不錯，……又離家這麼近，然後又可以照顧自己的長輩，所以這個也是一個很好的就是可以提供就

業的部分，……現在的所有文健站都是有年輕的（T1）；如果沒有那個升遷制度的時候，<u>他就永遠就是在那樣的學歷，他永遠就是不願意去長進</u>，他就覺得我在這裡可以領三萬三。……<u>只要有這個（升遷）制度在，大家都一定是往上衝的，那不會只侷限在那樣子</u>（T2）；<u>大學畢業的話那競爭力就更強了啊。每個人都會做，就當然會比較好啊，……自己可能會提升自己文健站</u>，……我覺得也可以消除這樣的（工作分配不均），……就年資跟學歷，覺得是合理的（T3）。

　　研究者認為，建立對內公平，對外具有競爭力的薪資分級制度，是能夠吸引更多具備專業的年輕族人返回部落服務，而且更能留住部落年輕人力，以活化整個部落，如：「這樣年輕人才會想說我大學畢業，那我來到部落來做，我又服務的是自己的長輩，薪資又跟外面差不多，那如果我做了一段時間，我覺得我需要再去提升自己，那我再去讀研究所，那讀研究所也不會影響到工作啊」（T2），或許因這樣的薪資制度化，可以改變照服員心存做多做少都一樣薪資的負面心態。然而當部落產業如文健站，「在你有這樣的一個（升遷）制度的時候」（T2），將可激勵年輕族人繼續精進專業，助益原鄉社會與部落產業的整體發展。對此，本研究 4 位受訪者，皆認為部落產業（如長照）若能創造公平合理的薪資待遇和升遷管道，將可維持年輕族人留在部落工作的熱忱，並讓照服員肯定自我價值和提升職涯發展的成就感[1]。

　　當前文健站照服員的薪資待遇與勞動條件比之前部落日間關懷站改善許多。但問題是，目前文健站照服員的薪資待遇並無依照專業證照、學歷及年資等重要指標來分級薪資，遑論有晉級與升遷的機會。

---

[1] Elster（1988: 67）提及，工作不僅能賺取薪資，且還能帶來許多非金錢的好處，其中最核心的好處，包括「自尊」和「自我肯定」。

這類固定薪資待遇與低職涯發展的工作，對高學歷、高專業的年輕族人，將不具吸引力（郭俊巖，2011）。然而，近幾年原鄉部落在國家社區照顧政策的推動下，好不容易創造出不少的工作職缺，倘若這些工作機會仍對高專業年輕族人不具誘因，將對文健站的服務質量和永續發展產生不利的影響。

3. 原鄉照顧工作本身就是文化傳承

語言是文化載體，也是文化得以傳承的重要工具，但隨著歷史變遷及主流社會的抑制，原住民語言文化面臨快速流失的困境，尤其都會原住民已抽離部落文化生活環境，其語言文化的流失更為飛速（賴秦瑩、吳惠如、郭俊巖、王德睦，2013）。研究者四年前有機會從都會區返回泰雅族部落擔任照顧服務員，每天服務耆老，親睹耆老言行間皆散發文化元素，更感受與耆老互動本身就是一項文化傳承。由於耆老慣用族語對話，使得研究者在規劃課程與活動，須以耆老為師，從其身上挖掘文化元素納入課程與活動規劃。陳宇嘉（2011）指出，部落照顧據點之課程安排，如能以族群傳統模式為主體來規劃課程活動內容，將可滿足部落長者身心靈的需求。

> 我們也會善用我們自己長者，他們本身就會做一些編織啊一些織布啊，我們就會請他們，部落有一些年輕人也很會做那個 kisi（藤編）的編織，就是我們竹籃子……有點像文創啦，他自己再改良的。當然，如果你如果是會講自己原住民的話是好，……他們也會覺得很親切……拉近跟長輩之間的關係（T1）；其實有一些照顧服務員就是在跟長輩的對話會提升，……我是原住民的小孩，為什麼不會說那個，我們自己的族語，……也是因為她進到文健站之後，然後她才會有這

樣的體認，因為她所接觸的是長輩。……語言最重要，是一個傳承，也是一個文化的傳承。……在你的環境啊，他（耆老）跟你的對話，就是文化啊（T2）。

　　研究者從都會區返回部落，從事照顧服務工作，常與耆老面對面互動，也從耆老身上體悟自族文化的價值，更激勵研究者投入自族文化的學習之旅。如受訪者（T3）表示，在文健站照顧部落耆老，同時可從耆老身上學習深奧的族語文化。另外，受訪者也表示，「我們有一個像我沒有辦法用族語溝通，有一位是他（照服員）是完全可以直接用族語講」（T4）；「跟耆老對話本身就是一種文化傳承」（T2）。事實上，近二、三十年來，學界及原住民菁英一再提示部落人口空洞化危機的警訊，並呼籲政府應正視原鄉人口加速老化議題。時到今日，原鄉仍不時有條件較佳的青壯族人遷移都會區謀生，這也造成原住民部落文化傳承面臨斷層危機（郭俊巖，2011）。為今，在國家長照政策底下，原鄉部落相繼設置四百多處文健站（擴增中），倘若政府能依專業、學歷及年資規劃照服員的薪資待遇分級制度和升遷管道，著實能吸引高學歷和高專業的年輕族人返鄉服務。當部落日常有年輕族人穿梭其中，將可促成部落文化復振與活化部落生機。

伍、結論與省思

　　本文聚焦探討文健站的照顧實踐和服務困境，以及因應對策和部落長照機制永續發展等議題，針對4位高學歷具表達能力之照服員依研究目的規劃的訪談大綱進行資料蒐集與分析，期使藉由研究成果發展一些提升文健站之效能和促進部落長照機制永續發展的策略方針。

一、加強部落失能長者的照顧服務

　　目前原鄉照顧機制，以文健站為主要平臺。但問題是，原鄉失能長者的照顧需求，好比居家護理、居家照顧，絕非目前文健站的現有人力與醫護資源所能承擔（如失能等級超過 3 級）。雖然現今部落照顧服務已跟長照 2.0 居家服務搭配實施，但原鄉族人在使用居家照顧服務仍遇到某些難題，例如部落失能長者常因長照管理中心評估失能等級不符合居家照顧的需求標準而失去資格。雖然年長者失能等級調降，或許代表居家照顧服務能有效改善個案身心功能，只是原鄉交通不便利，一些獨居長輩實難自立生活。對此，研究者認為長照管理中心應因地制宜，不宜將都會主流的長照評估尺規，套用在偏僻的原鄉。在偏鄉部落政府理應採取更彈性的評估方式，讓部落長者能享有基本的長照服務資源。當前，雖有一些外地進來的長照機構服務部落長者且對長輩有助益，但我們可能要關注其專業服務的文化敏感度，才不至於損及部落長者的尊嚴。

二、減輕文健站照服員工作負荷

　　目前文健站已成為部落長者的生活重心，「（長者）會喜歡來，然後是應該是習慣了吧！每一天他可能就是會來除非他是要去看醫生或是怎麼樣的話會！缺席的話他是會跟我們講」（T4），當文健站服務人數增加，照服員的工作負荷也加重。然而，從實務觀察，近幾年文健站採月薪制和提升薪資，確實吸引一些年輕高學歷族人投入照顧服務工作。但問題是，年輕學歷高、專業高的照服員，似乎被期待承擔更多行政事務。職場這般工作分配不公平的情況，可能難留住年輕人力。為此，原民會未來理應補足專業人力與放寬文健站至多配置 4 位照服員的限額。

三、放寬文健站服務人數限制與服務使用者族群別資格限制

目前文健站服務人數規定上限為 49 人（含量能至多 10 名），並配置最高 4 名照服員。問題是，隨著人口高齡化加速，部落有照顧需求的長輩也日增，造成許多文健站面臨超額服務族人長輩的難題。再者，文健站服務對象需具原住民身分，但部落有許多原漢通婚的族人或移居原鄉的漢人，照規定無法享有社區照顧資源，這也是文健站面對的一個難題，通常文健站仍將這些漢人納入服務對象，只是這些服務人次無法造冊申請經費補助。原民會應放寬服務人數限制，以及讓部分原住民配偶（非原民）或部落漢人也能參與文健站，以利多元族群融合。

四、培力照服員專業能力及補足文健站醫療照顧設備

從文健站計畫內容觀之，照服員的任用資格落差大，對某些非社工、護理、長照等專業科系畢業或教育程度相對低的照服員，是有精進專業知識的需求。由於文健站資源短缺，再加上後送醫療照顧資源匱乏，因而原民會理應補足文健站各類急救設備，以利族人長輩發生緊急意外時，可即時進行簡單急救，再後送大醫院醫治。研究者建議原民會應協助培訓照服員之專業能力和協助其職涯發展，以利文健站各項業務的推動。

五、照服員薪資分級制和暢通升遷管道

文健站在薪資待遇和晉薪升遷管道應該朝向合理化與制度化建置，應依照學歷、專業（證照）及年資建構合理的薪資分級制與暢通

升遷管道，如此才能吸引學有專精的年輕族人返回部落服務，並願意長留部落參與社區營造工作，也唯有如此，才得以促進部落長照產業永續發展及再造原鄉生機。

六、政府應力推年輕族人返鄉服務並從長者身上傳承文化

研究者四年多前返鄉從事照顧服務工作，每天例行服務部落耆老，然在與耆老互動中，發現耆老舉手投足間皆散發文化元素，使得研究者深感原鄉照顧工作本身就是一項文化傳承，並激起研究者莫大的族群認同。受訪者更表示，**跟耆老對話本身就是一種文化傳承**。部落若缺乏年輕人，將構成文化傳承的斷層危機。因而政府應規劃文健站的薪資分級制，使這項工作具職涯發展願景，以吸引年輕族人返鄉服務，助益原住民族的文化傳承。

參考文獻

Kui Kasirisir（許俊才）（2015）。〈原住民族偏鄉與「在地健康老化」的對話〉，《臺灣原住民研究論叢》，第 17 期，頁 29-61。

Kui Kasirisir（許俊才）、林東龍（2011）。〈誰配合誰？部落生活觀點與長期照護服務法草案〉，《臺灣社會研究季刊》，第 85 期，頁 387-395。

王潔媛（2012）。〈回應高齡化社會當代社區工作：建構社區化長期照顧服務之探討〉，《社區發展季刊》，第 138 期，頁 166-179。

王增勇（2013）。〈長期照顧在原鄉實施的檢討〉，《社區發展季刊》，第 141 期，頁 284-294。

行政院（2005）。〈臺灣健康社區六星計畫推動方案〉，《社區發展季刊》，第 110 期，頁 517-526。

李明政（2003）。《文化福利權》。臺北：松慧。

林美玲（2016）。《臺東縣原住民部落健康文化站照顧運作困境及策略之研究：服務提供者的觀點檢證》。臺東：國立臺東大學公共與文化事務學系碩士在職專班碩士論文。

林益陸、楊安仁、郭俊巖（2019）。〈原鄉與都市文化健康站族人參與經驗之研究：以臺中市為例〉，《靜宜人文社會學報》，第 13 卷第 3 期，頁 215-247。

原住民族委員會（2019）。《108 年度推展原住民族長期照顧 - 文化健康站實施計畫》。2019 年 11 月 10 日，原住民族委員會網站（https://www.apc.gov.tw/portal/getfile?source=79ADDDD9195DB0E52610217BBF0B058FA9DAB2A97BBE1DD0E0C44C38ED9E0AD2B52C222A95172993D493F87F4CF99994FA2790626F9E498A3B91B9DF71659F0C&filename=750946E1283D99D4A11347E0B3B75AF2D4DB3FA9F358DC3FFCE7B317A7C287ABF370CD9DF65E1A03）。

原住民族委員會（2020）。《109 年度文化健康站賡續辦理核定一覽表》。2020 年 5 月 2 日，原住民族委員會網站（https://www.apc.gov.tw/portal/docDetail.html?CID=7661900BAFAAA37D&DID=2D9680BFECBE80B6F00A4F9AD3EE914A）。

原住民族委員會（2021）。《原住民部落文化健康站站數及服務人次》。2021 年 2 月 23 日，原住民族委員會網站（https://www.cip.gov.tw/portal/docDetail.html?CID=05930CF23390CA3A&DID=2D9680BFECBE80B6D454465BE0F7A71F）。

章英華、林季平、劉千嘉（2010）。〈臺灣原住民的遷移及社會經濟地位之變遷與現況〉，載於黃樹民、章英華編著，《臺灣原住民政策變遷與社會發展》，頁

51-102。臺北：中央研究院民族學研究所。

郭俊巖（2011）。〈全球化下低教育原住民回鄉就業的漫漫長路：社區菁英的角度〉，《臺灣教育社會學研究》，第 11 卷第 1 期，頁 1-40。

郭俊巖、王德睦（2008）。〈全球化下脫貧策略的政治經濟背景研究：從 Anthony Giddens 觀點的探討〉，《東吳社會工作學報》，第 18 期，頁 105-134。

郭俊巖、蔡盈修、周文蕊、賴秦瑩（2018）。〈原住民部落文化健康站的現況與反思：以大安溪泰雅部落為例〉，《臺灣社會福利學刊》，第 14 卷第 1 期，頁 63-109。

陳宇嘉（2011）。〈原住民部落社區老人日間關懷站的推動歷程之反思與開展〉，《臺灣健康照顧研究學刊》，第 10 期，頁 57-72。

陳淑敏（2000）。〈臺灣原住民長期照護問題〉，《社區發展季刊》，第 92 期，頁 113-125。

黃源協（2000）。《社區照顧：臺灣與英國經驗的檢視》。臺北：揚智。

楊安仁、伍添福、羅清輝、郭俊巖（2021）。〈部落文化健康站的照顧實踐與困境：文獻的檢閱與反思〉，《靜宜人文社會學報》，第 15 卷第 1 期，頁 97-131。

詹宜璋（2010）。〈原住民之族群不利地位認知與歸因類型探討〉，《社會政策與社會工作學刊》，第 14 卷第 2 期，頁 195-214。

劉千嘉（2016）。〈遷徙與區域醫療資源對原住民健康不平等之影響〉，《社會政策與社會工作學刊》，第 20 卷第 1 期，頁 129-162。

劉雅文、呂朝賢（2019）。〈以社區為場域之老人照顧服務發展歷程：述說宜蘭縣尾塹社區〉，《靜宜人文社會學報》，第 13 卷第 3 期，頁 99-134。

賴兩陽（2006）。《社區工作與社會福利社區化（修訂版）》。臺北：洪葉。

賴秦瑩、吳惠如、郭俊巖、王德睦（2013）。〈臺灣原鄉弱勢教育與教育福利議題之初探：原住民校長的角度〉，《社會政策與社會工作學刊》，第 17 卷第 2 期，頁 213-258。

龍紀萱（2011）。〈原住民長期照護服務模式之探討〉，《社區發展季刊》，第 136 期，頁 264-277。

羅慧中（2020）。《原鄉社區組織經營部落文化健康站的限制與出路：一個實務工作者的反思》。臺中：靜宜大學社會企業與文化創意碩士學位學程碩士論文。

Cnaan, R. A., J. W. Sinha, & C. C. McGrew (2004). "Congregations as Social Service Providers: Services, Capacity, Culture, and Organizational Behavior", *Administration in Social Work, 28*(3-4), 47-68.

Elster, J. (1988). "Is There (or Should There Be) a Right to Work?", in A. Gutmann (ed.), *Democracy and the Welfare State*, pp. 51-78. New Jersey: Princeton University Press.

Glesne, C. (2011). *Becoming Qualitative Researchers: An Introduction (4th ed.)*. Boston, MA: Pearson.

Kaufman, S. R. (1994). "In-depth Interviewing", in J. F. Gubrium, & A. Sankar (eds.), *Qualitative Method in Aging Research*. London: Sage.

Owens, M. L. (2006). "Which Congregations Will Take Advantage of Charitable Choice? Explaining the Pursuit of Public Funding by Congregations", *Social Science Quarterly, 87*(1), 55-75.

Poulshock, S. W. & G. Deimling (1984). "Families Caring for Elders in Residence: Issues in The Measurement of Burden", *Journal of Gerontology, 39*, 230-239.

Sales, E. (2003). "Family Burden and Quality of Life", *Quality of Life Research, 12*(1), 33-41.

Schwandt, T. A. (1997). *Qualitative Inquiry: A Dictionary of Terms*. London: Sage.

Wilson, P. A. (2003). "Faith-Based Organizations, Charitable Choice, And Government", *Administration and Society, 35*(1), 29-51.

Wolcott, H. F. (1982). "Differing Styles of on-site Research", *The Review Journal of Philosophy and Social Science, 7*(1), 154-169.

第八章
花東地區老人養護機構經營管理之現象分析：兼論機構原住民長者的文化照顧[*]

賴兩陽

* 本文係科技部 MOST 106-2420-H-259-013-MY2 研究計畫成果的一部分，並感謝所有受訪者與研究助理劉月珍協助資料整理。

壹、研究動機與目的

　　花東地區一向給人地處偏遠、交通不便、資源缺乏的印象。固然在某些方面是事實，但花東地區地廣人稀，自然景色優美，多元族群的特色，也是西部縣市無可比擬之處。花東地區的人口不多，截至 2020 年底花蓮縣有 32 萬餘人、臺東縣則有 21 萬餘人，西部某些二級城市的人口，都比這兩縣更多。但是，在人口老化的現象，與全國相比，卻有過之而無不及。截至 2020 年底我國 65 歲以上者為 378 萬 7,315 人佔全國人口 16.07%，而老年人口比率，以東部地區 17.47% 最高。青壯人力外流，是老化指數偏高的原因之一。在原住民長者部分，如以 55 歲以上作為統計基準，花蓮縣 9 萬 3 千餘位原住民，有 2 萬 4 千人符合標準，佔 26%；如以 65 歲作為基準，有 1 萬 1 千人，比率驟降為 12.6%。臺東縣 55 歲以上原住民有 2 萬 2 千人，佔 29.2%，65 歲則有 1 萬 1 千餘人，佔了 14.7%。如以 65 歲原住民長者的比率來看，低於全國老人的比率，呈現出花東地區原住民老人健康的議題值得關切。

　　花東地區老人生活照顧需求，隨著時代的演變，非典型家庭增加，呈現多元的狀況，獨居、與配偶或親友共居、安養照護機構都成為一種居住型態的選擇。當然，老人照顧最好的安排是居家照顧或社區照顧，但高齡失能之後，家人無法照顧，機構式照顧不失為一種適當的選擇（林明禎，2017：59）。

　　依衛福部 2021 年 6 月的統計，全國老人福利機構有 1,080 家，其中以養護型機構 1,012 家最多，約佔老人福利機構的 93.7%。在花東地區養護型機構合計只有 30 家，有 1,600 餘位老人進住，其中也包括為數不少的原住民長者。全日型住宿型照顧機構並非不得已的選擇，如果符合長者的照顧需求，具有一定的服務品質與足夠的照顧人力，

是一種適當的選擇。只是機構照顧所面臨的共同問題包括：入住意願低、多床共室、群體生活及缺乏自主等（徐震、莊秀美、王宏倫、杜秀秀，2014：198-201）。

　　養護機構作為老人福利機構最主要的類型，形成一個龐大的照顧產業，如何在非營利組織的性質之下，透過經營管理的策略，讓機構可以永續優質經營，是機構業者最大的挑戰。馬立德、葉俊廷、劉以慧（2017）指出，老人福利機構經營的管理重點，包括機構的資源、方案設計、組織團隊、服務傳遞、政策與管理，以及經濟支持。老人養護機構在經營管理上常面臨照顧人力不足、收費無法提高及政府對機構業者要求提高，增加經營成本等問題（徐震等，2014：198-201）。在這些經營管理的重點當中，可以歸納為三大面向：財務面、人力面與品質管理面。而花東地區在這三大面向上，其呈現的現象為何？是否有別於其他地區，值得透過實證資料的分析，加以了解。

　　另外，花東地區有許多原住民長者住進養護機構當中，臺灣 16 個原住民族各有其語言、文化、風俗習慣與社會結構，彼此之間存在一些差異。但當這些長者入住機構後，機構是否會以原住民為中心開始思考，用原住民自身的文化與世界觀作為基礎，來設計其照顧與服務措施？亦即文化照顧的理念與作法在養護機構中如何呈現？

　　儘管依據《長照法》的內容，長照服務依其提供方式包括：居家式、社區式與機構式服務，但衛福部長照 2.0 計畫係以社區照顧為主，忽略了老人機構住宿式服務的重要性，原民會的立場則提到對於「重度失能」的原住民長者希望提供「居家服務」，但未考慮部落中壯人口外流的因素，許多獨居長者僅靠「居家服務」是不足的，仍需要養護機構的照顧。即使老人養護機構尚屬普及，但作為機構的經營者卻需要在公益目的與營運管理之間取得平衡，以維持機構的持續經營，這些業者所面臨的問題為何？花東地區在機構經營上與其他地區

有何不同？儘管花東地區原住民長者偏好居家與社區型照顧，但仍有許多長者住進養護機構當中，機構的照顧人員是否依據族群的特色，而會有不同的照顧方式？綜上所述，本研究主要的目的是檢視花東地區老人養護機構的經營管理現象，並了解原住民長者在機構照顧時是否具有文化照顧的意涵？

貳、文獻探討

在臺灣老人養護機構雖然普及，但往往要面對機構照顧常被提及的缺乏人性、統一管理等負面印象的挑戰。不過隨著老人福利相關法規的完備，老人福利機構的印象正在翻轉當中，只是作為機構的經營者仍然面臨了許多在管理層面的問題，主要包括：財務面、人力面、品質管理面，需要進一步藉由相關研究釐清之間的關係。而原住民長者進住機構後，其族群文化的特色是否仍然被保留，係屬文化照顧的層面，本節將對這些相關理念加以彙整與評論。

一、老人養護機構的印象翻轉與現況

（一）機構照顧負面印象的翻轉

構式照顧服務模式係整合家庭、民間機構、團體及政府的力量，為老人提供完善的安養、長期照顧等福利服務措施，以補充家庭照顧功能之不足，增進老人福祉。但以往機構式照顧容易帶給社會大眾悲苦、神祕且封閉的印象，其提供之團體生活的照顧方式，必須與家人長期分離，難以抹去被遺棄的感覺（陳明珍，2011；Fisher & Scragg, 2012: 112; Crawford, K & J. Walker, 2009: 94）。因此，傳統機構照顧忽

略人性、冷漠、僵化、角色剝奪等令人感到不快之負面意象，在弱勢者人權與權益日趨高漲的環境裡，其適當性遭到嚴峻的質疑與挑戰，進而引發「去機構化」的聲浪（黃源協、莊俐昕，2020）。

「去機構化」所針對的照顧機構，其設計主要為方便管理及成本考量，因而居住空間難以如住家一般給予長者較多隱私及控制感，且因為距離等因素，長者與家人的互動也相對較低；但相對地，若去除傳統文化束縛與倫理壓力，機構照顧反而可以分擔照顧者較多負荷，維持其自我發展機會（蕭文高，2020：11）。

而隨者時代的變遷，機構照顧的水準也逐漸提升，機構式照顧已不像過去總是充斥負面、悲情、與世隔離的「乞丐寮」形象，其神祕面紗逐漸揭起，陌生未知的高牆也逐漸崩解，在機構式照顧需求增加的同時，與各界關係與接觸頻率也開始愈加密切（張玉龍，2021：84）。

老人的機構照顧的照顧方式，逐漸被接受，也發展出不同以往的負面形象，張玉龍（2020）的研究顯示：老人養護機構對服務使用者的影響，包括「安全機能」改變，從受危險威脅到獲得保障、「生理機能」改變，從衰退到延緩、維持或進步、「自理機能」改變，自行料理基本生活從依賴到逐漸獨立、「自主活動機能」改變，身體活動自主從被約束到解放。對長者的心理感受，對於入住機構從害怕排斥到接受、從覺得在接受照顧到感覺自己在過生活、從自卑退縮到自信而有成就、從落寞寡歡到擁有快樂、家屬與長者的關係，從冷漠衝突到在意關心、在照顧觀念上從固執保守到進步合宜。

因此，老人養護機構在法規的要求、政府的補助與業者的努力之下，漸漸呈現可替代的功能。老人住機構進並非不得已的選擇，如果符合長者的照顧需求，具有一定的服務品質與足夠的照顧人力，不失為適當的選擇。

（二）臺灣現行老人養護機構統計分析

老人養護機構的設立或有其設立的慈善與公益的動機，但為了讓受照顧的老人享有一定的照顧品質，老人養護機構的設立有其法規的規範：

《老人福利法》第34條規定：主管機關應依老人需要，自行或結合民間資源辦理下列老人福利機構：一、長期照顧機構。二、安養機構。三、其他老人福利機構。在該法中與小型長期照顧機構有關的包含第34條老人福利機構之規模、面積、設施、人員配置及業務範圍由中央主管機關會商中央目的事業主管機關定之。第36條明訂小型機構設立且不對外募捐、不接受補助及不享受租稅減免者，得免辦財團法人登記。小型老人機構「三不」的規定，讓機構只能自給自足，造成機構經營者的困境，遂於後來修法時放寬不接受補助的規定，不包括配合國家長期照顧政策，辦理符合中央主管機關指定或公告之項目及基準者。

另外，長期照顧服務的範疇已朝向多元方向發展，依據《長照法》第9條規定為：

長照服務依其提供方式，區分如下：

一、居家式：到宅提供服務。

二、社區式：於社區設置一定場所及設施，提供日間照顧、家庭托顧、臨時住宿、團體家屋、小規模多機能及其他整合性等服務。但不包括第三款之服務。

三、機構住宿式：以受照顧者入住之方式，提供全時照顧或夜間住宿等之服務。

四、家庭照顧者支持服務：為家庭照顧者所提供之定點、到宅等支持服務。

五、其他經中央主管機關公告之服務方式。

前項服務方式，長照機構得合併提供之。

綜上，長期照顧依服務對象的需求或偏好，以及提供服務得內容可區分為居家、社區和機構等不同型態的照顧模式，惟各種服務並非截然區分的，特別是有些老人的照顧需求，可能遊走於不同照顧型態（莊俐昕，2020：135）。對於需要照顧的老人而言，可以依其需要選擇其照顧方式。此外，長照2.0以社區照顧為主，儘管跟養護機構關係不大，但一些老人養護機構仍然會思考其現行的服務是否可與社區照顧連結在一起。

依據衛福部老人機構的統計，截至2021年6月底止，全國老人福利機構共有1,080家，提供可以住進61,864人，目前實際住進51,616人，全國平均進住率83.4%。各種老人機構家數如下：長期照護型機構有45家、養護型機構1,012家、失智照顧型機構2家、安養機構21家。由統計資料看出，養護型機構佔了老人福利機構93.7%，照顧的老人係以無法自主生活，但不需要專門看護服務為對象，最符合老人服務的需求（衛福部統計資料，2021）。

而在花東地區，老人福利機構數量並不多，合計只有30家，但實住人數1,695人，花蓮與臺東兩縣，老人福利機構數如下（如表8-1）：

花蓮縣：老人福利機構有17家，可住人數1,271人，實住人數1,042人，佔82%。養護型機構16家，長照型機構1家。

臺東縣：老人福利機構有13家，可住人數824人，實住人數653人，佔79%。養護型機構12家，長照型機構1家。

表 8-1 花東地區老人福利機構的數量

縣市	機構數	可住人數	實住人數	長照型		養護型		失智型		安養型	
花蓮縣	17	1,271	1,042	1家	44人	16家	998人	0家	0人	0家	0人
臺東縣	13	824	653	1家	49人	12家	604人	0家	0人	0家	0人
合計	30	2,095	1,695	2	93	28	1,602	0	0	0	0

資料來源：衛福部統計資料（2021）。

　　花東老人福利機構以養護型為主，兩個縣市各有 1 家長照型機構，但失智型與安養型機構均掛零，不是沒有需求，而是這些失智與安養機構需求的老人均在養護機構得到照顧，呈現出花東地區老人福利機構在專業分工上仍有不足。

　　依據衛福部統計，近三年來老人福利機構統計，2018 年有 1,098 家、2019 年有 1,091 家、2020 年有 1,078 家，老人福利機構數量甚至有減少的趨勢，整體規模亦遠不及目前政府極力推動的社區及居家式照顧服務，但隨著家庭結構的改變、家庭照顧人力減少，以及隨著時代變遷造成家庭觀念改變和對長期照顧的接受程度增加等，機構式照顧服務的需求及重要性將難以撼動（張玉龍，2021：86-87）。

二、機構管理層面的現象分析

　　老人福利機構的需求一直存在，其機構的性質被界定為非營利機構，依據《老人福利法》第 37 條，老人福利機構不得兼營營利行為。非營利組織在輸送服務的過程或因其不穩定的財務來源，欠缺誘因的工作動機，機構發展的結構限制，導致其所提供的服務不盡理想（江

明修，1994）。長照機構所需面對的課題包含：政策法令可能會增加機構營運成本的疑慮、缺乏長照專業人才，以及實施跨專業整合困難等難題。我國小型機構的經營困境包括：不能募款、不能補助、不能免稅，經費及資源來源受限，床位限制在 49 床以下，限縮其營業收入、評鑑制度增加機構營運成本、評鑑制度的審核標準不符合小型機構的發展現況、機構人力比提高，提高人事成本、社會對機構負面觀點與面對大型機構強力競爭等（馬立德等，2017）。依據蕭文高（2021）研究顯示：我國老人照顧機構治理的失靈現象包括：制度管理層面，地方政府限制收費、小型機構難以產生規模經濟與公費安置費用過低。機構評鑑層面，評鑑時間短、檢閱資料流於形式、小型機構不易達成指標要求、評鑑委員評分標準不一、評鑑指標繁瑣、機構不知如何達成評鑑委員要求等。實務運作面，小型機構人員缺乏同儕支持、派遣人力僅在評鑑當天出現、機構以合法掩護非法、逃避監督。

　　機構式照顧近期被糾正單位包括中央與地方政府，缺失項目幾乎都涉及違反法令（例如人員不足、超收、違法收容、建築不符等），間接反映出各級政府對老人福利機構之限制不足與失靈。小型老人養護機構不完全取決於市場機制，仍須受《老人福利法》、《老人福利機構設置標準》、《長照法》、《護理人法》、《建築法》及《消防法》等規範，其機構設立的負責人、人員配置、任用資格及設備等，還有對服務價格的嚴格規範（蕭文高，2021）。這些嚴格的規範表示政府擔憂老人福利機構服務品質與安全設施的問題，這些規範會提高機構經營者的營運成本，讓機構必須要戰戰兢兢。而機構經營者最常面對的就是：財務、人力與品質管理三大面向。

（一）財務面

　　財務面是一個機構是否能夠持續經營最重要的面向，財務長期無

法收支平衡，將導致機構關閉的後果。社會福利機構兼具公益慈善與商業經營雙重內涵，不會存在只有愛心即可存在的想法，而是要思考是否能夠永續經營。尤其財務管理是機構存亡的要素，非營利機構應正視「財務管理」的重要性（張和然、邱文志、林晉照、陳文琦，2007）。張玉龍（2020）研究顯示，財務平衡是許多組織面臨最直接的問題，機構式照顧需具規模的空間設備，全天候服務又需大量供給，皆需較多資金奧援，但機構欠缺充足資金來源，財務吃緊。另外，政府給付「不合理」，只支付最低補助，造成機構財務的負擔。

張和然等人（2007）的研究指出，養護機構並非愈大愈有效率，因為機構規模愈大，愈需要投入資源的參與，當投入資源未發揮最大效率時，容易使管理機制失控，反而對經營績效造成負面的影響。如果不追求大型的養護機構，小型機構仍須考量財務收支的平衡，機構的收費標準是機構經費主要來源。小型養護機構收費標準的高低會影響機構的經營績效，畢竟每個月 2、3 萬元的固定支出，對於一般家庭而言仍然是一筆不小的財務負擔，因此，在選擇機構照護時，還是會把收費標準列為第一考量的要件。

至於小型養護機構，要收多少費用才能收支平衡？涉及機構的人員配置、機構設施設備與專業服務品質等因素，不過在收費上仍有一定的範圍，並經當地縣市政府核定。周怡君（2020：121）指出：臺灣老人福利機構費用全國並未有一致的價格。例如，大臺北地區的長期照顧機構收費約為每月 27,000 至 35,000 元，中南部或東部收費約有 10 至 15% 的價差；安養機構大約是 19,000 元至 26,000 元；護理之家的收費大約是 28,000 至 45,000 元。機構收費高低攸關經營的成本，是經營者最重要的考慮因素。不過，除了收費的價格之外，老人的福利身分、政府的額外補助、外界的捐款等等，都可以讓機構在財務面上得到部分的挹注，抒解虧損的困境。

（二）人力面

　　長照機構內部的人力運用情形是機構經營績效的關鍵要素，其主要的人力包括：照顧服務員、外籍看護工、護理人員與社會工作人員。在機構人員比例上，照服員的比例是 1：8，夜間則是 1：25；護理人員比例是 1：20；社工人員是 1：100 人，不足 100 人以 100 人計算。目前我國長服員人力養成主要訓練機制有三個，分別為衛福部、勞動部及教育部，其各有不同的教育訓練模式與取得證照的輔導機制。然而，許多人在完成照顧服務員訓練後，並未投入照顧職場。

　　馬立德等人指出（2017）長期照顧屬於勞動密集性的工作，但是照顧工作者專業人力不足、專業背景不夠多元、訓練不足或專業知能不足、人員流動率高、缺乏有效的團隊合作、工作環境欠佳與低薪的條件，造成員工有較高的替換率。張玉龍（2020）研究顯示，非營利老人福利機構載「人力面向」的困境，包括：員工來源的瓶頸──找不到、搶不贏，以護理人員短缺最嚴重；員工工作負荷的瓶頸──人不夠、事態多，機構遊走法律邊緣或僅遵循最低標準；員工穩定性的瓶頸──留不住、待不久；員工抗拒改變的瓶頸──不想改、改不了；員工現場壓力的瓶頸──擔不起、受不了；外籍員工培育的瓶頸──學不夠、教太少。

　　因此，如何招募到適當的人才，給予足夠的訓練與合理的薪資待遇，降低其流動率，是機構經營者在人力資源面上的重要課題。

（三）品質管理面

　　為了保障老人在福利機構所受服務有一定的品質，政府需要有一定的行政作為。依據《老人福利法》第 37 條規定：主管機關對老人福利機構，應予輔導、監督、檢查、評鑑及獎勵。老人福利機構對前項檢查，不得規避、妨礙或拒絕，並應提供必要之文件、資料或其他協

助。政府遂在老人福利機構的監管上，發展出平時督考檢查與評鑑制度，且行之有年，但其成效為何？

張和然等人（2007）指出：機構評鑑結果與小型養護機構之技術效率值並無顯著性差異，評鑑結果對於小型養護機構的經營績效並沒有正面的助益。小型養護機構的照護品質政策不能靠單一評鑑而達到控管的目的，必須與輔導政策同時進行，了解機構經營的問題，才能使未來全面性長期照護機構朝高品質、人性化的照護；針對評鑑內容與要點做一審慎的評估與探討，以符合民眾以此作為選擇機構的重要參考指標。張玉龍（2020）研究顯示，政府過多的行政規範，機構除了配合政府行政及填報表單，也須因應各項查核評鑑，相關行政措施造成另類壓迫，也限縮現場照顧時間。

看來機構評鑑制度成效有待提升、無預警查核措施似乎也失靈。但政府人力有限，對於機構的查核僅止於「低度管理」，如果這種管理方式都無法有效監督老人福利機構的服務品質，任由老人福利機構各憑良心，很難想像老人在機構裡會受到什麼品質的照顧服務。

三、原住民長者的文化照顧

許多研究都指出原住民老人獨居比例增加，而其照顧方式偏好使用社區或居家式服務，而非聘請看護照顧和機構式照顧（詹宜璋，2014；林明禛，2017：50；莊俐昕，2020：136）。但是，在花東地區仍有許多原住民老人因子女不在身邊，又有照顧上的需求，社區或居家式服務仍無法符合其照顧需求時，必須將長者送至機構。部落民眾對於要將自己的家人送到「機構」仍有很多的顧慮，特別是部落其他人的眼光，覺得為什麼不是自己的家人照顧，所以家人會有一種面子掛不住及害羞的狀況，而不願意接受社區小型機構式的日間照顧服務

（Kui Kasirisir〔許俊才〕，2020：202）。儘管如此，但當居家與社區服務都有其限制，無法滿足長者照顧需求時，機構照顧不失為一種適當的照顧安排。

　　當原住民長者住進養護機構，其族群特性必須加以慎重考量，以符合其文化特質。要能提升原住民族的健康狀態，必須以原住民為中心開始思考，用原住民自身的文化與世界觀作為基礎，來設計與管理原住民的健康照顧系統。對此，文化能力的觀點，提供一個具備文化敏感性的管道，讓社會工作者能對原住民族群的初級照顧服務體系與服務品質，有更貼近真實現場的檢視（鄭期緯、鄭夙芬，2017：119；Briskman, 2007: 14; Ray & Phillips, 2012: 15-16），此一理念即為現行原住民族服務方式所稱的「文化照顧」。

　　「文化照顧」的概念認為文化的價值與信念，可以協助、支持或促使個人或群體來維持福祉，改善個人狀況，或者面對死亡與失能。文化照顧不僅是一種具有文化敏感度、文化合適性及文化能力的專業健康照顧，它更關心如何跨越文化障礙，並進入個案生活脈絡與激發健康意識的文化照護實踐工作，最終能讓個案獲得全然的關懷與安適（怡戀·蘇米、許木柱，2016；Richardson & Seaborn, 2009）。文化照顧實踐上的觀點及現況：生態觀點的運作、回歸文化習慣的規範、家族與土地的連結、在地經濟產業與照顧的連結、部落文化生活的改變，「傳統」概念的文化照顧也在轉型中（Kui Kasirisir〔許俊才〕，2020：191-192）。

　　長期照顧服務要納入原住民族文化，必須做好以下四個面向：（一）身體（醫療照顧、友善環境、傳統醫療與食材）；（二）情感（幸福與舒適、家庭與社區的連結、沒有種族主義的環境）；（三）靈性（儀式與文化、與土地的連結）；（四）心理（傳播與語言使用、自尊與接受），而且這四個面向是彼此互相支持與影響，藉由做好這四個面

向讓部落在地長者，可以在兼顧身、心、靈與社會的文化氛圍下具有「全人」觀點的在地安老（Kui Kasirisir〔許俊才〕，2020：192）。

綜上所述，即使原住民長者入住養護機構，在照顧服務上仍必須考慮其文化特質，使其在照顧上獲得關懷與安適。

參、研究方法

本研究由於強調過程、重視事件的情境脈絡，希望了解機構照顧相關單位及人員真實的感受，遂採取「質性研究」取向。老人養護機構資料蒐集則以「深度訪談」作為主要資料蒐集的方法，並經歸納整理以提出具體的建議。訪談重點如下：研究重點包括機構設立的動機與歷程？機構服務在經營管理層面包括財務、人力與品質管理面對的問題為何？在服務供給、輸送與分配上優缺得失何在？機構是否推動與長照 2.0 結合的服務？對於長照制度的建議為何？針對原住民長者是否提供符合其文化傳統的服務措施？內容是什麼？

本研究訪談對象採立意取樣方式，分別訪問花蓮縣 5 位、臺東縣 6 位，合計 11 位老人養護機構主要業務負責人，受訪機構其服務對象包括漢人與原住民長者，訪談時間為 2017 年 9 月至 2018 年 9 月，每場訪談大約二小時之內（如表 8-2）。訪談後做成逐字稿，並進行編碼與歸類，粹取重要的內容加以歸納，以撰寫成研究發現。

本研究計畫由於涉及原住民族相關研究，依據《人體研究計畫諮詢取得原住民族同意與約定商業利益及其應用辦法》規定，已送臺灣大學學術倫理委員會審查通過。資料蒐集方法均遵循研究倫理的原則，在深度訪談時會以自願參加和知情同意的原則進行，深度訪談的受訪者均需簽署「知情同意書」，且以不傷害參與者為前提，並提供申

訴程序。在資料處理上，均考慮匿名性與保密性，受訪者個人絕對加
以匿名處理。

表 8-2　老人養護機構訪談行程表

編號	日期（2017 年）	受訪對象	訪談代碼
1	2017.09.11（一） 10:30-12:00	臺東縣私立○○療養院／主任	Be1
2	2017.09.11（一） 13:30-15:00	臺東縣私立○○之家／主任	Be2
3	2017.09.11（一） 15:30-16:50	臺東縣私立○○養護中心／主任	Be3
4	2017.09.12（二） 09:00-10:40	臺東縣私立○○老人養護中心／主任	Be4
5	2017.10.27（五） 10:00-11:30	花蓮縣私立○○老人長期照顧中心／主任	Be5
6	2017.11.10（五） 10:00-11:40	花蓮縣私立○○老人養護中心／護理長兼行政	Be6
7	2018.08.16（四） 14:30-15:50	臺東縣私立○○老人養護中心／主任	Be7
8	2018.08.16（四） 16:00-17:40	臺東縣私立○○老人長期照顧中心／主任	Be8
9	2018.09.05（三） 09:00-10:30	花蓮縣私立○○老人養護中心／主任	Be9
10	2018.09.05（三） 10:30-12:00	花蓮縣私立○○老人養護之家／社工師兼行政	Be10
11	2018.09.12（三） 10:00-11:40	花蓮縣私立○○老人養護所／主任	Be11

肆、研究發現

老人福利機構的經營管理有許多面向，Kettner 則提出五個重要的要素：組織目標、財務資源、人力資源、結構與組織，以及技術資源（引自孫健忠、賴兩陽、陳俊全譯，2016：68），本節將從機構設立之組織目標加以分析，之後聚焦在機構管理面上的財務狀況、人力狀況與品質管理三個層面。

一、成立動機、歷程與理念

非營利組織必須要有其設立的目的、使命與哲學，Brody 指出：「一個好的使命陳述應該是崇高、令人鼓舞、簡明的，且容易了解與記憶」（引自孫健忠、賴兩陽、陳俊全譯，2016：69），了解養護機構設立的歷史、動機、服務經驗與理念，有助於釐清該組織設立的目的與使命。

（一）主要是看到花東地區高齡人口頗多，老人養護需求高

花東地區老人養護機構成立的動機，大都基於評估花東地區老人養護需求的狀況而設立，老年人口比率較高，Be2 與 Be8 都表示：大部分機構都是滿床的情況。

> 雖然政府現在要去機構化，但是它不能忽略機構它存在的必要性。我們知道有很多更需要的人在後面等，所以我不用去擔心沒有人會進來住。（Be3）

> 我們當初會設立養護中心就是因為我們從富里以下都沒有一家社會福利機構，老人家也很多啦。（Be6）

（二）成立養護機構之前大都有老人照顧經驗

花東地區的養護機構大都在地經營很久，一些養護機構在設立之前，都有老人服務的經驗，例如從仁愛之家（Be2）、老人公寓（Be5）或家庭式的照顧開始（Be9），逐漸發展成養護中心。只有一家從護理之家轉型為養護中心，其原因為護理之家的人力成本較高，有虧損狀況，轉型之後財務可以平衡。

> 然後護理之家以後還是有一些利潤的問題啦，成本，人事成本比較也是很高，這個人力比的關係喔，護理之家的人力比會比較高這樣子，所以說後來我又一直給它轉型，轉型成養護中心。（Be8）

（三）經營理念包涵宗教因素與在地照顧

在經營理念方面 Be1 與 Be7 具有宗教色彩，強調以宗教的使命來照顧原鄉老人。另外一些機構，考量老人家人無法照顧，希望以社區化的理念在地經營，讓長者能夠就近照顧。

> 我們希望它是一個中繼點，這個中繼點他應該是提供迫切需要照顧而家裡沒有這樣專業跟環境的，他能夠先進來機構。（Be4）

> 因為年輕人都到外面去工作，把老人家留在鄉下，所以我們是那個戰後嬰兒潮嘛，所以說他們就是我的長輩，我們要養他們，所以說年輕的要去打拼，當時也沒有這個打算說要養老人家，那老人家以後的怎麼處理，所以幾乎我們這邊三分之二都是原住民。（Be6）

二、經營管理面向

(一)財務狀況

1. 每家機構收費稍有差異

養護機構的收費沒有一定的標準,經過訪談結果,每家收費稍有不同,從 Be2 新臺幣 21,000 元至 Be5 的 24,000 元不等,其他的機構如 Be6、Be7、Be11 則介於兩者之間,此與每一家的設施設備完整性與提供服務的內容而有差異。與大臺北地區的長期照顧機構收費約為每月 27,000 至 35,000 元,花東地區受費仍屬低廉。

> 我們這邊因為是臺東最便宜的嘛,我們收置才兩萬一而已。
> (Be2)

> 我們目前是兩萬四。(Be5)

2. 公費收容費用即使調高,仍嫌不足,收托老人可能淪為人球

公費收容的費用原先為 18,600 元,被視為經費不足,儘管逐漸調高為 21,000 元,但 Be3、Be7 表示「能不收就不收」,因不敷成本,影響服務品質。Be9 表示因收費不敷成本,有些受託的老人或身障者恐淪為人球,在機構之間輪流收容。

> 公費補助的話那個高一點,因為我們的公費補助佔蠻多的,
> 然後我們是財團是非營利機構,那政府會把別的小型機構不
> 要的時候都往我們這邊推,但是你往我們這邊推,可以,沒
> 有關係,那我希望在公費安置部分能夠調高一點。(Be11)

　　機構收容公費老人應屬公益的一環，不過，每一個機構的經營都要有成本觀念，不能虧損，如要機構在虧損的狀況下一直收容公費的老人，亦不合理。只是，政府已逐年調高公費收容費用，從 18,600 元到 21,000 元，接近機構原來收費，到底機構認為合理費用為何？

　　3. 小型機構普遍認為床位數未達經濟規模，至少要 60 床至 80 床之間

　　當訪談問及機構可否收支平衡時，中型機構大都表示可以，49 床以下的機構有些會表示無經濟規模，仍在虧損當中。因此建議要增加床位數，但至於要多少床才可以收支平衡？ Be2、Be3、Be9 表示要在 60 床至 80 床之間。值得注意的是，有兩家機構雖然床位數在 49 床以下，仍表示可以收支平衡。

　　　46 床，就是剛好他們這一個空間啦，其實我們是可以納到差不多 50 床，可以過就是這樣就 ok 啦喔，就是沒有虧就好了啦。（Be8）

　　　立案床數是 54 床，但我現在收到是 48 位，就是剛好平衡而已。（Be10）

　　4. 機構收費標準有些機構認為應由市場機制決定

　　有關機構收費標準方面，均由地方政府核定，有些機構認為應該要以市場機制為考量，讓服務品質好的機構可以收更多人、更高的費用，服務品質較差的機構即使便宜，可能收不到老人，形成自然淘汰。

　　　那其實政府應該要由市場機制去，因為你好的機構自然就會

門庭若市，那不好的機構自然就會被淘汰掉。應該用市場機
制來去那個，而不應該說把小型機構就三不政策，那又床數
又限制，那這樣是一個很不公平的市場機制。（Be3）

你回歸市場機制，他做不好人家就不送來嘛，他不送來他就
活不下去嘛，他覺得服務要好嘛，絕對比你政府的服務要
好。（Be9）

5. 替老人申請身障身分，以減輕費用負擔是普遍的作法

對於老人住進機構的費用處理方式，機構希望老人能得到政府補
助，一方面減輕家人負擔，一方面有政府給予補助的穩定財源，一舉
兩得。最普遍的作法就是替老人申請身心障礙身分，如符合資格，依
身障者障礙程度與家庭經濟狀況給予托養費用補助，以分攤機構養護
費用。

現在如果你有身障手冊，你加加減減去幫他做身障的申請，
他會依你的輕中重來給你，而且排富的部分不像以前那麼嚴
苛。……長照對原住民的，本來原住民的補助就很多，我現
在這邊 19 個裡面喔，幾乎只要你有身障卡，你有身障手冊
的，幾乎全部都有補助，他沒有排富喔，只要你申請他就給
你，多跟少。（Be7）

身障托育蠻多的，自費反而蠻少，自費就是完全自己負擔費
用，其他的部分都是身障托育補助比較多，但是經費多少要
看他們的程度。（Be11）

依據衛福部統計，截至 110 年第二季，臺閩地區領取身心障礙證

明人數有 111 萬 9681 人，佔全臺灣總人口之 4.78%。其中 65 歲以上老人佔 48.08%，有 538,384 人，老人佔身障人口比率接近一半，在機構的老人大都身心狀況較為衰弱，很容易通過身心障礙鑑定取得資格。

6. 機構募款狀況宗教機構較不受景氣影響

有關經濟景氣的狀況是否影響機構的募款？明確告知「沒有影響」的機構主要是 Be1 與 Be10 兩家具有宗教色彩與知名度的中型機構。其他機構表示大部分都是小額捐款，儘管有些機構有宗教色彩，但並不表示募款就會比較順利，仍有差異。

> 比較中間價位，因為像我知道比我們便宜的主要就是○○跟○○（機構名）。因為他們有宗教的募款，因為我們沒有宗教募款所以這部分比較辛苦啦。（Be5）

> 我們這個○○養護中心雖然是基督教的，但是也因為這樣在經費上面要募款有點困難。（Be7）

7. 耗材費用有時可得到政府補助

耗材費用欠繳，例如牛奶、尿布、管灌飲食等，就會運用捐款、社會資源或申請社會處及原住民行政處資材補助。社會處有生活照顧計畫，適用全體住民，具原住民身分有資材補助，但經費需視預算是否有結餘而定，並無穩定財源，影響機構收容的意願。

> 因為我們原住民的比例有達到，可以取得原民會的這種生活資材補助。那對他們的家屬也好，對我們機構的負擔成本相對的就會比較低。（Be4）

像縣府這兩年他有一個耗材的補助的計畫案,可是他是計畫他可能兩三年之後就沒了,今年是說要喊卡的。(Be10)

8. 追繳養護費用過程繁複

幾乎每個機構都會遇到欠繳養護費的問題,如欠繳之後,可以找到親屬支付,只是緩繳,較易處理;如長期欠繳,則家屬有遺棄之虞,則循法律途徑處理。處理程序堪稱費時與複雜,每一個機構都有遭家屬遺棄而由公費安置的老人,這是最無奈的結果,但也解決了機構長久以來家屬欠費問題的困擾。

就有些欠款就高達幾十萬,累積下來,每個個案如果一個就這樣子不處理的話累積下來就是幾十萬,就是要跑法院。他就是擺明遺棄啦,就是不接電話不處理。不然就是到最後走家事法庭,證明他沒有扶養義務,那就是政府付錢,變成我們納稅人養他,我真是看了很多就覺得真的是都在養這種人。(Be5)

一般會上法院的話,那我們會告他遺棄,這個遺棄成立,然後法院也給你債權憑證了,然後我們像縣政府說,可不可以說這個個案他已經遺棄了,你看我們已經強制執行了,也查不出財產了,法院給我一個債權憑證,那我現在只能告遺棄,那你縣政府可以把他原來的一般身托轉為公費安置,那這個就變成是政府的人。(Be11)

(二) 人力狀況

有關人力配置狀況會影響機構的營運成本,機構普遍認為勞動條

件的提高，造成營運成本增加，尤其是一例一休，往往形成排班上的困擾。但《勞基法》也考慮到各行業的差異，而有 84 條之 1 的規定，有關女性夜間工作可以報請當地主管機關核備，不受其他條款的限制，讓機構的人力成本可以減少，不用三班制，用二班人力即可 [1]。

1. 在勞動條件上一例一休增加成本但也有放寬措施

（1）《勞基法》一例一休的規定，讓人力成本提高

> 又經過一例一休之後，所有的人員幾乎禮拜六禮拜天很難安排。（Be2）

> 就像一例一休推下來，不僅資方不滿意，勞方也不滿意。（Be3）

（2）《勞基法》84 條之 1，有關夜間工作的規定，讓機構的人力成本可以減少

> 因為 12 小時是簽 84 條之 1 那個條款，所以他們薪水就是幾乎都是兩萬九。（Be10）

---

[1] 《勞基法》84 條之 1 的規定如下：
經中央主管機關核定公告之下列工作者，得由勞雇雙方另行約定，工作時間、例假、休假、女性夜間工作，並報請當地主管機關核備，不受第三十條、第三十二條、第三十六條、第三十七條、第四十九條規定之限制。
一、監督、管理人員或責任制專業人員。
二、監視性或間歇性之工作。
三、其他性質特殊之工作。
前項約定應以書面為之，並應參考本法所定之基準且不得損及勞工之健康及福祉。

你要用兩班制那就用兩班制的方法，那就是要採用 84 條之
1，這個是法規上有給業主的利約，算是一個比較好的方式。
（Be11）

2. 照顧服務員人力短缺，外籍看護工成為不可替代人力

照服員是第一線照顧人員，其人力聘用狀況，往往影響機構的服
務品質，其普遍的現象就是人力不足，受訓多，但就業少。花東地區
有許多原住民擔任照服員，其最大優勢在語言溝通。另外籍看護工也
成為養護機構不可或缺的人力。

（1）照服員不足是普遍現象，有些機構有空間，但因無照服員，
無法擴充

我非常地擔憂啦，因為找不到照服員。（Be1）

但是我們人力還是不足的，他要很多的照服員進來，但是我
們這邊這個地方比較難找到照服員。（Be10）

還是有空床，但是問題是他們也沒辦法收那麼多嘛，因為人
力的問題嘛，照顧人力喔，也是不好應徵啦。（Be8）

（2）照服員年齡偏大，且較無學習意願

那所以在我們這邊面臨到的一個問題就是我們發現我們的照
服人員年紀已經越來越大了。如果再不年輕化的話，我們所
有的人，我常常在笑說，你們這些照服員再過兩年都住民。
（Be4）

通常他們年紀比較大的，或者是說他們就是投入這個行業的時間比較久的，通常就會以習慣工作代替規則工作。加上如果有新的東西，能不能刺激到他們投入這個產品，而不是傳統照顧，我就是照顧你三餐，我把你生活照顧好，其它的都不管。（Be5）

（3）照服員受訓多，投入少

照服員受訓機會多，Be6 與 Be8 表示受訓學員可以領取訓練津貼或補助就業費用，但因工作內容辛苦，真正從事照服員工作的不多。

一些原住民的話，他們當時上課是因為有生活津貼可以領，所以他上課領完生活津貼以後，結業證書拿到了，那他也就回家了。（Be3）

就是從照護的部分，照護人這個人力通常，因為勞心勞累，又把屎又把尿這樣子，其實它蠻辛苦的工作。（Be11）

（4）每一個機構都有具原住民身分的照服員，其最大優勢在語言溝通

花東地區具有多元族群的特色，有不同的原住民族群，幾乎每個機構都有一定比例具有原住民身分的照服員，Be7 表示有四分之三，Be1、Be8 與 Be11 甚至表示「幾乎都是」。

全部都是啊。……譬如他的媽媽在這邊工作，媽媽後來變女兒來這邊，後來媳婦也進來了，因為媽媽退休了。（Be1）

但是我們會去聘原住民的照顧服務人員，像我們機構幾乎都

是。……因為我們原住民比較多，然後漢人的話大概是有 3
到 4 個，主要是原住民，包括我們護理也佔原住民比較多。
（Be11）

具有原住民身分的照服員其優勢就是能夠以族語溝通，拉近與受
照顧者之間的距離，也有受訪者提到文化可近性，比較熟悉原民文化。

當我們人衰老到一個程度的時候，他原來的文化跟原來的語
言就會跑出來了，那麼這時候他的照服員是他這樣的很熟
悉。（Be1）

我這邊都會進用原住民的，阿美族的、布農族的、排灣族的
一些員工，那他們至少就是說跟這些住民言語上可以溝通，
然後他們有一些文化上的差異，他們也會比較了解。（Be3）

（5）外籍看護工在較大機構是不可或缺的照顧人力

部分機構也僱用外籍看護工，Be6 與 Be8 表示會要求他們具備初
步的語言溝通能力，他們認真專業的態度，也讓雇主頗為肯定，甚至
認為比本籍照服員敬業，成為機構不可或缺的照顧人力。機構主管甚
至認為本籍與外籍僱用比例不應是一比一，而應放寬外籍看護工的僱
用比例。

我覺得外籍照護人員比臺籍好用。臺籍常常流動率很高，就
是感覺上她們覺得很勞累，但是在外籍來說，她們不會，她
很願意加班。從剛來，可能語言不太會說的，然後我們經過
訓練，經過教導，她就做得很好，我就說這個如果在法規上

可以開放外勞的話這可以更好，在人力上不要用，這麼堅持
說要 1：1，你可以 1：2 也可以。（Be11）

（三）品質管理面向

對於養護機構的監督與評鑑是政府的責任，近年來相關法規日趨
嚴格，也讓機構經營倍感壓力，同時透過機構評鑑檢核機構服務品
質，當然有其必要，只是機構覺得又增加業務負擔，且委員的意見與
機構想法不同，也會造成困擾。

1. 機構監督機制頗多，讓機構經營者壓力頗大

政府對機構的監督機制頗多，有不定期的臨檢，有平日的聯合督
導查核，針對消防與衛生等條件進行檢查，讓機構覺得壓力頗大。

臺灣的這個安養機構的建管、消防，他有重新訂定了很多的
規則之後，唉，他就是花錢，因為我們這是舊建築嘛。（Be7）

不定期的公安的檢查，公安檢查裡面包括衛生局、環保局、
監管課、衛生局，然後加上勞資課，每一項的要求非常嚴
格，所以對業者私人機構來講，就很想要把它賣掉逃亡。
（Be9）

2. 機構評鑑標準應因地制宜不要只有一套標準

有關機構評鑑主要用意在了解機構服務上的優缺點，以作為精進
或改善的依據。機構準備評鑑資料，費時費力，自不待言。機構較常
反映的意見就是評鑑不要只有一套標準，要因地制宜。Be4 與 Be10

表示：機構住民不願意睡床上、穿鞋子，這是他們生活的習慣，不應列入缺失。Be7 與 Be8 表示偏鄉地區有些條件不足，且機構規模大小不一，以一套標準要求小型機構，往往強人所難。另評鑑委員每年不同，上次委員的建議意見與本次委員相左，機構往往無所適從。

> 衛福部一定比較嚴啊，就是請來的專家學者就比較看的比較深，但是每年找的又都不一樣，然後每年我們要改善的，就是今年看 A 後來又看 B 然後每個其實老師的觀念不太一樣，就我們也有這個困擾，就是說到底要怎麼遵循。（Be5）

> 實在應該要有一些彈性啦，尤其是針對一些偏鄉，偏鄉地區的就是應該就是有一些，應該有一個應地制宜的一個設計這樣啦。（Be8）

三、長期照顧 2.0 計畫對養護機構的影響

長照 2.0 在 2017 年如火如荼地展開，主要是為了實現在地老化，提供從家庭、居家、社區到住宿式照顧之多元連續服務。其服務對象主要是老人與身心障礙者，這個制度的推出對養護機構造成的影響如何？

（一）長照 2.0 對機構影響不大

長照 2.0 的推動服務以社區照顧為主，Be6、Be7、Be8、Be10 都表示：對養護機構的影響不大。

> 我覺得沒什麼影響，所以他好像沒照顧到我們。（Be7）

我們原本的服務繼續做，對於機構來說好像真的沒有，因為他2.0其實針對機構的部分很少很少。(Be10)

（二）對長照2.0與機構連結的評估

　　儘管長照2.0以社區照顧為主，但畢竟擁有龐大資源，機構是否仍會發展出與長照2.0相互配合的服務項目？

1. 日間照顧服務

日間照顧中心在花東地區不多，有其需求，但需要安排交通接送，營運成本高，因此，承接意願不高。

我們收到一萬五千元，但是做不起來，就是接送成本很高。(Be4)

就是跑接送，光接送就好了，就是整個成本這樣算起來是應該是沒有達到他的效率啦。(Be8)

2. 小規模多機能

需要獨立的空間與人力，服務成本高，不易推動。

以小規模多機能它的一個經濟效益來講，你又重新去蓋去弄的話，你的成本回收遙遙無期。(Be3)

它雖然做的小規模多機能，那它規定裡面當時要四床以上所有的臨托或者全時托的這個服務嘛，但是我們只能說小規模多機能的部分，如果說要找到這個照顧服務人力，這個就會很困難。(Be4)

3. 喘息服務

運用現有設施設備，有短托與臨托服務，機構較可接受。

> 他們還是家屬就申請喘息服務啊，或喘息一些短托的，臨短托的，就我們還是把他接過來照顧。（Be8）

> 幾乎現在小型機構能做的就只有做機構喘息這部分。（Be9）

4. 居家服務

已被花東地區大型機構壟斷，他們有居服團隊，有服務的資訊連結系統，機構幾乎無法涉入。

> 為什麼臺東目前只有特定的一些單位，它有辦法去做所謂的居家服務，或者是送餐。那我們考慮到的問題，其實第一個是成本，第二個是人力。……你等於說你一個機構在做很辛苦，它一定要有一個規模性。（Be4）

> 大型機構，喔他們其實這種東西都也已經設定好了啦。……所以說很多這個資源喔都是，我是覺得臺東有些居家的資源啊，錢都等於說被壟斷了。（Be8）

（三）長照 2.0 提高居服員薪水對照服員產生影響

長照 2.0 居服員薪水從 32,000 元起跳，是否會影響養護中心照服員的工作意願？Be1、Be2 認為長照機構照服員有許多身體照顧服務，較為辛苦，當居服員薪水較高時，有引起落資雙方的衝突或離職的騷動。

人員的流動率也變高的，薪資高嘛，因為現在政府又喊出這個照服員三萬二，其實造成勞資雙方的一些的衝突。（Be9）

所以我們說當他說三萬二千元的時候，然後我們的照護人員就有騷動，都想要跳過去。（Be11）

但也有機構負責人認為，居服員的薪水看似較高，但要有個案才有收入，服務地點一直更換，不像機構照服員穩定。

居服員他的薪水比較高，但是他的工作不穩定，他不是很固定我每個月多少，有些是有個案有時數才有錢，沒個案沒時數就沒有錢，所以對於他們來講都是經濟收入不穩定，除非他是月薪人員。那第二點的話，就是說他的工作地點一直在換，而且就是說以現在來講，真的蠻多的個案還有個案的家屬，他們心態上其實是不太正確的，造成就是說這些照顧服務員去家裡做服務的時候，好像被當作傭人在使喚，那他們感覺不被受尊重。（Be3）

四、原住民長者文化照顧措施

花東地區每一個養護機構均有具原住民身分的老人，依據本次受訪的機構調查，從 Be1「幾乎都是」、Be8 有 70% 至 80%，其餘機構大都在 30% 至 60% 之間，這些原住民長者住進機構後，其照顧方式與漢人老人是否有所差異？其族群文化的特色是否融入照顧之中？由於本文探討的是養護機構的原住民長者，將分析面向聚焦在：生理照顧、飲食安排、住宿空間與參與文化活動的層面。

（一）生理照顧較無原漢差異

大部分的機構表示生理照顧的部分都差不多，依據生理狀況給予必要的服務，較無原漢差異。

> 他到了一定的衰退的時候，他其實需要的東西都是一樣的，就背部運動啊，管灌擺位啊，他其實就是人的需要，就回到人的需要，那所以就沒有什麼族群了。（Be1）

> 照護沒有什麼兩樣……我們的工作人員不會因為你是原住民或因為你是他的人，沒有！不會特別！（Be7）

（二）飲食安排大都相同，但會有快樂餐的選擇

飲食部分大抵相同，但會有快樂餐的安排或放寬飲食規定，Be6、Be7、Be8 表示：會安排原住民長者喜歡的食材或阿拜（原住民族食物，用葉子包裹米飯與餡料）。

> 可是大部分沒有區別啦，因為他都吃管灌飲食都是混在一起了。那像我們老人會有一些快樂餐，我們的快樂餐就在想那個老人最喜歡的原住民的餐，我們也會鼓勵他，包括有時候他想嚼兩顆檳榔，我們就讓他這樣子。（Be1）

> 不過我們有所謂的快樂餐，就讓他們去選，我們會做餐的選項，然後拍照起來說你今天要吃什麼餐，他們可以自己勾。（Be2）

（三）住宿的空間安排沒有特別區隔

大部分的養護機構都沒有特別依據族群不同加以區隔，性別差異

是分配居住空間的主要原則。但 Be1 與 Be10 表示：會盡量將同一族群的長者安排住在一起。

> 有空位就進來，因為我們幾乎也很少去考量說要把它挪在一區。我們會按照你跟誰合得來，跟誰比較有話講，那我們就會安排他跟誰同房。（Be2）

> 我們只有分男區女區，不會去分說你是原住民、漢人，那一個房間 5 個人睡，那就是可能也會原住民、有漢人他們一起來這樣。（Be11）

（四）活動設計會有較多的文化因素考量

不同族群有不同的文化活動，但養護機構長者因身體狀況不佳，影響其活動能力，往往需靠照服員有意的設計或安排符合其文化的活動，以喚醒其文化上的知覺，較常見到的作法包括：

1. 尊重宗教信仰

帶領老人進行其原來信仰的宗教儀式，以安定其心靈。

> 我們的老人他的宗教信仰，我們是相當尊重的。他的耳朵聽到的就是他的宗教的聲音，還有我們用祈禱陪伴他，一直到他嚥下最後一口氣。所以我們對臨終關懷這一塊相當地注重他本身的文化。（Be1）

2. 使用原民音樂

在特定的場合會播放該族群的音樂，喚起老人的記憶。

我們的像音樂陪伴，我們就有的時候就是原住民的語言嘛，就是阿美族的、布農族的，那我們的照服員他每次跳舞唱歌，也就是那個族語啊。（Be1）

我們每天會有一些那個音樂嘛，也會放他們的那個音樂。（Be7）

3. 帶長者回部落參加祭儀活動

生理功能好的長者會帶他們參加部落的祭儀活動。但 Be2 與 Be6 表示：部落長者也許受限於生理狀況，也許機構怕麻煩，往往沒有主動提及，機構也不會主動安排。

就是像一些像豐年祭啦，他們豐年祭那些我們也就是說看看可以行動的我們還是會帶他們去那個部落，喔跳舞啊。（Be8）

應該算他那邊運動會或者是我們有時候會覺得說，我們一些長輩的社區我們輪椅的一些競賽啊，我們推長輩會帶出去，讓他們去參與他們的活動，那或者是他們豐年祭他的需求，我們可能他的功能性還好的狀況之下會帶他去。（Be9）

4. 活動以自然方式融入原民元素

一般機構的活動設計與帶領較無族群差異，但花東地區本來就原漢混合，許多活動都自然融入原住民的元素。

活動時就是統統都是一樣的，我們不會認為有特別要偏重哪一個族群。（Be4）

我們也會有找那個原住民的舞蹈團體或是一些原住民的節慶的，我們會安排那樣的活動融合在這個裡面，不會說沒有考量到我們這邊，你看我們那比例那麼高。（Be7）

5. 族群差異發展出不同活動內容

阿美族與太魯閣族因族群的習性不同，仍發展出不一樣的活動內容。阿美族女性喜愛編織，太魯閣族則用織布機；阿美族以月桃、毛線球編織，太魯閣族則編手環；阿美族舞蹈有許多手部動作，太魯閣族則是腳步動作。阿美族有豐年祭，太魯閣族有運動會，各村輪流辦理。

月桃葉的編織是比較屬於阿美族的文化，太魯閣族沒有，我們在教那個毛線球的時候也很明顯就是阿美族會比較快上手，他們因為他們至少以前說就是這樣纏纏剪，就是弄成一個毛球，可是太魯閣族就是要花多一點時間去教他說怎麼弄、怎麼剪這樣子。然後如果像體能運動啊，像太魯閣族是用腳，腳去跳，然後他們手部動作比較少。阿美族就會跟著手一起這樣搖啊擺啊擺啊，然後可是太魯閣就是這樣拍拍拍。那太魯閣族我比較沒有明顯的一個祭典，他們都是辦運動會，那他們之前會講說運動會對他們來說是很重要的，可是我不懂為什麼運動會很重要？因為運動會就是有要抓雞啊，或許也是跟他們可能以狩獵為主的行為有關係，因為就是要比賽，要去抓那個雞。（Be10）

伍、結論與建議

　　本研究針對花東地區 11 家老人養護機構負責人或重要幹部加以訪談，了解其機構經營管理層面所面對的問題，並對原住民長者入住機構的文化照顧加以分析，經彙整研究發現提出研究結論與建議如下：

一、花東地區老人養護機構供給足夠，但品質差異影響各機構入住率，提升品質才能永續優質經營

　　老人養護機構已逐漸擺脫以往機構照顧給人的負面印象，對於居家與社區照顧無法滿足其需求的老人，機構照顧不失為適當的安排。花東地區的機構經營者大都具有慈善與公益的精神，且對老人照顧具有豐富的經驗，願意為需要照顧的老人提供妥適的服務。只是花東地區老人養護機構究竟是否有增加床位的空間？依據衛福部統計，花東兩縣老人福利機構有 30 家，可住人數 2,095，實住人數 1,695 人，入住率只有 81%，與全國比率 83.4%，相距不大。但機構認為仍有增加床位的空間，這與其他縣市現象頗為類似，評鑑優等與甲等的機構長者趨之若鶩，一床難求，對評鑑績效不佳者則乏人問津，收容不足。因此，提升花東地區老人養護機構服務品質，是重要的工作。儘管一些機構對評鑑制度希望因地制宜，固非無見，但經由機構評鑑也是得到肯定的機會，如有缺失，也可以加以改善，機構才能永續優質經營。

二、小型養護機構是否不符經濟規模，仍待精算成本確認，而尋求政府與民間資源，降低成本是機構財務面的重要課題

　　《老人福利法》規定：老人福利機構不得兼營營利行為，老人養護

機構即使有49床以下不用財團法人登記的措施，但仍被視為非營利組織。對非營利組織來說，願景與使命則被認為是指引組織發展的重要因素，師法企業的非營利組織，即便不堅持「利潤最大化」的傳統商業管理思維，但在面對績效表現時，仍多以財務及特定的效率、效能為判準（張玉龍，2020）。因此，機構的經營管理就是頗大的挑戰。在財務面，不能虧損，是重要的目標，這項目標涉及機構的收費、規模、募款與政府的補助。本次研究發現，收費範圍在21,000元至24,000元之間，49床以下被視為不符經濟規模，希望能擴充床位至60至80床之間。但也有兩家機構表示可以收支平衡。因此，小型機構收支平衡與否，也有個別的差異，不能一概而論。且老人福利機構真正的經營成本，需要將真實的財務狀況攤在陽光下精算，才能了解真正的成本。倒是政府社政與原民行政單位，在制度上正式的補助，例如身障托養費用補助或不定期的資材補助，稍可減緩財務上的經營壓力。

至於有些機構表示，政府應該運用市場機制，讓機構可以依其服務品質訂定收費標準，品質較佳者可收取較高費用，較差者自然淘汰。但社福機構照顧要形成開放的市場，除非擁有足夠的供給量且不會有資訊不對稱的現象，否則，仍會產生壟斷的情形，且受服務者都是社會弱勢者是否擁有足夠資訊可以判定機構優劣，並有足夠財力可以支付較佳機構的費用，不無疑義。建議機構擬定各項合理的成本控制方式，在符合各項規定下，縮減成本經費。

三、照服員人力不足是普遍現象，外籍看護工的服務則獲肯定，改善勞動條件是當務之急

在人力部分，養護機構第一線主要人力包括護理師、社工師（員）與照服員，護理人員各機構有差異，有些機構穩定，有些機構人力不足；社工人力因員額不多，尚無人力不足的狀況。幾乎所有的機構

都反應照服員不足，影響其服務品質，也無法擴增床位。馬立德等人（2017）指出：照顧人員培訓與激勵機制不利照服人員的職涯晉升，且工作環境、壓力及傷害對照服員的健康、情緒與留任意願產生負面影響。本研究也發現，取得照服員執照的訓練頗多，但真正投入職場的不多，工作辛苦、勞心勞力是主要原因。但這些照服員當中，卻有為數不少具有原住民身分，花東地區就業機會有限，照服員只要受過訓練即可擔任，就業門檻不高，即使工作辛苦，不失為穩定的工作機會。而照服員缺乏現代照顧技術與文化敏感度仍需要加強在職訓練，並建立訓練積分制度，以作為後續聘任的參考。值得肯定的是，原住民照服員具有語言與文化的優勢，對服務原住民長者是較佳的人選。

另外，外籍看護工已成為部分老人福利機構不可替代的人力，其敬業態度獲得經營者肯定。依據王潔媛、楊培珊（2018）指出：外籍看護工已經成為小型長期照顧機構的「主力」，而非來幫一手的「客」工；另一方面，呈現出族群性地、長期在臺居留，而不只是短期作客的「客」工。是以，外籍看護工的工作權利需要加以重視。張玉龍（2020）的研究顯示，要推動外籍看護工為「人力資本」而非僅是「勞工」的積極作為，重新檢視外籍看護工的勞動條件與運用策略。因此，在勞動法規上建構友善支持體系、協助及要求看護工能夠整備足夠的服務技術及基本語言溝通能力、提供外籍看護工持續性與進階專業訓練及語言培訓認證與建置適用外籍員工的員工協助方案等，都需要政府與業者共同努力。

四、養護機構只有臨短托服務可配合長照 2.0，但可開發與社區合作方案

在 2017 年長照 2.0 計畫正如火如荼地推動，花東地區的老人養

護機構大都表示「與他們無關」，因該計畫重點在社區照顧。經進一步詢問，可否利用現有機構設施設備擴大服務內容？其結果是：日間照顧中心交通接送成本高、小規模多機能除額外人力之外，需要獨立空間，不易設立、居家服務已被在地大型社福組織壟斷，無法介入，只有使用現有空間的臨短托喘息服務可以配合。長照 2.0 固然以社區照顧為主，但照顧本就是一個連續體，機構可以開發更多元的服務方式，例如與當地的文健站合作，將具有活動能力的機構長者送至文健站一起活動，文健站長者有機會到養護機構參與活動，促成機構與部落的交流，也讓社區照顧與機構照顧不會一分為二，而可以彼此合作。

五、機構原住民長者的文化照顧仍有改善空間，需要辦理相關人員原民文化議題的訓練

　　老人養護機構為了管理上的方便，提供住民的服務，往往朝一致化與標準化的方式設計，而忽略了個別的差異。尤其在生活作息方面，都有相同安排的狀況。因此，原住民長者住進養護機構，在生理照顧、飲食、住宿空間的安排等大都是相同的，其差異很少。依據 Kui Kasirisir（許俊才）（2020：192）指出：長期照顧服務要納入原住民族文化，必須做好身體、情感、靈性與心理四個面向。在文化活動上機構比較會考慮其原住民身分，而稍有差異，包括照服員使用母語、安排快樂餐、播放原民音樂、有行動能力的者長會帶回部落參加祭儀等，但看來針對個別化的文化設計活動仍嫌不足。因此，從機構負責人開始到照服員、外籍看護工都應有認識原住民文化的訓練，以提升其服務時的文化敏感度，進而培養其文化能力。

參考文獻

Kui Kasirisir（許俊才）（2020）。〈照顧在部落＝文化照顧——一個原鄉日照中心的故事〉，載於黃源協、蕭文高主編，《長期照顧：理念、政策與實務的檢視》，頁187-211。臺北：雙葉書廊。

王潔媛、楊培珊（2018）。〈「客工」？臺灣小型長期照顧機構外籍看護工之照顧勞動〉，《社會政策與社會工作學刊》，第22卷第2期，頁95-134。

江明修（1994）。《非營利組織領導行為之研究》。臺北：國科會專題研究計畫成果報告。

周怡君（2020）。〈機構類照顧服務〉，載於莊秀美主編，《老人福利服務》，頁117-139。臺北：雙葉書廊。

怡懋・蘇米、許木柱（2016）。〈臺灣原住民族長期照顧之跨文化政策議題與省思〉，《護理雜誌》，第63卷第3期，頁5-11。

林明禎（2017）。〈東部老人生活狀況與福利需求——外省、客家、原住民、閩南四個族群的差異比較〉，載於范麗娟主編，《東臺灣社會福利探析：高齡、族群與性別》，頁49-114。臺北：松慧。

徐震、莊秀美、王宏倫、杜秀秀（2014）。《社會老人學：老年人口的健康、福利與照顧》。臺北：洪葉。

馬立德、葉俊廷、劉以慧（2017）。〈我國小型長期照顧機構經營困境及策略之研究〉，《社會發展研究學刊》，第20期，頁61-81。

莊俐昕（2020）。〈原鄉地區家庭狀況及長期照顧負荷——以桃園市復興區為例〉，載於黃源協、蕭文高主編，《長期照顧：理念、政策與實務的檢視》，頁133-160。臺北：雙葉書廊。

孫健忠、賴兩陽、陳俊全譯，Peter M. Kettner著（2016）。《人群服務組織管理》。臺北：雙葉書廊。

黃源協、莊俐昕（2020）。〈公民權理念的實踐？——社區照顧的檢視〉，載於黃源協、蕭文高主編，《長期照顧：理念、政策與實務的檢視》，頁27-55。臺北：雙葉書廊。

陳明珍（2011）。《居家服務績效評鑑之指標建構研究》。臺中：東海大學社會工作研究所博士論文。

張玉龍（2021）。〈與鄰共舞——非營利老人長期照顧機構資源運用策略的檢視與省思〉，載於黃源協、莊俐昕主編，《社會照顧與健康照顧——以社區為基礎的途徑》，頁83-105。臺北：雙葉書廊。

張玉龍（2020）。〈非營利老人福利機構的組織績效與困境：社會影響力觀點的分析〉，《社會政策與社會工作學刊》，第 24 卷第 2 期，頁 95-141。

張和然、邱文志、林晉照、陳文琦（2007）。〈非營利長期照護機構經營績效之探討：以宜蘭地區小型養護機構為例〉，《績效與策略研究》，第 4 卷第 1 期，頁 24-48。

詹宜璋（2014）。〈遷移趨勢下的照顧網絡：以中部地區原住民家戶為例〉，載於黃源協主編，《家庭、部落與照顧：原住民生活經驗》，頁 77-101。臺北：雙葉書廊。

鄭期緯、鄭夙芬（2017）。〈花東地區原住民鄉鎮社區照顧關懷據點之現況初探〉，載於范麗娟主編，《東臺灣社會福利探析：高齡、族群與性別》，頁 136-137。臺北：松慧。

蕭文高（2020）。〈在地老化的實踐？——長期照顧服務體系的反思〉，載於黃源協、蕭文高主編，《長期照顧：理念、政策與實務的檢視》，頁 3-25。臺北：雙葉書廊。

蕭文高（2021）。〈健全老人長期照顧機構治理工具之多層次網絡治理分析〉，《社會政策與社會工作學刊》，第 25 卷第 1 期，頁 49-91。

衛生福利部（2021）。《老人長期照顧、安養機構概況》。2021 年 10 月 20 日，衛生福利部網站（https://dep.mohw.gov.tw/dos/cp-2977-13854-113.html）。

Briskman L. (2007). *Social Work with Indigenous Communities*. Sydney: The Federation Press.

Crawford, K, & J. Walker (2009). *Social Work with Older People*. Southernhay East: Learning Matters.

Fisher R., & T. Scragg (2012). "Working with Older People with Long Term Conditions." in B. Hall, & T. Scragg (ed.), *Social Work with Older People*, pp.110-121. Berkshire: Open University Press.

Ray, M, & J. Phillips (2012). *Social Work with Older People*. Hampshire: PALGRAVE MACMILLAN.

Richardson, C, & D. L. Seaborn (2009). "Beyond Audacity and Aplomb: Understanding the Metis in Social Work Practice." in R. Sinclair, M. A. Hart, & G. Bruyere (ed.), *Wicihitowin: Aborginal Social Work in Canada*, pp.114-132. Winnipeg: Fernwood Publishing.

第三篇

原住民族長期照顧的部落個案分析

第九章

「文化照顧」是什麼？從泰武鄉排灣族部落居民的觀點來談老人照顧*

趙善如

* 本文資料來是 2018-2019 科技部專題研究計畫「以部落文化為基礎的長期照顧服務需求與服務輸送」。感謝科技部的經費支持，以及參與此研究接受訪問的屏東縣泰武鄉社區居民。

壹、前言

為實踐《原住民族基本法》第 24 條，規範「政府應依原住民族特性，策訂原住民族公共衛生及醫療政策，將原住民族地區納入全國醫療網，辦理原住民族健康照顧，建立完善之長期照護、緊急救護及後送體系，保障原住民健康及生命安全。」在《長照法》第 14、18、24 條規定，政府應考量原住民族地區族群文化、地理位置、人口數、服務需求及長期照顧資源分布的差異性，規劃符合原住民族需求的長照服務輸送模式及服務內容。另外，在「長照十年計畫 2.0」中規劃原住民族長期照顧之專章，其目標是可以強化原住民族使用長照服務之輸送、獎勵並提供符合部落需求之長照服務、培育原住民長照服務在地人力及組織，並且提出以原住民需求架構服務面向建構照顧產業、強化部落照顧功能營造在地老化環境之相關策略。故，建置一個具有文化照顧的原住民族長照系統，是國家重要的政策方向，並且也是近年來相關的單位或是研究關注的議題。

基本上，文化與個體身體、心理、社會的健康照顧之間有密切的關係，因為個體的健康主要是受到生物、非生物、文化等三方面的影響，其中文化包括了認知、行為、與物質創造（Umin・Itei〔日宏煜〕，2015）。Leininger（2002）提出跨文化的「日出模型」（the sunrise model），用來執行個人、家庭、族群在其自然情境中的文化照護評估，就特別強調被評估者的文化和社會結構之層面，如文化價值觀、生活方式、宗教、靈性活動等，如此才能真實反應被評估者的需求。但是，《長照法》將長期照顧定位為一種知識、政治權力高度集中的管理模式，而抹殺不同文化、族群照顧需求的多元照顧模式，以知識專業霸權宰制照顧服務系統，將照顧商品化，擠壓原住民族以家庭或社群／部落為基礎的互助照顧（方喜恩、宋聖君、鄧麗君，2015）；同

時，也導致部落照顧由「具在地情感的照顧」轉變為「具專業規範的工作」（王增勇、楊佩榮，2017）。另外，將照顧一般化、缺乏多元文化觀點的「長照十年計畫1.0」在原住民族地區施行時，因為無法呼應原住民族當地的文化價值觀、部落社會結構、生活型態，造成使用率偏低（Umin・Itei〔日宏煜〕，2018）。因此，在長照服務系統中，文化照顧不應只是流於口號或是意識形態，而是期待被實踐。

　　文化照顧渴望被實踐，國內近幾年有不少的論述，如Umin・Itei（日宏煜）（2015）討論文化照顧在原住民族長期照顧上的重要性；倡導臺灣原住民族長期照顧政策要加入文化安全之元素（Umin・Itei〔日宏煜〕，2018）；黃盈豪（2016）分析大安溪部落共同廚房的在地實踐反思文化照顧；王增勇、楊佩榮（2017）探討夾在國家政策與原住民族文化之間的原鄉居家服務困境；賴兩陽（2017）記錄臺東縣海端鄉原住民族部落社區照顧推動歷程與服務設計的文化考量；蔡惠雅、張玉龍（2018）省思南投縣三個族群部落在文健站場域中文化照顧實踐之經驗；Umin・Itei（日宏煜）、李欣怡、游書寧（2019）以社區及居家職能治療服務為例，研究文化照顧在原住民族長期照顧上的應用等。因此，目前對於何謂是「文化照顧」已有具體的共識方向，即在尊重在地的認知、行為跟物質條件的前提下，提供符合個人期待的健康照顧方式（Umin・Itei〔日宏煜〕，2015）；是以原住民族日常生活習慣為基底，要回歸到日常生活的動態實踐，落實以人為中心的在地安老相關決策與行動，並且要認可原住民族的文化邏輯所產生的照顧系統包括個人、家庭、組織及部落對老人的正式及非正式照顧服務（王增勇，2019；鄧湘漪，2017；黃炤愷、陳怡仔，2019）；並且要考慮每一個部落的文化差異，以及當代社會變遷下對於文化的再詮釋（王增勇，2019；黃盈豪，2016）。

　　由於，文化照顧是要尊重在地的認知與行為、要回歸到原住民族

的日常生活、要尊重每一個部落的文化差異，以及當地人對於照顧的再詮釋。因此，本研究以屏東縣泰武鄉排灣族部落為研究場域，透過訪談被照顧的老人、老人家庭主要照顧者、部落耆老與幹部，了解他們日常生活的照顧圖像、對於照顧的看法與經驗，作為泰武鄉部落推動老人照顧之參考。

貳、文獻探討

一、排灣族傳統文化制度與照顧

屏東縣泰武鄉是位於屏東縣東邊山區，北邊是瑪家鄉，南邊和來義鄉相鄰，東邊是群山高聳的中央山脈，有南大武、北大武山兩座主峰屹立其中，西邊是萬巒鄉；轄內有泰武、佳興、平和、武潭、佳平、萬安等六村（含馬仕、安平、達里、成志等部落）（泰武鄉公所，2021）。屏東縣泰武鄉是一個以排灣族為主的原住民族地區，因為其婚姻制度及血親制度，使得部落內部彼此之間有綿密的互動，形成一種大家族照顧的型態（Kui Kasirisir〔許俊才〕，2012）。對排灣族來說，所謂家庭結構，是指家庭成員間的親屬關係，家庭是由家宅、家氏、家庭成員所構成，是一個共同生活、共有財產、共同消費，以血親與姻親為基礎的社會單位（石磊，1984）。故，是屬於集體主義（collectivism）取向的家庭，家庭成員間互動頻繁、彼此互賴性強，認為老人照護是家庭成員的義務與責任（Pyke & Bengtson, 1996）；也因此排灣族部落內部的照顧分工，則是以 vusam（長嗣）制度及家族為主，mamazangiljan（頭目）制度為輔（Kui Kasirisir〔許俊才〕，2013）。

　　vusam（長嗣）制度是以社會家庭為主軸，涉及家庭權力結構的繼承制度（Kui Kasirisir〔許俊才〕，2013）。vusam制度有兩重意義：就父母講，是子女輩中最先出生而長大成人者，婚後留在家裡繼承家系，侍奉父母，甚至祖父母；就同輩講，是同胞中最先出生而長大成人者，弟妹們都從這一家分出，弟妹一旦遇有困難，要負起照顧弟妹的責任（石磊，1984）。故，此制度下排灣族的第一個小孩，不分男女，將會繼承家中的財產，並且擔負起照顧扶養家系的責任（謝政道，2007）；若長嗣為女性是透過招贅完成婚姻大事，留在家中與父母同住（趙善如，2019）。然而，當vusam（長嗣）有意外無法繼承家業，才會另外擇選其他手足來擔任（鄭惠芬，2015）。mamazangiljan（頭目）制度是源自於排灣族的神話故事，屬世襲制度，是接受部落族人「納貢」，也就是給予部分農租、獵租或漁租等，就如同租稅徵收形式；過去在部落就如同國家介入的正式照顧服務角色，有照顧部落民眾的義務，尤其是部落內無親屬可照顧的老者、幼者或身障者（Kui Kasirisir〔許俊才〕，2013；謝政道，2007）。

　　但隨著社會變遷，現今的mamazangiljan尚失了租稅徵收權利，相對地，也剝奪了他們照顧部落族人的義務與責任，取而代之的是由政府部門負擔起照顧部落民眾責任（Kui Kasirisir〔許俊才〕，2013），但是基本上還是扮演重要的精神領袖之角色。vusam制度在主流文化入侵後，基本上仍受到排灣族族人的重視，家族內的照顧責任仍是由家族親人共同討論出適合的照顧者及照顧方式，透過其連結其他家族成員、手足一起對於照顧有共同的意識，形成我族概念（Kui Kasirisir〔許俊才〕，2013）。部落排灣族耆老目前依舊認為「現在我們部落，以排灣族的這個民俗與文化，老大都有在家，照顧老人。」「第一胎不管是男是女，就是完全的繼承人，所有家裡的財產、田地，全部是他。所以在這個情況之下，當然他們要照顧老人家，就是理所當然的要照

顧啊！」（趙善如，2019）。因此，對於 vusam（長嗣）制度在部落仍被確信其具有法之效力，受到反覆踐行，亦均認為長嗣繼承應屬排灣族的法律自治事項，應倡導將其由習慣法的法源層次提升到實體立法的層次（蔡穎芳，2011）。在此情況下，部落排灣族家中老人照顧，是以親屬照顧、部落的互助為主，政府的長期照顧為輔助親屬照顧、部落互助不足之處。

二、文化照顧

「文化照顧」概念之濫觴，是來自 Leininger 結合護理學及人類學知識提出的跨文化照護（transcultural nursing），其重要的精神是提供不同文化背景者適切的照護時，要尊重病人的文化及信仰系統對疾病、受苦及死亡等經驗的影響，並且進一步將文化知識應用於照護工作，落實全人照護的理念（王世麗、吳陳怡懋、曾文培、蔡宜珊，2007）。然而，提供融入文化性的照護時，是透過文化照顧保存與維護（culture care preservation / maintenance）、文化照顧調適與協商（culture care accommodation / negotiation）、文化照顧重塑與再建構（culture care repatterning / restructuring）策略，採取跨文化照顧的決策與行動（Leininger, 2002）。

不過，上述之論點是從專業照顧人員的角度，侷限在專業照顧活動與專業照顧關係，是可以提供照顧專業發展之反思架構。但，事實上文化照顧不該僅是諸多專業服務模式之一，讓原住民只是專業服務的對象（王增勇，2019）。就廣義的角度，照顧其實就是生活日常，而生活日常是來自文化內涵與文化邏輯（鄧湘漪，2017），也就是讓照顧回歸於日常，才是文化照顧之本（鄧湘漪，2017；王增勇，2019）。所以，「文化照顧」（cultural care），是要尊重在地的認知、行為、物質條

件去提供照顧，以及理解在地人的日常生活實踐；並且文化照顧是具多樣性，不是非一元靜態的概念，而是多元動態的呈現，因為各個族群在地認知、行為、物質條件皆有其不同的社會脈絡發展，照顧行為也就會有不同的樣貌呈現（Umin‧Itei〔日宏煜〕，2015；蔡惠雅、張玉龍，2018）。

　　然而，也有人會擔心，所謂的文化照顧，是不是也只是停留在族群過去靜態的傳統，讓照顧無法符合此時此刻的實際生活需求？其實不然，因為文化照顧，還有一個重要的元素，即是回到日常生活的當下，也就是原住民原有的生活環境也會有所改變，原住民當下的生活也會有主流文化交集之處，所以也必須了解原住民是如何看待目前的照顧制度與服務輸送之設計，讓文化照顧也必須與時俱進（Umin‧Itei〔日宏煜〕，2015；黃盈豪，2016；王增勇，2019）。所以，文化照顧其本質是必須回歸各個族群當下的日常生活實踐，以及能夠覺察各個族群文化與當前社會主流文化的匯集、差異。

　　文化照顧之內涵，基本上與各族群看待「老」的態度有密切的關係。郭俊巖、蔡盈修、周文蕊、賴秦瑩（2018）針對大安溪泰雅族二個部落的研究中，就提到當地的老人覺得要做到不能做為止，許多七十多歲都還在務農，因為他們的觀念裡就是活著就要動的生活方式。在王增勇、楊佩榮（2017）針對泰武鄉排灣族的研究中亦提到，在部落中勞動被視為是一個人得以成為部落成員的基礎，因此只要身體還能夠負荷，部落的 vuvu 們都不會選擇待在家中，而會去田裡或是山上工作，因此常常發生居服員到案家找不到案主的狀況。所以，對於部落的老人而言，所希望的照顧不是一直被動接受他人的照顧，而是在他們的能力許可下仍可以維持既有的日常生活之活動。

　　另外，在文化照顧的概念下，照顧內涵不應該只等於身體照顧，或是將照顧等於醫療化，其實在部落的照顧方式樣貌是多元的，包括

心靈的陪伴、送食、共食，甚至共耕、換工，這些都是原住民族的照顧方式（Umin·Itei〔日宏煜〕，2015）。因為，當照顧提供者除了完成一般例行性工作外，還提供心靈上生命回顧的照顧服務，是可以提升老人照顧上的品質（Binder, Beth, & Hersch, 2009）。在劉麗娟、林美玲（2017）在部落文健站的研究中亦提到，文化照顧是必須提供母語環境，以及進行的活動必須與部落老人的日常生活活動有關，開辦與文化相關之課程，如吟唱古調、木雕、編織等等。在賴兩陽（2017）針對原住民部落照顧的研究中提到，食物反映了文化照顧，如食材與口味。在王增勇、楊佩榮（2017）有關居家服務的研究中提到，對於服務提供者與被照顧者彼此關係也是文化照顧的一環，通常部落老人希望是一種近似部落生活的關係，雙方互動像是家人、親戚一般，是鑲嵌在部落既有的人際網絡與價值系統，像是擬親屬的關係、有分享與互惠的精神，而不是服務商品化的專業助人關係。

參、研究設計

本文研究方法是採民族誌（ethnography），透過半結構的個別深入訪談，共訪問泰武鄉被照顧的老人 17 名、提供照顧的家屬 21 名，以及透過焦點團體訪談，在泰武鄉 6 個部落，分別各舉辦 1 場焦點團體，邀請耆老與社區幹部參加討論。在個別訪談部分，被照顧的 17 名老人、提供照顧的 21 名家屬受訪者，主要是透過當地社區幹部來介紹；是採立意取樣，選擇有分享意願、被照顧年數或是提供照顧已達 2 年以上者；考量受訪者於交通移動上之不便，訪談地點以社區發展協會之會議室，或是受訪者家中具安靜之處。正式訪談前，皆先由研究者向受訪者詳細說明訪談同意書內容，取得受訪者同意進行全程

錄音；訪談時間自 2018 年 6 月至 10 月；每次個別訪談時間約為 1 小時。另外，在訪問被照顧的老人時，因研究者本身並非是排灣族，有語言溝通之限制，是透過家屬或是當地社區幹部協助翻譯。

在 6 場焦點團體訪談部分，是透過立意抽樣選樣，其條件是在部落中具有影響力者，並且關心社區照顧議題與願意分享者。因為，不同的村（部落）有不同的社會結構，所以在泰武鄉的 6 個村（部落），分別舉行焦點團體；並且訪談時間是自 2018 年 3 月至 2018 年 5 月，每一場次皆有 4 位參加者；考量受訪者於交通移動上之不便，訪談地點以社區發展協會會議室或是社區幹部家中。正式訪談前，皆先由研究者向受訪者詳細說明訪談同意書內容，取得受訪者同意進行全程錄音；每次焦點團體訪談時間約為 2 小時。研究者本身並非是排灣族，有語言、文化的隔閡，因此在進行焦點團體過程，邀請當地居民擔任橋樑與翻譯者，給予相關的協助。

本文透過主題式分析法進行資料分析，為了保障訪談對象的身分權益，在資料整理與呈現方面都以匿名方式處理，被照顧的老人受訪者之代碼為 O1 至 O17，家庭照顧者代碼是 F1 至 F21，焦點團體代碼是 G1 至 G6。為保護研究對象，謹守的三個主要倫理原則：知情同意原則、保密原則、最小傷害原則；並經國立成功大學研究倫理審查委員會審查通過，以及獲得部落會議的同意。另外，也經原民會審核後，說明本計畫不適用《人體研究計畫諮詢取得原住民族同意與約定商業利益及其應用辦法》，因此以退件方式結案。意旨，此計畫內容不符合本辦法所規定的範疇，不會影響原住民部落之商業利益，不需要進入審查。此外，本文是屏東縣泰武鄉為研究場域，研究結果不宜推論到其他部落場域。

肆、研究結果

　　對於屏東縣泰武鄉的居民來說，所謂的「文化照顧」主要有三個層面，一、由家人提供照顧；二、以部落為重要的照顧基地；三、融入傳統文化與生活慣習、具熟悉人際關係之長期照顧系統。

一、由家人提供照顧

　　由家人來照顧，是屏東縣泰武鄉排灣族重要的照顧信念之一，並且由家人來照顧基本有二個意涵，其一是由家中老大（當家）擔任家中老人的主要照顧者，其二是自己的身體要交給家人照顧。

（一）由家中老大（當家）擔任家中老人的主要照顧者

　　屏東縣泰武鄉排灣族因為 vusam（長嗣）制度之故，家中老大（當家）同時繼承財產與負擔家庭照顧責任，家中老人的照顧是由家中老大來照顧，如果家中老大有意外或是變故，才會一併將繼承權與照顧責任移轉給其他手足。換言之，由家中的老大（當家）來照顧家中老人，是泰武鄉排灣族一種傳統照顧模式，隨著社會的變遷，此制度仍被實踐著。所以，不論是被照顧的老人、家庭照顧者、部落耆老與幹部，都一致認為由家中老大（當家）擔任家中老人的主要照顧者，是重要的文化照顧元素之一。

　　部落被照顧的老人受訪者提到，是由家中的老大，不論是大兒子或是大女兒，都要留下來照顧他們。這除了是排灣族的傳統之外，同時，也因為是老大留在身邊照顧，熟悉他的生活種種細節，讓他感到有安全感。

大女兒也有啊，因為，老大是女兒，大女兒就是，我們排灣
族就是有 vusam，老大就是要留在家裡，大女兒都要留在家
啦！（O13）

大兒子留下來照顧，很好，很有安全感。因為有時候動不動
叫他，還要幫我弄藥，他比較清楚我要吃什麼藥啦！（O2）

身為老大當家的家庭照顧者受訪者表示，因為自己是老大、是當
家，理所當然要負起照顧父母親的責任；並且也認為即使自己的手足
無法提供協助，是可以接受、體諒，因為認為手足並沒有照顧父母親
的義務。有家庭照顧者受訪者進一步提到，年輕時雖離開部落工作，
但是當父母親需要照顧時，因為自己是老大，就得回到部落擔任起照
顧者的角色，不可能將自己的母親送到外面，讓他人來照顧。

我是老大，我們排灣族，老大就是掌家。爸爸他們生病什麼
都找我啊。我有一個弟弟，住在隔壁，但是爸爸很少找弟
弟，……因為認為我是掌家，應該要負起這個責任。（F1）

爸爸跟我住，因為我是當家，我是老大。老大的責任就是這
樣子，照顧爸爸媽媽啊！因為，我是當家，我就跟我兒子講
說，阿姨她們都有她們的家庭，她們能夠出來幫忙，照顧你
們的阿公，那是因為他是我們的爸爸，我說其實阿姨她們沒
有那個義務，所以付錢的地方都是，我們自己來，會這樣跟
他講。（F2）

那時候也回來南部工作。因為那時候爸爸身體不好，車禍，
然後身體又不好，有回來，在部落附近工作。老大當家，當

家這個角色很累啊，沒辦法啊，還是接受。媽媽，還是一樣放在家裡自己照顧，送到外面，那是不可能啦！……媽媽我會照顧。（F10）

　　部落耆老或是幹部焦點團體成員亦認為，排灣族老大是當家，不管是男性或是女性，因為繼承了財產，也就必須留在家中與父母親同住、照顧他們，這就是排灣族部落的文化習俗。

因為我們排灣族過去傳統文化習俗是，「當家」就是說第一胎，不管是男是女，就是完全的繼承人，不像漢人是一定是男，女孩子要出去。可是在我們排灣族這個文化系統這邊的那個傳承，只要你第一胎不管是女的，就是當家，所有家裡的財產、田地，全部是他。所以在這個情況之下，當然他們照顧老人家，就是理所當然的要照顧啊！（G2）

我們的社會都是以老大為主，所以那個我們的老人家都是跟老大住在一起，所以大部分的責任都是落在老大身上。（G4）

（二）自己的身體要交家人照顧

　　排灣族部落老人除了認為自己必須是由老大照顧之外，有些老人對於自己的身體照顧，也有一定的信念，那就是自己的身體除了自己照顧之外，就是只能讓家人來照顧，一方面是感到安心，一方面是因為自己的身體不方便給外人看。所以，當部落老人有這樣的想法與需求時，家人都盡量配合，並且捨棄使用長期照顧服務。在此情況下，家庭照顧者勢必要承擔一邊工作一邊照顧的雙重壓力，或是捨棄穩定的工作。

　　被照顧老人受訪者表示，因為有家人同住，自己的孩子會照顧，自己的身體不方便給外人看。就如同受訪者 O7 所言，自己是與大女兒一起住，是由大女兒來照顧，如果大女兒有遠行，就由孫女來當臨時替手。雖然，在部落中有居家服務員可以提供協助，但是還是希望自己的身體由家人來照顧，會感到比較放心，以及自己的身體不好意思給外人看。

> 我的孩子們都可以幫我，其實不用別人，當然是自己人照顧，我們比較那個放心，而且有時候身體也不好意思給人家看啊。（O9）

> 不好意思讓別人來照顧他，因為別人照顧起來，我很不方便，如果女兒去很遠的地方，也不讓「非人家」來照顧，就是讓那個孫女回來，可以幫忙這樣。我還有女兒，還是自己家裡人照顧會比較放心這樣，雖然他們（居家服務員）是專門的人，可是畢竟還是要把我的身體，給我的孩子們照顧這樣。（O7）

　　有家庭照顧者受訪者同樣提到，自己曾經希望母親可以到部落的日間照顧中心接受照顧，如此一來可以外出工作，二來可以減輕自己的一些照顧壓力。但是，其母親表示如果要讓她給別人照顧，幫她換尿布，不如把她丟掉，因為要讓外人照顧，會感到不好意思、失去自尊。在此情況下，只能接受母親的意念，把母親留在身邊自己照顧，盡量不假他人之手。

> 因為她腳不方便，那個她又說她不好意思在那邊日間照顧中

心給人家照顧，因為她還要換尿布，她不好意思叫人家用
啊。我說我們就跟她講說，那妳這樣子我很累耶，而且我還
要賺錢要給你吃的，她說不然的話，你就丟掉我嘛，對啊，
她會這樣，我說好啊，那算了。（F8）

有部落耆老或是幹部受訪者也觀察到，雖然部落也提供長期照顧
相關服務，但是在排灣族觀念中還是認為，父母親還是由家人自己照
顧比較好，所以有些家庭真的有需要政府的長期照顧系統之協助，可
以讓他們可以安心、穩定工作，可是他們還是不願意使用，而是手足
們輪流請假照顧自己的母親。

在照顧的人也還不太習慣用長期照顧服務，我們原住民的觀
念，可能還是認為自己家裡人照顧就好，都是還是習慣在那
種觀念裡，不太願意讓別人照顧，但是有一些家庭，真的困
難啦！我知道有幾家，像媽媽都已經那個不方便了，子女三
個小孩要輪流照顧，只好請假，輪流照顧媽媽。如果，可以
使用長照2.0，他們白天來可以日間照顧中心，他們還可以去
上班。（G1）

二、以部落為重要的照顧基地

部落，是部落老人的生活空間，此空間蘊涵著人際互動、每天日
常活動，以及過往的回憶。因此，認為可以留在自己或是回到自己的
部落安老，也就是以部落為重要的照顧基地，被照顧或是獲得照顧，
才是符合文化照顧的元素。以部落為重要的照顧基地，有三個意涵，
其一是在自己的部落生活；其二是部落既有的互助系統，是生活的一

部分；其三是期待以「生活部落」為單位的長期照顧資源布建。

（一）在自己的部落生活

　　在地安老，係指讓老人可以在其熟悉的、原有社區，透過多元支持系統的協助而自然老化，以維持其自主、自尊，是多數老人的期待。尤其，從小到大都在原鄉部落生活的老人，就是認為能夠留在自己的部落生活，或是從都市回到部落生活，才是一個好的照顧。有被照顧老人受訪者表示，從都市回到部落，因為左鄰右舍都是熟悉的人，心情就可以自然而然好起來；以及，雖然身體行動不便，但鄰居可以一起吹風、聊聊天，彼此說著自己的故事，是日常生活重要的一部分。

> 就是，在都市裡面沒有人情味啦！回到部落，到哪裡都是一家人，回到部落，到哪裡都是一家人，左鄰右舍都是自己人啦！在外面，日子不好過啦，回來到這個社區，心情就比較好。（O13）

> 跟隔壁的 vuvu 一起在外面吹風、聊天，晚上差不多六點吃飽飯就在外面聊聊天，八點就進來了。有時候跟老人家在社區聚在一起，我就喜歡到那邊，喜歡聽他們講他們的故事。（O8）

　　有家庭照顧者、部落耆老或是幹部受訪者也表示，對排灣族而言，部落中的所有家戶之間有強烈的連結，留在部落生活一直以來是部落族群重要的信念。所以，部落的老人家是不願意離開家（部落），這是他們根深蒂固的想法，除非沒有意識、沒有知覺，才會願意被送

到部落外面被照顧。因為，部落的老人家都是習慣、喜歡留在部落生活，不喜歡在都市生活，會有壓力、感到緊張，像是在坐牢，並且對於環境不認識，沒有什麼朋友，容易會有憂鬱症等。

> 因為在這個部落裡面，你家就是我的家之感覺，可以留在或是回到自己的部落生活，是屏東縣泰武鄉排灣族重要的照顧信念。（G4）

> 他們大部分不願意離開家，根深蒂固……，就是不願意離開家啦，也不想被送到外面，除非他真的沒有什麼意識的話。（G5）

> 他們老人家，他們不太願意到平地生活，他們會有心理的壓力，生活會比較緊張，壓力會大，他們不能夠釋放，所以不喜歡到平地，孩子們接到平地，第二天就說，我要回家了，我身體好了，對。習慣在山上。因為你到平地住在客廳，看不到外面，很像在坐牢。（G4）

> 老人家到部落外面，你把他關在好像一個房間裡面，他出去也沒有認識的人，他也沒有交往的人，他會很痛苦，他會變成說憂鬱症、什麼症都來。（F12）

（二）部落既有的互助系統，是生活的一部分

土親，是因為部落既有的互助系統。基於，部落就是我家、留在部落生活，是老人需要、盼望的生活，因此，部落也就發展出一些互助系統，成為部落老人家生活中重要的一部分，可以協助提供照顧與陪伴。這些互助系統如教會、親友鄰居、部落的巡守隊等。有被照顧

的老人受訪者表示，留在部落生活，雖然有時家人必須白天外出工作無法照顧或是陪伴，但是有教會協助送餐、教會神父與教友會來探視禱告，或是教會婦女會來做安全探視。

> 現在我們部落裡面對那個老人家的那個中餐都做得還不錯，我們教會都有固定給那個一些中午家人沒有人給煮飯的，都會送便當過來。（O17）

> 神父會來看，教友會來幫我祈禱。（O16）

> 白天常常有教會的婦女，教會的婦女會跟我聊天、看我這樣。（O7）

有家庭照顧者受訪者表示，因為住在部落，既有的互助系統可以協助他們照顧老人家，故也就成為老人生活的一部分。例如，有時山上有農事必須要忙，可以請親人協助照護母親；或者要短暫外出辦事時，請鄰居注意一下正在熟睡母親的安全。

> 如果我比較忙，我去山上或是什麼，我給她（媽媽）放在家裡，我會叫我那個表姐，去幫我顧她（媽媽），姐姐會去那邊那邊（家）幫我顧一下。（F8）

> 就會請鄰居幫忙看一下、看一下她，比如說她在窗戶那邊看一下，她（媽媽）有沒有怎麼樣，我說她睡得很好，因為我們出去不會很久啦！（F5）

部落耆老或是幹部受訪者也談到，部落社區共照、分享的群族觀

念依然存在，在原住民部落中的老人家，就是大家的老人家，沒有分彼此，親戚與鄰居都會彼此相互照應、幫助，提供老人家相關的照顧。另外，有些部落也會利用巡守隊晚上訪視獨居老人，如果獨居老人沒有出來走動就會啟動訪視。此外，尤其在部落中，宗教信仰是部分族人重要的精神支柱，所以牧師、教友也都會去訪視老人，關心他們。因此，當部落是重要的照顧基地時，社區既有的互助系統，已是部落老人生活的一部分。

> 我們在這個部落裡面，老人家就像我的自己家裡人一樣，都會互相去關懷，去看我們隔壁的老人家怎麼樣了，所以基本上就是互相照顧，互相照應的樣子，很多老人家就是我的老人家這樣。（G4）

> 就是左右鄰舍嘛，還是會彼此就是會互相照顧這樣。因為，都是親戚，所以就會互相的照顧啦！這樣子。（G3）

> 因為我們原住民黥，我們都會彼此幫助，彼此相愛、彼此幫助，不會分說你是我的親戚，不是我的親戚，我們都非常的那個彼此啦，誰生病，誰比較需要的，都可以請隔壁來幫忙，像親戚、像朋友啦。（G4）

> 我們這邊也有設置那個巡守隊，他們也是利用晚上，去看一下這些老人家。村裡有幾個是獨居的，比較年長的，就變成是巡邏的點。大概十點、十一點會去稍微看一下，但是我是跟他們講，不要進去敲門，怕會嚇一跳，就是稍微路過，摩托車聲音不要太大聲。從窗戶看一下，有沒有什麼事，怕有的時候老人家跌倒了，沒有人去顧，獨居那也很危險。（G4）

尤其在我們信主的齁，信耶穌的，很虔誠的基督徒，也是會
關心老人。（G5）

有那個牧師會到教友家去探訪，關心他們。（G4）

（三）期待以「生活部落」為單位的長期照顧資源布建

　　雖然，部落老人照顧是以家人、社區提供主要照顧，但是隨著我
國長期照顧資源積極的布建，在原鄉部落仍有相關長期照顧服務系統
的建置，例如居家照顧、文健站、日間照顧中心等，來協助家人、社
區對老人的照顧。只不過，對於資源的布建希望是以「生活部落」為
單位，才能更強化文化照顧之元素。對於不熟悉部落生活脈絡的人而
言，以鄉為單位，應該是合宜的服務系統之設計，但是對於在部落實
際生活的老人來說，「鄉」是一個行政名稱，而不是生活的空間。以居
住在泰武鄉的老人而言，部落是他們所居住的萬安、佳平、武潭、平
和、佳興、吾拉魯茲六個部落。

　　目前，居家照顧、文健站是以生活部落進行服務輸送，但是日間
照顧中心，則是以鄉為單位進行布建，因此影響老人服務使用的意
願。有家庭照顧者、部落耆老或是幹部受訪者皆表示，希望泰武鄉的
六個部落都可以有自己的社區日間照顧中心，不要跨部落，一方面是
因為老人習慣自己部落，且彼此互相認識，另一方面是各部落距離差
很遠，避免交通往返的阻礙。

　　　其實我是覺得我們社區也可以有日間照顧中心，搞不好我們
　　部落裡面的人可能會很多人會想要去。因為，很多老人家都
　　不喜歡去別的部落，你知道嗎？所以我總覺得習慣在自己部
　　落裡面，大家都認識，就讓他們可以很開心，因為又是至少

還是在部落。（F15）

因為我們的環境，比較是與各部落距離差很遠，距離太遠，
我們最好是獨立自己運作來照顧。我們如果老人家要送到這
個隔壁村，會有距離交通的阻力。那所以說如果說我們可以
整合，就是用在地人、用在地的環境去做的話，我想是更好
的啦！另一方面是符合我們老人家的需要，一方面是他們心
裡不會有任何的一個很壓力在，因為熟悉環境、熟悉人，大
家照顧起來會比較輕鬆。（G4）

我們部落是有那種的中風的，那個在○○隔壁部落有日照，
可以日托的，也有那個車子，可以去載送。但我們這邊大家
的那個觀念，可能還是怕麻煩，就不想動，這樣上上下下。
他們就覺得麻煩啊！（G2）

除了日間照顧中心之外，部落耆老或是幹部受訪者亦表示，極需
要復健資源，希望復健師可以進入部落，協助中風者；以及在部落建
置護理之家等資源，可以照顧需要侵入性醫療照顧而無法在家照顧
者，因此就不需要將老人送到部落外之地區來照顧。

因為沒有那個復健資源，所以希望有復健師到部落來協助，
如果說一個禮拜來個一次或是兩次，協助我們部落那些中風
的人。（G2）

以前生病的人，都會越來越懶，就是到最後不能走，這種復
健方面慢慢要在部落裡面去教育這種訊息及提供相關服務。
（G1）

就是真的生病很嚴重，已經完全需要照顧的那種，家裡人也沒辦法照顧他，也請不起外勞，只好送到外面安養院，他們比較專業，在部落沒有辦法照顧。（G1）

我知道我們這裡也是有人被送到部落外面的那個機構的，在部落沒有這種機構，子女不定時的去看他們。應該認為說家裡沒有人可以照顧，不得已的狀況之下，他們就說因為要照顧那種要插管的，真的很難。還是比較不傾向送去外面機構，但是不得已的。（G5）

不過那時候臥病在床，像那個比較侵入性的醫療就沒有辦法去做，像抽痰這些，比較侵入性的醫療就沒辦法，我們小孩子沒有辦法顧那個，家屬就把他送到部落外面的安養中心。（G4）

三、融入傳統文化與生活慣習、具熟悉人際關係之長期照顧系統

雖然，家人照顧與社區互助，是部落老人照顧重要的來源，但隨著政府大力推動長期照顧，尤其是在照顧資源缺乏的原住民部落，是照顧資源布建關注地區。由於，過去長期照顧服務因未能呼應部落當地的文化慣習，照顧活動或是內涵受到許多的挑戰。近年來，照顧活動或是內涵，一方面因為慢慢可以融入傳統文化與生活慣習，另一方面是由具熟悉的部落居民提供服務，漸漸被部落居民接納與使用。所以，融入傳統文化與生活慣習、具熟悉人際關係之長期照顧系統，亦是文化照顧不可或缺的一部分，並且蘊涵三個作為，其一是文健站的活動，融入傳統文化與生活慣習；其二是用母語，講彼此熟悉的故

事，期待工作人員也能用原住民語溝通；其三是運用在地的照顧人力，了解部落老人的生活方式。

（一）文健站的活動，融入傳統文化與生活慣習

在照顧活動場域，可以如同在家一樣的自在，是因為照顧活動是以老人的生活背景與日常生活為基礎。這個概念已經在目前的部落文健站被實踐，符合部落老人的需求。有被照顧的老人受訪者提到，在自己體力或是時間上允許時，會到文健站參加活動，因為在文健站的活動中，可以唱唱古調、歌謠，敘說或是分享過去的歷史與傳統習俗，以及可以吃到原住民傳統的飯。

> 有時候做一些運動啊，這樣子，唱古調啊，互相敘述這個文化啊、歷史啊，像是像我們原住民結婚或者是辦喪事那種儀式跟過程。（O5）

> 文健站裡面就很多我們的文化，會講那個神話故事，也會講那個我們的那個禮俗，比如關於結婚的或者是關於我們的過去的生活禮儀，也會學到我們的傳統歌謠。（O17）

> 有的時候他們就不吃那個漢人的米，會煮山地飯，有時候就用那個我們原住民的那個米啊，加蔬菜這樣子，有那個野菜。（O9）

> 可以吃到傳統的飯，有時候會煮我們傳統的那個食物，比如說地瓜、芋頭、山藥等等。（O17）

另外，部落耆老與幹部受訪者，也進一步提到，為了可以滿足部

落老人的生活習慣，在文健站的每月最後一個禮拜，會煮原住民餐，像是地瓜、小米、芋頭是老人習慣的食物。

> 我們有每一個月，最後一個禮拜我們是煮原民餐。就是他們很喜歡，因為習慣了嘛！從小到老他們都是吃那個，不像我們現代的年輕人，他們都是地瓜、小米、芋頭，他們都要吃。（G4）

（二）彼此說原住民語，講彼此熟悉的故事，期待工作人員也能用原住民語溝通

語言，是照顧重要的媒介。照顧場域中，不論老人之間，或是老人與工作人員之間，都是需要透過語言進行溝通，才能夠使照顧活動順利進行，並且讓彼此的互動是有溫度的。有接受日間照顧服務的受訪者表示，喜歡到日間照顧中心，是因為老人彼此可以講母語，講原住民的故事，並且大家有說有笑，心情可以愉快許多。

> 一開始有日照我就進來了，兒子叫我不要一個人住家裡啦！……大家有說有笑啊，可以講原住民的故事啊，可以講那些很多原住民的話，在都市裡面都是講國語，來到這邊心情也比較好了啦！可以有說有笑啦！（O13）

雖然，目前文健站、日間照顧中心老人彼此可以說著原住民語，感到自在與開心。但是，對於有些工作人員、年輕志工或是上課講師不會講母語，讓部落老人感到不舒服。有老人受訪者提到，工作人員雖然有照顧服務員證照，可是不會講母語，在上課時是講國語然後再翻譯成母語，到最後就不清楚在講些什麼；或是年輕的志工不會母

語，影響與老人的溝通；或者是來上課的講師，是講國語，他們聽不懂。所以，希望工作人員、志工、外聘講師可以不要一直用國語，而是應該講原住民語，因為他們是原住民。此外，對於一些健康照顧的知識的解說，應該要用蘊涵原住民生活文化的語言來說明，進行照顧知能文化轉譯，才能提高服務的價值與意義，例如每一天所量的血壓，應該用老人的語言來說明。

> 最主要問題是他們的語言啦，就是不會講母語啦！……你有證照，你一直講國語，你沒有原住民的證照，會變成就是這樣。應該要再教育他們，要把原住民的語言要能夠融會貫通，因為有這個證照，去那邊上課，可是沒有完全不會原住民的那個的話，所以國語講一句話，原住民語又再講一句，不曉得在講什麼。（O12）

> 幾乎老師用國語比較多，……我們是原住民為什麼要用國語？為什麼一直用國語來跟我們講？應該盡量用母語，我們是原住民。（O5）

> 所以有時候講師安排得很好很多的不錯的課程，但講師大部分都是用國語講，所以吸收的很少，比較不會聽國語。（O17）

> 但是一般老人家，你一直量血壓，他們沒有讀過書的人，要跟他們講說血壓那些紀錄是什麼意思。他們大部分是六十歲以上，所以讀過書的人很少，還有他們講的時候，他們也聽不懂。（O14）

（三）運用在地的照顧人力，了解部落老人的生活方式

照顧服務提供者，必須清楚老人的生活習慣、個人背景，才能提供適當的照顧；另外，照顧的本質就蘊涵著彼此之間關係的流動，若是有熟悉的關係、情感為基礎，更能夠提高照顧的品質。所以，對於照顧服務系統，是由熟悉老人生活背景的當地人提供服務，也就是文化照顧的必要元素之一。

有家庭照顧者、部落耆老或是幹部受訪者皆表示，提供長期照顧者服務，希望是部落的人，他們才了解老人的背景與需求，以及比較好溝通；另外，是住在同一個部落，彼此之間的家庭是相互認識或是有親屬關係，因為會有感情，就會像是在照顧自己家的老人一樣，是可以照顧得更好，並且有更多的愛心。因此，也期待可以在地培力更多年輕人來加入長期照顧的行列。

> 照顧的人，可以是部落自己的人，因為我們的生活習慣不同、文化背景不同對不對？那他自己照顧起來也很痛苦。我們被照顧的人也很痛苦，是不是這樣？（F5）

> 居家服務也都用本地人，他們也是很清楚老人家的需求，他們也能溝通，現在可能比較沒有什麼障礙，比較符合部落老人那個需求。（G5）

> 照顧用本地人阿！因為他本地人才知道我們本地人的這個習性啊！你一個漢族的朋友來這邊服務老人家，你們語言不通嘛！生活也不通嘛！另外，在服務過程，老人問你是誰的孩子耶，我認識你的爸爸耶，我們小時候是一起工作的耶！這樣子是不是拉近我們很多文化，也是文化，也是感情啦！原住民孩子等於說是去照顧我們自己的老人家，這是感情啦！（G1）

我們往後要照顧老人家的這些人，希望是有藉由我們自己在地人，部落的年輕人來做。為什麼？他們知道我們老人家的習性，哪一家的老人家，需要特別來照顧，就是這一家的老人家滿特殊，或是他的家庭很特殊。如果說外人來做這樣的工作，可是不會對我們部落的老人家特別關心，他上班上完就走了。因為當地人的那個愛心跟幫助可能更大。居住環境都在同一個部落，一定是可以關心到老人家。所以，在地的培訓，是很重要。（G2）

因為，目前有不少年輕人加入長期照顧，也因此部落耆老或是幹部受訪者也進一步提到，要永續的落實文化照顧，除了在地培力年輕人之外，也必須強化年輕者對部落文化的再學習。因為，部落耆老與幹部受訪者發現，這些本地的年輕照顧提供者，有對於文化信仰斷層之現象。所以，希望他們可以接受文化的再教育，學習母語，多了解照顧者本身文化，與老人之間有較佳的互動，才能夠提供適合老人之服務。

現在部落年輕的照服員，倒是認為他們也要接受這個文化再次的洗禮，就是說文化再教育。因為畢竟每一個部落，都有其民族性，可能是有自己的文化啦！現在也很多都是本地照顧服務員，但是這些年輕照顧服務員對於文化信仰有斷層的現象。所以，他們要再做自我去努力去學習，可以增加與老人的互動。（G5）

這個照服員，一定要很了解我們的文化，而且母語一定要會講，如此才能很容易接受我們老人家。（G1）

照服員不管哪一方面都要學習，就是要多方面的去進修，要
去參加研習，類似原住民文化或是一些照顧的方式，這樣你
才有辦法知道怎麼去照顧老人。（G1）

伍、討論與建議

部落原住民的幸福感是與家庭關係的穩定、社區生活的支持、族
群文化的認同，有密切的關係（Manning, Ambrey, & Fleming, 2016）。
本研究結果發現，對於屏東縣泰武鄉部落排灣族而言，令老人感到安
心、幸福的文化照顧，也具有此三要素。故，建置具有文化照顧之生
活環境，必須同時考量家庭、社區、長期照顧系統等三個層面。根據
本研究之重要結果，以下提出幾點之討論與建議。

一、尊重排灣族的長嗣（vusam）制度，並且強化對老人家 庭照顧者的經濟支持

雖然，部落的傳統制度受到整體大環境的變遷，在現實的生活中
有些是無法完全被實踐，如 mamazangiljan（頭目）制度。不過，對排
灣族來說，家庭是一個重要根基，是一個共同生活、共有財產、共同
消費，以血親與姻親為基礎的社會單位（石磊，1984）；是屬於集體
主義（collectivism）取向的家庭，家庭成員間互賴性強，且認為老人
照護是家庭成員的義務與責任（Pyke & Bengtson, 1996）。因此，長嗣
（vusam）家庭制度目前依然被實踐。本研究結果發現，屏東縣泰武鄉
排灣族重要的照顧信念之一，是由家人來照顧，包括由家中老大（當
家）擔任家中老人的主要照顧者，以及自己的身體要交給家人照顧。

換言之，家庭提供部落老人的主要照顧，並且由家中老大（長嗣）擔任主要照顧者。尤其，當家中老人需要密集的照顧時，儘管有政府長期照顧服務資源可以使用，通常老大考量被賦予的照顧責任，還是會負起主要照顧活動，而難兼顧自己的工作，影響工作收入；即使繼承了家中的財產，以目前的經濟市場運作，很難有足夠的經濟支應。所以，排灣族長嗣（vusam）制度，降低對於長期照顧服務的使用。因此，對於有權利使用長期照顧服務，但是因為有家庭照顧者而降低、甚至沒有使用者，應該給予家庭照顧者適切的家庭照顧者津貼，保障其經濟安全。

二、支持部落在地安老之實踐，並且強化社區部落互助與多元服務方案

　　土親，自己的土地是生活根本，因為其中蘊涵著人際關係與每天的生活日常活動。在地安老，係指居住者能在原居環境或是情境，可以擁有熟悉之人、事、物而愉悅自在地生活，終老一生而不遷移。這也意含著居住環境的條件與資源應能因應居住者的老化，滿足其不同階段的生活需求（黃耀榮，2006）。本研究結果發現，屏東縣泰武鄉排灣族重要的照顧信念之二，是以部落為重要的照顧基地，包括在自己的部落生活；部落既有的互助系統，是生活的一部分；期待以「生活部落」為單位的長期照顧資源布建。這樣的照顧信念，其實就是「在地安老」照顧概念轉譯。因此，部落的社區居住環境，確實應該依照部落老人身心功能的改變，發展多元的服務方案或是照顧資源。由於，社區部落互助是力量（親友鄰里、教會、協會），已經是部落老人生活很重要的一部分。因此，在發展多元的服務方案或是照顧資源時，一定看見社區部落互助系統對於老人的生活意義與價值，不要

擠壓原住民族以家庭或社群／部落為基礎的互助照顧（方喜恩、宋聖君、鄧麗君，2015），並且是投入資源強化既有的社區部落互助系統，如教會的日常訪視、社區巡守隊的安全看護。

　　另外，本研究結果也發現，屏東縣泰武鄉居民清楚知道，要能夠實踐以部落為重要的照顧基地，除了以家庭或社群／部落為基礎的既有互助系統外，還需要隨著老人的身心功能改變，布建必要的照顧資源，提升社區環境的照顧條件。譬如，在泰武鄉的六個部落都可以有自己的社區日間照顧中心，尊重各部落的生活方式獨特性、落實服務的在地性；積極引進復建資源，透過相關的復能與復建活動，協助中風者自我照顧功能的提升；建置護理之家等資源，可以照顧需要侵入性的醫療照顧而無法在家照顧者，可以在部落情境中獲得照顧，並且讓家屬得以就近探視。因此，支持部落在地安老之實踐，認同原住民族的文化邏輯所產生的照顧系統設計之情況下（王增勇，2019；鄧湘漪，2017；黃炤愷、陳怡仔，2019），要強化社區部落互助系統，以及積極在部落布建與多元的照顧資源，包括從輔助式照顧（assisted living care）到專業技術照顧（professional skilled care）。

三、持續優化在地性服務之文化照顧，並且進行照顧識能的文化轉譯

　　對於文化照顧的特質，目前已經有了基本共識，即是尊重在地的認知、行為跟物質條件的前提下，提供符合個人期待的健康照顧方式（Umin‧Itei〔日宏煜〕，2015）；以當地居民日常生活習慣為基底，要回歸到日常生活的動態實踐，生活日常是來自文化內涵與文化邏輯，以及以人為中心的照顧行動（王增勇，2019；鄧湘漪，2017；黃炤愷、陳怡仔，2019）。本研究結果發現，屏東縣泰武鄉長期照顧服務活

動，基本上已經是以回歸到日常生活的動態實踐，包括在文健站或是日間照顧中心，老人可以說著母語，唱唱古調與歌謠，敘說過去的歷史與傳統習俗，以及吃到原住民傳統的飯；另外，有些照顧服務提供者是由當地人擔任，彼此之間多少有一些認識或是親屬關係，使照顧具有在地情感的照顧。

不過，實踐永續的落實文化照顧過程中，仍有持續努力優化的空間，包括部分服務提供者要積極學習母語，對部落文化的再學習，才能與老人間有無礙的溝通；以及持續培力在地青年，投入長期照顧的相關領域，如復建、職能等。另外，必須正視照顧識能的文化轉譯之議題，因為一些常用的健康識能，如血壓、營養成分等，是來自非原住民的文化與日常，因此部落老人的理解與實踐上有其困難，本研究發現部落老人對於量血壓之意義並不清楚，進而影響其對於血壓的關注。因此，宜積極進行照顧識能的文化轉譯，用部落老人的日常生活脈絡與語言，轉譯必要的健康識能，跨過知識的文化鴻溝。

參考文獻

Kui Kasirisir（許俊才）（2012）。〈以「隨意／不隨意」組織型態探究排灣族社會組織的變遷與發展〉，《臺灣原住民族研究季刊》，第 5 卷第 3 期，頁 19-39。

Kui Kasirisir（許俊才）（2013）。〈原鄉部落照顧分工的變化與因應：排灣族生活經驗〉。載於黃源協編著，《部落、家庭與照顧：原住民族生活經驗》，頁 283-306。臺北：雙葉書廊。

Umin・Itei（日宏煜）（2015）。〈文化照顧在原住民族長期照顧上的重要性〉，《臺灣社會研究季刊》，第 101 期，頁 293-302。

Umin・Itei（日宏煜）、李欣怡、游書寧（2019）。〈文化照顧在原住民族長期照顧上的應用：以社區及居家職能治療服務為例〉，《中華心理衛生學刊》，第 32 卷第 2 期，頁 209-247。

Umin・Itei（日宏煜）（2018）。〈臺灣原住民族長期照顧政策中的文化安全議題〉，《臺灣社會研究季刊》，第 109 期，頁 199-214。

方喜恩、宋聖君、鄧麗君（2015）。〈失紋的女人──一個泰雅部落照顧的民族誌〉，《臺灣社會研究季刊》，第 101 期，頁 275-291。

王世麗、吳陳怡懋、曾文培、蔡宜珊譯，Madeleine Leininger、Marilyn R. McFarland 原著（2007）。《跨文化護理：概念、理論、研究與實務》。臺北：五南。

王增勇（2019）。〈回歸日常、解殖照顧〉，《中華心理衛生學刊》，第 32 卷第 2 期，頁 131-139。

王增勇、楊佩榮（2017）。〈夾在國家政策與原住民族文化之間的原鄉居家服務〉，《中華心理衛生學刊》，第 30 卷第 1 期，頁 7-35。

石磊（1984）。〈排灣族的家庭結構－原始及其演變〉，《中央研究院民族學研究所集刊》，第 54 期，頁 71-83。

全國法規資料庫（2005）。《原住民族基本法》。2005 年 2 月 5 日。

全國法規資料庫（2015）。《長期照顧服務法》。2015 年 6 月 3 日。

泰武鄉公所（2017）。《地理環境》。2021 年 9 月 17 日，泰武鄉公所網頁（https://www.pthg.gov.tw）。

郭俊巖、蔡盈修、周文蕊、賴秦瑩（2018）。〈原住民部落文化健康站的現況與反思：以大安溪泰雅部落為例〉，《臺灣社會福利學刊》，第 14 卷第 1 期，頁 63-109。

黃炤愷、陳怡仔（2019）。〈泰雅族傳統與基督信仰交織下的日常照顧：臺中市和平區大安溪沿線的初探〉，《中華心理衛生學刊》，第 32 卷第 2 期，頁 183-208。

黃盈豪（2016）。〈從大安溪部落共同廚房的在地實踐反思文化照顧〉，《長期照護雜誌》，第 20 卷第 3 期，頁 213-228。

黃耀榮（2006）。〈實現「在地老化」之終生住宅發展形式探討〉，《臺灣老年醫學雜誌》，第 1 卷第 3 期，頁 138-152。

趙善如（2019）。〈部落老人長期照顧之圖像──以屏東縣泰武鄉為例〉，發表於「第五屆國際原住民族社會工作」學術暨實務研討會。臺灣原住民族社會工作學會、國立東華大學原住民民族學院。

劉麗娟、林美玲（2017）。〈原住民老人社區照顧公私協力之運作困境與策略建議──以臺東縣部落文化健康站為例〉，《臺灣原住民族研究學報》，第 7 卷第 2 期，頁 59-82。

蔡惠雅、張玉龍（2018）。〈省思文化照顧在原鄉部落社區照顧服務之實踐──南投縣三個族群部落的經驗〉，《臺灣原住民族研究學報》，第 8 卷第 4 期，頁 149-178。

蔡穎芳（2011）。〈繼承自治？──自排灣族的觀點出發〉，《臺灣原住民族研究》，第 4 卷第 3 期，頁 101-182。

鄧湘漪（2017）。〈文化照顧──原住民族部落的生活實踐與照顧想像〉，《臺灣老年學論壇》，第 36 期，頁 17-21。

鄭惠芬（2015）。〈排灣族長嗣繼承制與行事理路──大姊當家的文化脈絡〉，《婦研縱橫》，第 103 期，頁 44-51。

賴兩陽（2017）。〈原住民族部落社區照顧推動歷程與服務設計的文化考量：以臺東縣海端鄉為例〉，《臺灣社區工作與社區研究學刊》，第 7 卷第 2 期，頁 149-181。

謝政道（2007）。〈排灣族傳統社會結構之研究〉，《人文社會科學研究》，第 1 卷第 1 期，頁 123-143。

Binder, B. K., Mastel-Smith, B., & Hersch, G. (2009). "Community-Dwelling, Older Women's Perspectives on Therapeutic Life Review: A Qualitative Analysis", *Issues in Mental Health Nursing, 30*, 288-294.

Leininger, M. (2002). "Culture care theory: A major contribution to advance transcultural nursing knowledge and practices", *Journal of transcultural nursing, 13*(3), 189-192.

Pyke, K. D., & Bengtson, V. L. (1996). "Caring More or Less: Individualistic and Collectivist Systems of Family Eldercare", *Journal of Marriage and Family, 58*(2), 379-392. DOI: 10.2307/353503.

第十章

傳統文化中的照顧天命——排灣族長嗣對於家中老人的照顧承擔

趙善如、凃筱菁、陳姿妏

壹、前言

當家中父母親生活無法自理、需要他人照顧時，對一個家庭或是家族而言有一件大事需要處理，那就是要決定照顧方式（留在家裡或是送到機構），以及誰要擔任主要照顧者。不過，對於生活在部落的排灣族家庭而言，此狀況似乎不會出現。因為，除非老人本身沒有意識自我決定能力，否則「留在部落中、由家人照顧」，是部落老人的第一與唯一選擇（趙善如，2018）；以及排灣族的傳統文化有一個重要的 vusam（長嗣）制度，而此制度就決定了誰是排灣族家庭中老人照顧的主要照顧者。vusam 制度是以社會家庭為主軸，涉及家庭權力結構的繼承制度（Kui Kasirisir〔許俊才〕，2013），規範排灣族家庭的第一個小孩，不分男女將會繼承家中幾乎全部財產，而不是依照《民法》繼承的概念，每一個子女享有同等的財產繼承權，然而也因此同時必須擔負起照顧扶養的責任（謝政道，2007）。隨著社會變遷，部落傳統制度雖受到漢人文化影響有了一些改變，但現階段仍遵守 vusam 制度，由第一個小孩（不分男女）繼承家中的財產與擔負起照顧家族扶養的責任。所以，基本上是以「第一個小孩」出生在部落排灣族家庭中，就已經註定必須承擔家中父母親照顧責任之天命，也因此成年之後必須與父母同住；如果是女性，其配偶則是以入贅方式，完成婚姻大事，成為家族的「當家」。故，即使年輕時必須離開部落到都市工作，等到父母親需要照顧時，就會再度回到部落與父母同居，成為主要照顧者。

過去，對於老人家中主要照顧者的研究，多數是在漢人的社會文化脈絡之下，其研究結果指出，家中老人主要照顧者的順位，如果老人是男性，通常是配偶、媳婦或是女兒、兒子，如果是女性，則是媳婦、女兒或是兒子；並且對於主要照顧者角色的決定與承擔，也常考

驗著家人彼此的情感與主要照顧者的生活壓力（趙善如，2001）。然而，不同族群有著不同的生活型態，影響著家庭生活的運作。過去，較少從不同的族群觀點探究，家中老人主要照顧者角色的想法和照顧負荷，故本文從不同的族群觀點——排灣族，研究對象又特別是排灣族女性長嗣（當家），來探究她們在「血緣關係」、「部落制度」、「性別」多重概念的社會脈絡交織下，對於主要照顧者之角色認知、照顧壓力與社會支持，作為設計與提供具有部落文化基礎的家庭照顧者支持服務措施之參考。

貳、文獻探討

一、誰會是家中老人的主要照顧者？

老人的照護責任，應該由政府或是家庭承擔，基本上是端賴個人財富所得的分配流向而定。如果，個人財產透過繳交稅賦的社會資源移轉模式，政府就會是主要的照顧者；如果是家庭內的世代資源移轉模式，就會是家庭來承擔主要照顧的責任（柯瓊芳，2002）。老人的照護責任該由誰承擔，與群族的家庭取向也有一定的關係。屬於個人主義（individualism）色彩濃厚的家庭，家庭成員彼此情感連結性低，是期待政府可以負起照顧老人的責任，但若是屬於集體主義（collectivism）取向的家庭，家庭成員間互動頻繁、彼此互賴性強，會認為老人照顧是家庭成員的義務與責任（Pyke & Bengtson, 1996）。另外，居住區域的現代化程度與誰該負起照顧老人的責任，也有一定的關聯性。在農業社會，人口外移不多，成年子女較有機會照顧年邁的失能父母親；但在工業化社會，就業機會集中在都市、且雙薪家庭結

構下，成年子女相對的要照顧年邁失能父母親的可能性也就降低（Lee & Xiao, 1998）。

在臺灣是屬於家庭內的世代資源移轉模式、集體主義（collectivism）取向的家庭型態，傾向認為老人照護是家庭的義務與責任。根據衛福部 2017 年的老人生活狀況調查，目前居住在社區 65 歲以上老人，當生活無法自理時，僅有 3 成 5 者願意居住「長期照顧機構或護理之家」，換言之，仍有 6 成 5 者是要居住在家中，期待由家庭成員來照顧；另外，依調查結果推估 65 歲以上生活上需要照顧或協助者，有 6 成 7 者主要是由家人照顧（衛生福利部，2018）。只是，家中誰會成為主要照顧者？這是性別、經濟能力、情感關係等多重因素相互交織後的結論。如果失能老人是已婚男性，通常主要照顧者的順序是配偶、媳婦、女兒之後，才會是兒子，也因此會有照顧女性化之現象。

然而，本文之研究對象——居住在部落的排灣族，其與照顧有關的二大傳統制度——mamazangiljan（頭目）及 vusam（長嗣）制度。mamazangiljan 制度，是一種世襲制度，可以接受部落族人「納貢」，同時也對部落族人有照顧的義務，但是隨著社會變遷，mamazangiljan 無法接受部落族人納貢，同時也無法善盡照顧部落族人的義務與責任，取而代之的是政府部門（Kui Kasirisir〔許俊才〕，2013；謝政道，2007）。vusam 制度，是以社會家庭為主軸，涉及家庭權力結構的繼承制度（Kui Kasirisir〔許俊才〕，2013），規範著排灣族的第一個小孩，不分男女，是繼承家中的財產與承擔起照顧扶養父母親與旁系血親的責任義務。即使社會變遷、主流文化入侵，排灣族部落依然遵守，並認為是應屬排灣族的法律自治事項（蔡穎芳，2011）。另外，在原鄉部落排灣族耆老目前仍認為「現在我們部落，以排灣族的這個民俗與文化，老大都有在家，照顧老人。」「我們排灣族的那個習俗是，『當

家』就是說第一胎，不管是男是女，就是完全的繼承人，所有家裡的財產、田地，全部是他。所以在這個情況之下，當然他們要照顧老人家，就是理所當然的要照顧啊！」（趙善如，2019）。

所以，排灣族家庭影響「決定誰是家中老人主要照顧者」的因素，跟漢人很不一樣，不是性別、不是經濟能力、不是關係親屬，很單純的只是「出生序」，也就是所謂的「天命」。所以，排灣族在決定誰是家中老人主要照顧者時，也不會像漢人家庭容易出現家庭衝突、造成家人關係的緊張；並且所謂的「當家」從其懂事開始，就了解自己的權利與義務，對於要擔任家中老人主要照顧者是有所認知。

二、家中老人的主要照顧者被遺忘了？

根據 2017 年老人狀況調查中，針對主要家庭照顧者調查報告指出，接受調查的家庭主要照顧者平均年數為 7.8 年，每日平均照顧時間為 11.06 小時（衛生福利部，2018）。當照顧被視為理所當然的責任與義務後，家中老人主要照顧者經歷長期照顧工作之後，除了面對可能的健康受損、身無積蓄、經濟危機之外，更會因在情緒上以被照顧者為生活的重心，容易被照顧者的角色所消蝕，而出現「沒有自我」的心理狀態（王增勇，2011）。另外，相關研究也多指出，家中老人主要照顧者因面對長時間的照顧工作，對其生活造成負面之影響，包括無穩定工作、醫療照顧衍生的支出大、感到財務上的沉重壓力；體能上沒有負荷、常感到心力交瘁、力不從心，並且常有生氣、痛苦、悲傷等負面情緒產生；以被照顧者為重心，無適當的社會參與，慢慢地產生社會疏離（陳景寧，2019；黃志忠，2013；Atienza, Stephens, & Townsend, 2002; Zarit & Leitsch, 2001）。

然而，家中老人主要照顧者的照顧負荷與壓力，是同時牽動著被

照顧者與照顧者本身的生活品質。在以照顧者為主體的壓力過程模式（Stress Process Model，簡稱為 SPM）中，提出家庭照顧者承擔照顧提供的意願、文化為基礎的規範是影響照顧壓力的關鍵之一；家庭照顧者的心理資源與獲得的社會支持，是調整或是緩衝其壓力的重要因子，影響著照顧者的生活適應（Gaugler, Kane, & Langlois, 2000）。王麗雪、何美瑤、呂桂雲、葉淑惠（2007）的研究結果指出，社會支持的足夠程度，是預測整體家庭照顧品質重要變項之一。因此，透過適當的社會支持來紓解家庭主要照顧者的壓力，一直是被關注的議題。

一般社會支持來源可以分成非正式與正式支持系統，前者是指自家人、鄰里或是宗教團體，後者則是來自公私部門的團體；社會支持的屬性則可分為實質（含財務、服務）、情感和資訊。在國內，老人家庭主要照顧者所獲得的來源，多來自親人、鄰里非正式為主，支持內容偏重在情感支持、提供照顧活動協助。但是，隨著長期照顧服務的推動，逐漸會使用長期照顧服務，如居家服務、社區服務等，來減輕照顧壓力。又 2015 年 5 月 15 日通過《長照法》，第 13 條「家庭照顧者支持性服務」入法，政府必須依法提供「有關資訊之提供及轉介」、「長照知識、技能訓練」、「喘息服務」、「情緒支持及團體服務之轉介」、「其他有助於提升家庭照顧者能力及其生活品質之服務」等服務。

不過，這些正式服務系統資源似乎與原鄉部落之間存在著一些距離，造成服務使用的障礙，包括原鄉部落與部落間距離遙遠、無法負擔自付金額等（趙善如，2018、2019）。另外，怡戀・蘇米、許木柱（2016）也提到，雖然《長照法》已提出應將不同文化觀點納入未來實踐長期照顧的考量，但是資源布建與運用策略、人力分派與人員教育訓練仍未見具體實施計畫，使得長期照顧的普及率在原鄉仍有不少的限制。因此，居住在原鄉部落老人家庭照顧者要從正式服務系統獲得服務支持，來減輕照顧壓力是有限的。

參、研究方法

　　本文研究方法是採民族誌，透過半結構的個別深入訪談，共訪問泰武鄉 9 位身為女性長嗣的家中主要照顧者。受訪者主要是透過當地社區幹部介紹，因研究者本身並非是排灣族，可能面臨語言之限制，因此受訪者是採立意取樣，選擇有分享意願、照顧年數已達 2 年以上、女性長嗣、可以國語對話者為主。訪談時間是自 2018 年 6 月至 10 月；考量受訪者於交通移動上的不便，訪談地點以社區發展協會之會議室或是受訪者家中具安靜之處。正式訪談前皆先由研究者向受訪者詳細說明訪談同意書內容，取得受訪者同意進行全程錄音，並且透過主題式分析方法進行資料分析。為了保障訪談對象的身分權益，在資料整理與呈現方面都以匿名方式處理。9 位受訪者之編號分別以英文字母 A 至 I 表示，以作為後續訪談資料分析與陳述。

　　本文 9 位受訪者皆為女性，皆透過招贅方式完成婚姻大事，目前配偶都還是同居；居住的房子是自有，皆與家人（含手足或是子女）同住；年齡分布在 40-70 歲之間；照顧年數最短 2 年，最長是 10 年左右；因為要負起家中長者照顧的日常活動，多數僅在家協助農作、打零工；被照顧長者的身體狀況，在日常生活活動上都需要他人協助，最嚴重者是幾乎臥床。

　　本研究為保護研究對象，謹守的三個主要倫理原則：知情同意原則、保密原則、最小傷害原則；並經國立成功大學研究倫理審查委員會審查通過，以及獲得部落會議的同意。另外，經原民會審核後，說明本計畫不適用《人體研究計畫諮詢取得原住民族同意與約定商業利益及其應用辦法》，因此以退件方式結案。意旨，此研究計畫內容不符合本辦法所規定的範疇，不會影響原住民部落之商業利益，不需要進入審查。此外，本文是以屏東縣泰武鄉排灣族的長嗣為研究對象，因

此研究結果無法推論到其他部落與族群。

肆、研究結果

一、對於主要照顧者之角色認知——是天命

vusam 制度雖然隨著社會變遷有些改變，但基本上因為是排灣族的第一個小孩，不分男女繼承家中的財產，故需要擔負起照顧扶養的責任，所以對於家庭照顧實質的角色改變不大，仍是家中老人的主要照顧者。所以，對於主要照顧者之角色認知視為是一種天命，既然是當家，必須承擔，另外對於主要照顧者的角色認知中，還包涵著對父母親的情感，擔心不好好照顧，怕會留下遺憾。

（一）因為是當家，必須承擔

因為從小就知道自己是家中老大，即使是女性，仍要遵守部落的傳統制度，同時繼承家中的財產與照顧責任，是榮耀也是責任承擔。整體而言，受訪者是正向接受自己是家中的主要照顧者，對於照顧者的承擔沒有討價還價，遵守 vusam 制度。即使，年輕時外出工作，當父母需要照顧時，還是必須返回部落；即使，心中覺得累或手足有困難無法提供必要的協助，也是可以接受與體諒。

> 因為我是當家，我是老大。老大的責任就是這樣子，照顧爸爸媽媽啊！（受訪者 D）

> 沒有辦法，這個是我們做大姊那個的工作啊！誰叫我是當家的。可是他們也妹妹弟弟，也是很困難啦！他們生活也不是

很好，我也是很了解他們的狀況，所以不能用逼的，那我自己來。（受訪者 F）

那時候也回來南部工作。因為那時候爸爸身體不好，車禍，然後身體又不好，有回來，在部落附近工作。老大當家，當家這個角色很累啊，沒辦法啊，還是接受。媽媽，還是一樣放在家裡自己照顧，送到外面，那是不可能啦！……媽媽我會照顧。（受訪者 E）

（二）不是僅有責任，還怕有遺憾

不過，願意承擔照顧責任，不僅是當家的責任，還有心中的一份牽掛，擔心未來會感到遺憾。所以，願意擔任家中老人照顧者，除了所謂的義務與責任之外，其中就是對自己心中牽掛的交代，不要讓自己留下遺憾。就有受訪者提到，願意心甘情願地照顧母親，就是不要讓自己在心中留下遺憾、對母親有所虧欠。

這麼心甘情願照顧媽媽，不然的話，不照顧他們，他們以後怎麼怎樣，總有一天，如果她是真的怎麼樣的話，說不定我們會覺得欠她的那個耶。（受訪者 A）

二、照顧負荷──甜蜜的苦澀

雖然，在出生、懂事開始，就知道自己是「當家」，必須承當照顧父母親的責任，但是照顧工作是一份愛的勞動，需要時間、金錢、體力與情感的投入，所以受訪者在照顧生活中仍會感到有照顧負荷，包括經濟、照顧人力、體力負荷、心理情緒等面向。

（一）經濟面向

家庭照顧者最大的壓力是沒有錢，因為支出多，但是收入少。受訪者表示，本身是家中老人主要照顧者，因為要執行相關的照顧工作，幾乎是無法有全職工作，只能做一些手工藝品或是打零工，多少有一些收入，但是因為家中父母親的醫療費用不少，故總是擔心會沒有錢來支付相關的醫療費用。

> 以前去上班啊，他們比較老了，常常生病了，動不動就打電話給我們，趕快回來，我們要去看病，對人家也不好意思，我就回來顧他們啦，沒有上班。……就是害怕生病沒錢啊，所以必須打零工啊，或是就編織，就鈎那個背包這樣子，只有這樣子，包小米粽或吉拿富，賣一賣這樣子，出來賣一賣這樣子，這樣才可以有收入。弟弟他們好像也沒有什麼工作啦，他們也不會找工作，啊就算是有，也沒有很多啊。（受訪者A）

> 其實，講很現實的話，真的在經濟方面最需要，尤其是像我們這種沒有辦法工作的，你沒有那個經濟能力，啊你還要支出那麼多，真的是滿大的費用，然後老人家又照顧又帶她看病這樣子，都要花錢。我很少上班（打零工）的那個機會比較少，沒有機會賺到錢。（受訪者I）

> 經濟比較有困難啦！只是講說他們生病很嚴重就要送醫院了。每次我媽媽跟我講說，你不能太浪費錢，以後我們生病住院妳就沒有錢，妳要存一點錢，每次提醒我這樣子。（受訪者G）

（二）照顧人力面向

若要讓一位失能老人獲得良好的生活品質，照顧工作內容是繁重

的，更何況是當老人因病住院時必須留守醫院，但是家中又有必須照顧的家人或是需要處理的家務時，對於照顧者是一種煎熬。有受訪者提到，因為居住在部落，離醫院有一段距離，要往返家裡與醫院不容易，尤其家中又有需要被照顧的人時，會感到嚴重的人手不足。

> 自己的媽媽有生病住院的時候，當然會心情不好，會煩惱說，去醫院時，煩惱那個爸爸在家裡又在幹什麼了，有沒有人照顧這樣子。（受訪者 G）

> 媽媽住院時，醫院與家裡，兩邊跑哦，又想著家裡怎樣，又想著媽媽沒有人照顧，沒有人跟我換，都沒有替手。媽媽在醫院時，妹妹沒有辦法一直在醫院啦，偶爾回來看的話還可以啊，因為她畢竟也是做人家媳婦，嫁出去了，沒有辦法說完全在這裡（醫院）。（受訪者 E）

（三）體力面向

　　醫療水準提升，2018 年國人平均壽命為 80.7 歲，高於全球平均水準（內政部，2019），故家中老人照顧者經常出現「老老照顧」之現象，也就是主要照顧者本身也是老人，故基本上體能差或是身體不好，體力無法負荷繁重的照顧任務。有受訪者表示，本身膝蓋有退化性關節炎，在行動上有困難，但是又必須提供必要的照顧工作而感到辛苦。另外，有些家中老人的病情會合併精神異常症狀，無法正常生活，因此影響照顧者日常作息。有受訪者提到，母親因疾病合併精神疾病之關係，有時可以三天不睡覺，自己為了看顧她的安全，也必須三天不睡覺，真是耗盡體力。

我真的累，因為我這個雙腳也是，走來走去，也是很痛的了啦，然後又是退化了，啊這個也有時候沒有辦法走路，啊很痛！可是想開刀，時間可是算來算去，都有困難，擔心沒有人顧我媽媽，所以我還是想說，以後再說啦！（受訪者F）

她都不睡覺的時候，我也跟著不睡覺啊。她都可以三天都不睡，真的，那段時間，我覺得最累的時候就是那時候，因為她自己根本就不知道自己在幹嘛，都一直亂尖叫啊，是我在照顧她，所以她三天不睡，我也不睡，因為我怕她會有危險。（受訪者G）

（四）心理情緒面向

照顧本身就是一項愛的勞動，同時也是一項甜蜜的負擔，主要照顧者是必須放棄自己原本的生活型態，必須處理味道不佳的排泄物，必須接受他人對照顧工作的監督與評價，更必須忍耐家中老人的依賴與過去愛恨情仇之糾結。有受訪者表示，在照顧過程中如果坦誠面對自己，其實心理是會出現負面的情緒，其來源包括，無法如同過去一樣，可以自由安排外出；要處理味道很差的排泄物；擔心自己做不好，會被手足親人評價，不敢放鬆；老人家過度依賴、不配合照顧。另外，有受訪者表示一個造成負面情緒的來源是，在她小時候母親離家、未盡母親之責，到老需要照顧時才返家，故當她身體疲憊時會心情不好，就會出現彼此言語上的傷害。

媽媽隨時要有人在身邊扶著，要在家，一直在家裡很悶耶！沒有辦法放開心情。（受訪者F）

不能出去遊玩，我最大的困難是不能出去旅遊，我最大的是

不方便。(受訪者 D)

最大的困難就是……去……去丟她的便便，因為我這個鼻子
很敏感，聞到小小的一個味道，就會痛苦耶！我沒有辦法，
那我的妹妹跟我講說，她叫我閉著眼睛，我說，妳閉著眼睛
這樣子洗，妳要怎麼倒啊？那個是我最大的痛苦，那個給她
洗澡是無所謂啦！(受訪者 F)

因為照顧工作太多，壓力很大，妳做不好又不行，會被親人
他們唸！也不能懶惰，做老大不能懶惰啊，弟弟妹妹他們會
嫌我們耶。看我們自己當老大應該要這樣啦，我們不能真的
放。(受訪者 H)

老人家過度依賴、老人家不配合，會對老人家出現負面情
緒。她沒有配合，我會罵她，因為有時候像這種老人家，真
的有時候不不好顧，他們有時候尿布都濕了，都不知道，還
是要我們提醒，動不動還是要提醒她，還是要帶她去那個換
尿布，不然的話，她會全身都濕濕的。……照顧很累，心情
不好的時候，會罵她耶，我會罵，有時候真的很累，會罵
她，可是她都不講話啊。(受訪者 A)

小時候，她就離家，我就說妳沒有幫忙照顧我們的孩子，妳
去幫人家的，啊現在誰在照顧妳，不是我嗎？如果我說我不
是那麼愛神的一個人，我才不理妳。有時候她(媽媽)一直
叫我做什麼、做什麼，她因為那個嘴巴很屬害，我心情不好
時會回嘴，有時候我也會講到這樣，那個不該講的話，然後
心裡就受傷了啊，這樣受傷也不行。都有啊，有時候我講到
道歉，我講到過分的話我就會道歉。(受訪者 F)

三、社會支持──非正式支持系統居多，正式長照資源較少

照顧家中老人，是甜蜜的負荷，是需要適時的協助與支持，才能長期執行主要照顧者的角色，並且讓被照顧者與主要照顧者的關係維持平衡，彼此享有一定程度的生活品質。居住在原鄉部落的排灣族，重視家族、族群意識強，並且是住宅緊鄰分布密集、形成集中的聚落型態，所以同住家人、已分家的手足或是鄰居等是重要的社會支持，尤其是自己的丈夫，是一起共同分擔照顧工作；相形之下，透過正式的長照系統獲得的支持是少的。

（一）同住家人是重要的支持

居住在原鄉部落的排灣族有一個幸福，就是幾乎有家人同住，同住者包括配偶、子女、孫子，甚至居住在附近的手足，提供的協助有實質的照顧協助，如協助就醫、照顧替手、餐食料理、經濟支持。值得一提的是，受訪者的先生也是重要的支持來源，除了給予實質的照顧協助外，也會給予情緒支持。

> 載爸爸去屏基看病，就是我女兒（一起同住），有時候我女兒載，有時候我老公載這樣。（受訪者 C）

> 因為一定要有人在家照顧我媽媽，那個孫女現在放假嘛，我跟她講說看 vuvu，我們先出去辦事。這很有幫助，雖然說沒有每天，但是多少還是可以讓我休息一下吧！（受訪者 F）

> 像爸爸退休之後，我就比較輕鬆，他都會煮飯啊，給媽媽他們吃。（受訪者 G）

> 對經濟比較有困難啦對啊，啊有時候不得已的時候，我會跟

子女講說，我們沒有錢耶，要交那個電費，她就會拿出來。
（受訪者H）

我的先生跟我，我們兩個人在顧我媽媽啦！我們在輪流這樣
子顧。（受訪者F）

我先生也是很好。他也會跟我講說，妳要把媽媽顧好，因為
老人家齁，妳不顧好，以後會後悔這樣。因為他想到他的爸
爸齁，因為他是入贅到這裡嘛，以前他要去看他爸爸又不方
便。（受訪者A）

（二）居住在附近的手足或是鄰居可以提供必要的協助

　　因為是老大繼承財產，必須為主要照顧者之責任，但是居住在附
近的手足仍會提供必要的協助，包括協助就醫、經濟支持、餐食協
助；另外，因為是集村聚落居住型態，有緊鄰的鄰居，故鄰居有時也
成為臨時的助手，可以提供短暫的安全看護。

拿那個固定藥或者是他膝蓋不舒服呀，或是平常時候感冒、
咳嗽的話，才有去醫院。那個我有時候我弟妹會載啊，因為
剛好弟妹住我家後面，或者是我妹妹有回來，有時候會叫她
載媽媽去，因為他們有車子，我沒有車。好的地方是弟弟妹
妹都住在附近。（受訪者E）

很辛苦，那時候也是好累，那孫子才三個月耶，那時候耶，
我媽媽生病的時候，我妹妹那時候，放下那個○○工作，過
來這邊，一起照顧媽媽。（受訪者B）

因為要照顧家裡，我沒有工作，我沒有收入啊，沒有收入，

電話費、家裡的水電費，弟弟妹妹都會湊啦，大家湊一湊大
概這樣，偷偷地都會給我，補助我一點就對了。（受訪者E）

鄰居會幫忙看一下、看一下她，比如說她在窗戶那邊看，她
有沒有怎麼樣。（受訪者F）

（三）長期照顧資源分擔部分照顧工作

正式的照顧服務系統，基本上是家中老人主要照顧者重要的社會
支持來源，可以減輕其照顧負荷。受訪者表示，她們社會支持除了來
自家人、親人鄰居之外，也會使用長期照顧服務資源來分擔部分照顧
工作，主要是利用居家服務至家中協助洗澡，讓自己有喘息的時間。

居家服務，然後我說一、三、五好了，那一個禮拜一、三、
五就是三次嘛！啊那個二、四的時間就是我自己給她洗澡
啦。（受訪者F）

居家服務就繼續讓他們洗澡，每天就來，所以他等一下十二
點半他就會來我們家，一直到兩點半就這樣。我就比較那個
有自己的時間。（受訪者D）

然而，受訪者整體在使用正式長期照顧服務資源不多，服務項目
也是單一。不用的原因有長照服務輸送系統的因素，也有老人本身主
觀的感受問題。長照服務輸送系統的問題，有長照資源照顧場地，不
夠理想、缺乏隱私；居家服務工作人員不是老人家認識的人，希望是
自己部落會講母語的族人來服務；老人本身的自尊心，身體照顧不願
意交給外人，不願意讓外人換尿布。

日間照顧中心整體的環境。我是覺得要嘛就是規劃就是好一
點，就是男女要分開嘛，因為你覺得他們就是很空曠，就這
樣子嘛對不對？啊就我不喜歡，沒有隱私。（受訪者 G）

⋯⋯我們現在很大的困難，像是我們的照顧服務員不會講母
語。（受訪者 D）

她不好意思在那邊日間照顧中心給人家照顧，因為她還要換
尿布，她不好意思叫人家用啊。（受訪者 A）

伍、結論與建議

由家人照顧部落家中老人，不僅是屏東縣泰武鄉排灣族的傳統文
化，也是屏東縣泰武鄉排灣族家庭老大（當家）的天命。本研究結果
發現，對於屏東縣泰武鄉部落排灣族家庭老大（當家）而言，因為是
天命，同時也害怕留下遺憾，勇於承擔家中老人的主要照顧者；但
是，在勇於承擔照顧責任的背後，仍必須承受不同面向的負荷，包括
經濟、照顧人力、體力負荷、心理情緒等；同時，所獲得的支持是以
非正式社會資源較多，但是來自正式社會資源較少。根據本研究之重
要結果，以下提出二點之討論與建議。

一、家庭照顧者承擔：被決定與決定

原鄉部落排灣族家中老人主要照顧者，如果沒有特殊理由，基本
上已經是被「血緣關係」、「vusam 制度」所決定。因為，當是家族第
一個看到太陽的小孩，就已經被決定是這個家庭的當家，她／他必須

同時繼承全部的財產以及承擔照顧家族的責任，包括父母親、手足或是其他親人。即使是女性，也沒有例外，透過「招贅方式」完成婚姻大事，留在原生家庭，與父母親同住。此現象，與只有「長子」可以繼承當家的漢人文化有極大的差異。

因為，排灣族當家在出生時，就已被決定必須承擔主要照顧者之責任，在成長的過程也很清楚享有的權利與應盡的義務。故，研究結果發現，9 位對於自己是主要照顧者角色都是欣然接受，並且對於手足無法提供同樣的付出或是照顧協助，都沒有怨言，也認為這是合理的現象。另外，對於女性當家，要決定或是處理家族的重要事項，包括家中父母親的照顧，都是給一樣的尊重與信任，這其中沒有存在著所謂男尊女卑之氛圍。這也與在排灣族家族中，vusam（長嗣）不分男女，都是從小被看重與被刻意栽培有密切關係，包括處理家中事務、學習分配等（鄭惠芬，2015）。除此，對於主要照顧者角色的信念，也不全是因為責任，其中內涵著情感牽掛，擔心沒有盡心照顧，會留有遺憾。所以，排灣族是屬於家庭集體意識較高、性別平權、家庭成員間的關係較強韌之家族型態。

然而，對於因族群文化傳統制度——「vusam 制度」，其所規範的「當家」權利與責任，是不是隨著社會時代的變遷都沒有改變？是不是所有的「當家」應盡的責任都可以履行？其實，這樣的擔心多多少少出現在原鄉部落的耆老心理，擔心部落年輕人受到主流社會中《民法》繼承之規定，要求財產需要均分，父母親要到不同的子女家輪流住（趙善如，2019）。不過，蔡穎芳（2011）的研究指出，在走訪排灣族部落之後，部落族人仍確信「vusam 制度」具有法之效力，且仍受到反覆實踐，並且無論長嗣或餘嗣，貴族或平民，均認為長嗣繼承應屬排灣族的法律自治事項，應將其由習慣法的法源層次提升到實體立法的層次。雖然，無法得知「vusam 制度」習慣法的法源層次，是否

可以順利提升到實體立法的層次，但是可以確定的是排灣族「vusam 制度」，使家中老人的照顧可以獲得計畫性的安排。這種安排對於部落排灣族的老人而言，是一種幸福，同時也解決排灣族部落老人的照顧需求；不過，也考驗著家中的當家（老大）是否有足夠資源，來實踐此照顧責任。因此，有必要進一步了解目前在部落或是社會制度，是否可以提供他們足夠的社會支持。

二、家庭照顧者承擔的背後：照顧負荷與社會支持

排灣族家庭的老大，透過傳統制度「理所當然」成為家中老人主要照顧者，而這看似理所當然的安排，並不意味著，照顧過程不會感到壓力或是一切照顧工作可以完全勝任。因為，照顧失能老人，尤其是長期臥床的老人，投入的時間與精力，以及因為疾病所衍生的醫療開銷，常是長時間擔任主要照顧者沉重的甜蜜負荷；再加以「以被照顧者為中心」，逐漸失去自我（王增勇，2011；陳景寧，2019；黃志忠，2013；Atienza, Stephens, & Townsend, 2002; Zarit & Leitsch, 2001）。本研究9位女性當家，在照顧過程也同樣面臨一些壓力，如擔心沒有足夠的錢支付相關的醫療費用、家中老人住院人手不足、體力無法負荷長期繁重的照顧任務，以及因必須放棄自己原本的生活型態、必須處理味道不佳的排泄物、必須接受他人對照顧工作的監督與評價、忍耐家中老人的依賴等因素，而會有負面情緒。

不過，這些的壓力與困難，確實因為來自不同來源的社會支持，對其壓力有調節或是紓緩作用（王麗雪、何美瑤、呂桂雲、葉淑惠，2007；Gaugler, Kane, & Langlois, 2000），使9位女性當家可以有較佳的生活適應。這些社會支持來源，首先，是來自同住家人提供了協助就醫、照顧替手、餐食料理、經濟支援，尤其是配偶在照顧過程沒有缺席；其次，是居住在附近的手足提供協助就醫、經濟支持、餐食

協助；以及緊鄰的鄰居成為臨時的助手，可以提供短暫的安全看護；最後，才是正式長期照顧服務，但是使用的服務項目也是單一類型，並不多。所以，對於 9 位女性當家而言，獲得非正式社會支持是多於正式社會支持系統。造成此現象之原因，除了老人本身主觀的感受問題，主要是因為目前在長照資源布建與服務系統還是缺少部分的族群文化元素——「文化照顧」（cultural care）之精神與內涵（怡懋·蘇米、許木柱，2016）。

對於原鄉部落排灣族家庭的長嗣，雖是透過「vusam 制度」成為當家，承擔了家中老人主要照顧者的責任，但也因為留在部落，與家人同住而能有穩定的家庭關係與生活，並且透過同住家人、親人鄰里的協助，以及部分長期照顧服務資源，完成繁重照顧工作，減輕了躲藏在主要照顧者責任背後的甜蜜負荷，有助於生活調適。如同 Manning、Ambrey 和 Fleming（2016）所言，原住民的幸福感是與家庭穩定、社區生活、文化認同有密切的關係。故，文化、家族、社區之間有更多的連結，是可以觸發排灣族長嗣在擔任主要照顧者的生活韌性。

但是，要正視的是，目前部落排灣族家庭的當家（老大）在執行老人家庭照顧者責任時，所獲得正式社會支持有限，尤其是以家庭主要照顧者的身分。雖然在《長照法》第 13 條有提到，要針對家庭照顧者給予支持性服務，包括「有關資訊之提供及轉介」、「長照知識、技能訓練」、「喘息服務」、「情緒支持及團體服務之轉介」、「其他有助於提升家庭照顧者能力及其生活品質之服務」等服務。因此，在部落積極布建一個符合原住民族群的文化回應式照顧資源與制度時（Hopkirk & Wilson, 2014），必須兼顧被照顧者與家庭照顧者的需求，特別是在經濟、情緒心理方面，因為在排灣族的照顧傳統制度，家庭中老大（當家）有著重要的角色。如此，才有機會支持排灣族部落可以實踐，立基於其認知、行為以及物質文化等元素的「文化照顧」。

參考文獻

Kui Kasirisir（許俊才）（2013）。〈原鄉部落照顧分工的變化與因應：排灣族生活經驗〉，載於黃源協編著，《部落、家庭與照顧：原住民族生活經驗》，頁283-306。臺北：雙葉書廊。

內政部（2019）。《108年第37週內政統計通報》。2019年11月14日，內政部網頁（https://www.moi.gov.tw/stat/news_detail.aspx?sn=16744）。

王增勇（2011）。〈家庭照顧者做為一種改革長期照顧的社會運動〉，《臺灣社會研究季刊》，第85卷，頁397-414。

王麗雪、何美瑤、呂桂雲、葉淑惠（2007）。〈照顧者社會支持、照顧評價和失能老人家庭照顧品質的相關性探討〉，《實證護理》，第3卷第3期，頁177-187。

全國法規資料庫（2015）。《長期照顧服務法》。2015年6月3日。

怡懋·蘇米、許木柱（2016）。〈臺灣原住民族長期照顧之跨文化政策議題與省思〉，《護理雜誌》，第63卷第3期，頁5-11。

柯瓊芳（2002）。〈誰來照顧老人？歐盟各國奉養態度的比較分析〉，《人口學刊》，第24卷，頁1-32。

陳景寧（2019）。〈我國家庭照顧者支持網絡系統〉，《長期照護雜誌》，第23卷第1期，頁11-21。

黃志忠（2013）。〈臺灣家庭照顧者多面向評量與工具建構之初探〉，《臺大社會工作學刊》，第28卷，頁137-173。

趙善如（2001）。《從平衡觀點探討老年妻子照顧者的生活適應現象》。臺中：東海大學社會工作學系博士論文。

趙善如（2018）。〈以部落文化為基礎的長期照顧服務需求與服務輸送〉，發表於「在地化部落照顧之對話與對策研討會」。屏東：國立屏東科技大學。

趙善如（2019）。〈部落老人長期照顧之圖像——以屏東縣泰武鄉為例〉，發表於「第五屆國際原住民族社會工作學術暨實務研討會」。花蓮：國立東華大學。

蔡穎芳（2011）。〈繼承自治？——自排灣族的觀點出發〉，《臺灣原住民族研究》，第4卷第6期，頁101-182。

衛生福利部（2018）。《106年老人狀況調查——主要家庭照顧者調查報告》。2019年10月15日，衛生福利部網頁（https://dep.mohw.gov.tw/dos/cp-1767-38429-113.html）。

鄭惠芬（2015）。〈排灣族長嗣繼承制與行事理路——大姊當家的文化脈絡〉，《婦研縱橫》，第103卷，頁44-51。

謝政道（2007）。〈排灣族傳統社會結構之研究〉，《人文社會科學研究》，第 1 卷第 1 期，頁 123-143。

Atienza, A. A., Stephens, M. A. P., & Townsend, A. L. (2002). "Dispositional Optimism, Role-Specific Stress, and the Well-Being of Adult Daughter Caregivers", *Research on Aging, 24*(2), 193-217. DOI: 10.1177/0164027502242002

Gaugler, J. E., Kane, R. A., & Langlois, J. (2000). "Assessment of family caregivers of older adults", in R. L. Kane & R. L. Kane (eds.), *Assessing older persons: Measures, meaning and practical applications*, pp. 320-359. New York: Oxford University Press.

Hopkirk, J., & Wilson, L. H. (2014). "A call to wellness-Whitiwhitia i te ora: Exploring Māori and occupational therapy perspectives on health", *Occupational Therapy International, 21*(4), 156-165.

Lee, Y.-J., & Xiao, Z. (1998). "Children's support for elderly parents in urban and rural China: Results from a national survey", *Journal of cross-cultural gerontology, 13*(1), 39-62.

Manning, M., Ambrey, C. L., & Fleming, C. M. (2016). "A Longitudinal Study of Indigenous Wellbeing in Australia", *Journal of Happiness Studies, 17*(6), 2503-2525. DOI: 10.1007/s10902-015-9704-y

Pyke, K. D., & Bengtson, V. L. (1996). "Caring More or Less: Individualistic and Collectivist Systems of Family Eldercare", *Journal of Marriage and Family, 58*(2), 379-392. DOI: 10.2307/353503

Zarit, S. H., & Leitsch, S. A. (2001). "Developing and evaluating community based intervention programs for Alzheimer's patients and their caregivers", *Aging & Mental Health, 5*(sup1), 84-98. DOI: 10.1080/713650006

影響主觀與客觀健康狀況之因素探討——屏東縣原鄉與非原鄉區域獨居長輩之研究

林宏陽、王仕圖、Kui Kasirisir（許俊才）、陳柯玫

壹、前言

在國際間的相關研究之中，多發現高齡者的居住型態與生活品質（quality of life）以及生理與心理健康狀態（physical and mental health status）具有顯著的相關性。其中，更以高齡且獨居的長輩，在主觀與客觀健康及身心功能的退化，進而影響其生活品質與後續的居住安排等，具有相當程度的關連性。例如獨居長輩因為牙口之功能退化，以致於飲食能力與營養攝取面向受到較大的限制，造成生理與心理健康狀況的改變（Jung, 2019; Kim & Lee, 2018）。此外，即便居住於人口稠密之都會區的社區之中，高齡獨居者仍可能感受到疏離與孤獨，而成為生理與心理功能不佳的影響因素，也與經濟安全之感受存在顯著的相關性（Huang & Lin, 2002）。其中，居住型態亦可能與受訪者的生理與心理健康狀態有關。例如 Chou 與 Chi（2000）之研究即指出，能夠以獨居為居住型態安排者，其年齡相對年輕、身心功能較為良好。然而，一旦生理與心理功能顯著退化時，則多需與其他家人同住，甚或是進入居住型機構方能獲得照料。至於在馬來西亞的相關研究，亦呈現自陳式的健康狀況可相當程度了解獨居長輩的實際健康情形，從而提供其所需的福利服務與現金給付，並維持高齡獨居者一定程度之自立生活的可能性（Yahaya, Abdullah, Momtaz, & Hamid, 2010）。

就前述的研究發現可知，獨居者在生理與心理功能方面的退化將顯著影響其生活品質。此外，從國際上的研究亦可了解，不同的生活條件與地理環境，或也因此形成不同的主觀與客觀健康狀態之影響因素。對此，本研究嘗試以 2018 年在屏東縣全境所執行的獨居長輩調查所獲得之統計數據，進一步探究與比較影響居住於原鄉與非原鄉地區之高齡獨居者的主觀與客觀健康狀況之因素，並藉此對臺灣現階段正逐步建構的相關研究能有所貢獻。

為了探討此一研究問題，本文將先回顧相關的文獻，了解近期研究所發現的主觀與客觀健康狀態之影響因素為何。再者，則規劃如何運用該次調查的統計數據，以能夠透過二元羅吉斯迴歸模型（Binary Logistic Regression Model）找到具有統計顯著程度的影響因素，並分別呈現可能提高日常生活活動（Activities of Daily Living，簡稱為 ADLs）功能與工具性日常生活活動（Instrumental Activities of Daily Living，簡稱為 IADLs）功能退化、憂鬱程度與自覺健康程度不佳的相關因子。如此一來，能夠讓實務工作者了解，居住於原鄉與非原鄉地區之長輩，在面臨何種狀況之下可能進一步提升其主觀與客觀健康功能惡化的結果，方能提前掌握獨居長輩的身心功能與狀況，於必要時介入並提供所需的服務與給付。最後，則總結本研究的主要發現，並嘗試提出政策上的意涵。

貳、獨居者健康狀況之風險：客觀與主觀健康影響因素之探討

世界各國之相關研究多顯示，獨居者因為諸多因素導致生活品質下降，進一步使其健康狀況較非獨居者顯著不佳。不少國家針對獨居者的福祉擬定相關之福利服務與現金給付政策，以降低其經濟不安全、健康狀態退化所可能造成的生活風險。因此，需透過相關研究探討影響獨居者健康狀態下降的因素，以找出預測高齡獨居者生理與心理健康狀況退化的因子，進而讓專業工作者能在事前介入提供服務。

該類之研究，如 Sun 等人（2007）採用大阪與京都所收集到的 5,943 筆高齡、尚未失能且獨居之受訪者為樣本，並以主觀健康狀況為依變項，透過多元羅吉斯迴歸模型檢視影響主觀健康狀況的因素。

該研究納入生理健康狀況（包含 IADLs 量表）、生活形態、心理健康狀態（係以 GDS-5 測量）與社會支持等四個面向，並發現能夠外出訪友、自陳式的慢性病健康狀況與心理健康狀況等三者，為獨居長輩能夠維持自覺健康狀況相對完整的重要因素。其他亦達到統計上顯著程度之變項，則多關於受訪者的各項身體功能之完整性，例如咀嚼能力、是否曾跌倒、視覺能力、聽力等，以及體重變化幅度與社會參與能力。

　　Lin 與 Wang（2011）則以臺灣臺南市所收集到的資料，分析獨居長輩心理健康狀態的影響因素。該研究所運用的自變項，包含年齡組別、教育程度、宗教信仰、婚姻狀態、自覺健康程度、罹患慢性病與種類，以及社會支持；心理健康狀態則以 CED-S 測量，並作為依變項。其結果顯示，第一，獨居之女性長輩面臨心理健康狀態不佳之可能性較男性為高，且以 85 歲以上之女性長輩顯著高於其他年齡組別。研究者認為，由於臺灣高齡女性身處年代的社會價值，賦予女性在家中有多重的角色，包含經濟性有給工作的參與，以及家務勞動與照顧的負荷，或為心理狀態不佳的可能性較男性為高的原因之一。第二，主觀健康狀況以及慢性疾病的罹患情形，與獨居者的心理健康狀況具有統計上的顯著相關性。此等發現，與 Tseng 等人（2019）在臺北市的長期性研究結果大致相同。第三，獨居長輩的家庭與社會支持，亦與其心理健康狀況存在統計上的顯著相關性。就後面這三個面向的變項與心理健康狀態的相關性可知，若獨居長輩自陳的健康狀況不佳、本身罹患慢性疾病，以及相對缺少社會與家庭支持，則將顯著提高其憂鬱傾向的可能性。Kuo 等人（2014）以中老年身心社會生活狀況長期追蹤調查（Taiwan Longitudinal Study on Aging）所收集之資料為分析基礎，指出高齡者 ADLs 分數下降的主要影響因素，係與主觀健康狀況不良、認知功能下降、和伴侶及其他家人同住以及年齡等四個變

項具有統計上的顯著相關性。至於生理健康功能下降的狀況，係以獨居者的退化情形最為輕微，而與伴侶及其他家人同住，以及僅與伴侶同住之受訪者，其 ADLs 分數下降的可能性分別為 1.74 與 1.23 倍於獨居長輩。然而，此等發現或與受訪者之生理與心理健康狀況變化之後所做的生活型態安排有關。這個部分，則需進一步的研究釐清其因果關係。再者，關於心理健康狀態的影響因素，同屬於華人文化圈的新加坡研究指出，高齡獨居雖與心理健康狀態不佳存在統計上的顯著相關性，但更為重要的變項則在於獨居長輩在生活上的孤獨感程度。此外，該研究亦發現，居住型態與心理健康狀態不良有顯著的相關性，並呈現與家人同住之高齡受訪者的心理健康狀態較高齡獨居者好（Lim & Kua, 2011）。

　　同樣以東亞國家為觀察地點的研究，例如 Kim（2017）以 2014 年韓國社區健康調查的資料為基礎，分析獨居者與非獨居者影響健康狀況之因素。其結果顯示，雖然主觀壓力程度、憂鬱程度、曾被診斷罹患的疾病數、每天外出步行、健康檢查、癌症篩檢、未接受必要的醫療服務與生活品質等八個變項皆顯示與健康狀況有關，但其中的健康檢查、癌症篩檢與未接受必要的醫療服務三項，並非直接與健康狀態的影響。至於另外五個變項，則發現獨居長輩在主觀壓力程度（包括平均主觀壓力分數）、憂鬱程度、曾被診斷罹患的疾病數（包括平均罹患之疾病數）、每天外出步行以及生活品質等五個變項的狀態，皆顯著不良於與家人同住的受訪者。Park 等人（2016）以 2010 至 2012 年的第五波韓國國民健康與營養測驗調查（Fifth Korean National Health and Nutrition Examination Survey）為分析的基礎，則進一步指出高齡獨居之女性因為經濟安全、社經地位、教育程度、就業情形等面向，處於相對不利的狀態，故而高齡獨居之女性面臨貧窮、生活壓力、生理與心理健康狀態不良等之風險，相較於高齡獨居男性高。此外，就各種

的居住狀態與婚姻狀態組合而言，高齡且獨居之女性，在各種的組合之中，為生理與心理健康狀態最為不理想的人口群。另一份以相同調查的第七波資料為基礎，指出性別、低經濟安全程度、低度酒精攝取程度、自覺壓力程度、罹患慢性疾病數、日常生活之活動受限、BMI低於 18.5 之受訪者等，皆與獨居高齡者的自覺健康狀況存在統計上之顯著相關性（Shim, Kim, Park, & Kim, 2021）。其他的韓國研究亦有相類似的發現，提出年齡、主觀健康狀況、獨居期間與孤獨程度（包含諸如社會與家庭支持）、憂鬱程度、自陳式的壓力程度、居住型態、生活型態的滿意程度、經濟安全的滿意程度、罹患之疾病數與疼痛程度等，為影響獨居長輩的生理與心理健康狀況的幾項主要因素（Kim, H. S., 2017; Park, 2018; Shin & Sok, 2012; Sohn, 2020）。Park、Kim 與 Eom（2021）的研究則以 65 至 80 歲之間、居住於社區裡的高齡獨居者為樣本，探討受訪者的社會網絡、人際聯繫頻率、孤獨程度與復原力。其結果顯示，獨居高齡者若建立充足的社會網絡，且維持人際之間的聯繫頻率，則相對能夠從生理或心理不良狀況之中復原。此外，該研究亦發現，即便受訪者所建立的社會網絡較小，若能夠加強人際聯繫的頻率，仍可達到相似程度的效果。因此，研究者認為，國家政策不應該等到高齡獨居者的身體功能衰退之後才介入，而需在其生理、心理與認知功能仍然健全的時候，即有相關的預防性措施給予支持，以延緩與順遂（smooth）其功能的退化。

　　近期來自世界其他國家的研究，亦有相似的發現。例如在泰國所執行的獨居長輩生活狀況調查的結果發現，自我照顧的行為、生理健康狀況與主觀心理健康狀況等三個變項，分別與受訪者的主觀孤獨感具有統計上的顯著相關性，且呈現負相關。換言之，當受訪者能夠自我照顧、生理健康的狀況達到一定程度或主觀認為維持相當的心理健康程度，則獨居的生活狀態安排方式將不會對其生理與心理健康狀況

產生負面的影響（Phatharapreeyakul, Kraithaworn, & Piaseu, 2016）。此外，來自於澳洲的實證研究發現，獨居且年齡為 45 歲以上中高齡人口群，因為健康狀況不良而提高住院治療之可能性，達到統計上的顯著程度。該研究指出幾項重要的觀察。首先，受訪者指出主觀健康狀況不佳時，往往會與後續需住院的必要性相關；而且，往往會是相對長的住院期間。至於主觀健康狀況相對較佳者，其後續的平均住院期間較短，並達到統計上的顯著差異程度。第二，該研究指出，心理健康程度與身體病理或生理健康程度之間的關係，亦即客觀健康程度，並未獲得統計上的支持。換言之，即便受訪者的自陳式憂鬱量表得分達到憂鬱程度，未必後續會因慢性病或疾病而住院。第三，婚姻狀態與受訪者的客觀健康程度具有一定程度的相關性。該研究發現，各種型態的獨居者一旦因慢性病或疾病而住院，其住院期間平均而言較與人同住之受訪者長。其中，未曾結過婚的受訪者，平均住院期間較其他婚姻狀態之獨居者長。第四，該研究提及，獨居期間與生理健康狀態及後續因病的住院期間，存在統計上的顯著正相關。就該文所抽取的樣本觀之，每多獨居一年，則住院的可能性將提高 0.29%，且住院的期間將增加 0.4 天（Mu, Kecmanovic, & Hall, 2015: 132-136）。

另外，英國近期的研究係以英國家戶長期研究（United Kingdom Household Longitudinal Study，簡稱為 UKHLS）所收集之樣本為基礎，以了解獨居之高齡女性在健康與福祉方面的影響因素（Forward, Khan, Fox, & Usher, 2021）。該研究大致上發現，年齡、經濟安全、住處之所有權與教育為重要的要素；但在運用該研究之結果時，如研究者所特別指出，或需考量東西方文化上的差異。首先，受訪者為獨居，或僅與其伴侶或同居者共同居住，其健康狀況與感受到的福祉狀態相對優於與家人同住的受訪者。此等研究結果，或與西方文化的個人主義有一定程度的相關性。第二，自陳式的生活滿意程度並未能在

模型中獲得統計上的顯著水準，故無法解釋居住型態與健康及生活福祉之間的關係。其原因或許在於，心理健康狀態相對不穩定的受訪者，或有一定比例與其他成員同住，但該決定或許並非出於自己的偏好或意願。如此一來，則不會滿意此等居住安排。至於主觀健康狀態相對不佳者，多會如實陳述自己的生理健康狀況、疾病情形等，多會滿意於與其他人同住的安排，並藉此取得更多的服務與給付支持。第三，該研究的結果亦指出，能否參與經濟性的有給就業為重要的因素之一。換句話說，若受訪者能夠從事有給工作，一方面代表其健康狀況仍能維持一定程度，另一方面則意味著能透過持續就業而維持生理與心理健康狀態。

綜合前述所回顧之諸多調查研究與次級資料分析的學術論文，可知在檢視影響高齡獨居者的健康狀態因素時，多以 ADLs 量表、IADLs 量表、心理健康狀態與主觀健康狀態等四種依變項為方式。自變項的部分，則採取基本變項（包括性別、年齡、獨居期間、教育、宗教、族群、居住型態等）、生活型態（涵蓋諸如飲食習慣以及酒精、香菸等物質之攝取）、家庭與社會支持（包含社會網絡之狀態、與親友之互動程度與頻率等）、社會參與程度（包含各項活動與課程之參與）、罹患之慢性疾病種類及類型數、住院之頻率及天數、經濟安全狀態（例如主要所得來源、是否滿意目前的經濟安全程度等）、幸福感與孤獨感等。就其結果觀之，若以 ADLs、IADLs 與心理健康狀態視為客觀健康狀況，而自陳式的健康狀態為主觀的健康狀況分別稱呼之，則前述的自變項在個別的研究之中，皆可發現與主觀或客觀健康狀況具有統計上的顯著相關性。

參、研究方法

一、本研究所使用之資料

　　本篇論文所運用的統計資料，係以屏東縣高齡者社區照顧研究發展中心於 2018 年所執行的《屏東縣獨居老人福利需求與服務輸送之研究》所收集之問卷資料為基礎，並進一步分析本研究所欲探究的屏東縣獨居長輩之主觀與客觀健康狀態的影響因素。此外，亦嘗試藉此觀察，居住於原鄉與非原鄉地區的獨居長輩，主觀與客觀健康狀況影響因素是否有不同。

　　在前述由王仕圖等人（2018）所完成的研究案中，量化部分係以基本資料（涵蓋諸如性別、出生年、教育、宗教信仰、族群別與慣用語言、婚姻狀態、福利身分別、居住型態、獨居期間長度、退休前之主要職業身分別等面向）、日常生活活動（包含 ADLs、IADLs 與日常生活能力等評估）、經濟狀況（包括主要經濟來源、主要支出項目、經濟安全之適足度等）、健康與醫療狀況（涵蓋自覺健康狀況、列出主要的慢性疾病種類、以 GDS-15 測量心理健康狀態等）、社會支持狀況（包括親友支持、互動頻率等）、社會參與（主要用以了解參加諸如宗教、志願服務、進修、養身保健團體等活動之頻率與意願）、當前生活、未來看法及安排（包括生活需求項目、晚年照顧與臨終安排），以及老人福利服務（主要在於了解受訪者是否知道現行的高齡者福利服務與給付制度的內容）等八個主要面向所構成之封閉式問卷為研究工具。

　　此問卷於 2018 年執行時，依據前一年度（2017）所掌握的屏東縣獨居長輩人數共 2,660 人，並規劃從中抽樣 600 位受訪者。該次調查的抽樣方式，係依據屏北區、屏中區、屏南區與原鄉地區的獨居長輩人數比例為基礎，再考量各鄉鎮的獨居長輩人數，分配樣本數。如此

一來，屏北區、屏中區、屏南區與原鄉地區之抽樣戶數分別為 156、168、180 與 96，而後按照區內被抽到的各鄉鎮獨居長輩人數比例分配其樣本數。舉例而言，屏北區係以屏東市所需的樣本數較高，為 32 份，其餘抽出的四個鄉鎮則為 31 份。至於屏中區、屏南區與原鄉地區分別抽取五個、四個與四個鄉鎮，並按其比例分配抽樣數。該研究共招募 26 名訪員，於 2018 年 7 月至 9 月之間完成問卷訪談。

據此，屏東縣社會處於 2017 年年底所列冊的獨居長輩人數為 2,660 人（N），而 2018 年的研究進行期間，規劃抽取其中的 600 名獨居長輩為樣本（n）。在該樣本之中，96 位為居住於原鄉地區的獨居長輩，而 504 名樣本則來自於非原鄉地區。樣本的描述統計，以及相關的卡方檢驗（Chi-Square Test），如表 11-1 所示。該表中的統計數據，係以居住於原鄉地區與非原鄉地區區分，呈現幾個主要基本變項的樣本數、百分比，以及該變項在原鄉與非原鄉地區樣本之間是否存在統計上的顯著差異（statistically significant differences）。

就 2018 年屏東縣獨居長輩之研究的樣本觀之，原鄉與非原鄉地區受訪者在性別比例與教育程度兩個變項上，未達統計上的顯著差異外，其餘諸如宗教、族群背景、慣用語言、婚姻狀態、居住狀態、居住狀態的滿意程度、住處所有權形式，以及退休前的主要職業身分別等變項則達到統計上的顯著差異程度。在具有統計上顯著差異的變項之中，原鄉與非原鄉地區受訪者在族群別、慣用語言以及宗教等三個變項具有顯著的不同，或可說明建構不同文化內涵與認知的重要面向（Kui Kasirisir〔許俊才〕、王仕圖、林宏陽、陳柯玫，2018）。關於婚姻狀態的部分，原鄉與非原鄉地區之受訪者表示處於喪偶狀況者皆超過六成，而已婚或同居與未曾結婚之受訪者，則互有消長。在居住安排方面，超過六成五的非原鄉地區受訪者屬於「獨自居住且無親人在屏東」，而居住於原鄉地區的受訪者則以「縣府列冊之獨居長輩」超過五成為最高。

表 11-1　本研究樣本之描述統計　　　　　位單：n（%）；mean（s.d.）

項目	居住區域		項目	居住區域	
	原鄉地區（n=96）	非原鄉地區（n=504）		原鄉地區（n=96）	非原鄉地區（n=504）
性別			**教育程度**		
女性	62 (64.6)	290 (57.5)	不識字	35 (36.5)	211 (41.9)
男性	34 (35.4)	214 (42.5)	小學肄業但識字	22 (22.9)	82 (16.3)
$\chi^2(1)$=1.650, p>.05			小學	32 (33.3)	131 (26.0)
宗教			國（初）中	2 (2.1)	38 (7.5)
無信仰	5 (5.2)	37 (7.3)	高中（職）	3 (3.1)	25 (5.0)
民間信仰	1 (1.0)	363 (72.0)	專科	2 (2.1)	4 (0.8)
佛教	3 (3.1)	58 (11.5)	大學校院	0 (0.0)	13 (2.6)
基督教	64 (66.7)	22 (4.4)	研究所（含以上）	0 (0.0)	0 (0.0)
天主教	20 (20.8)	2 (0.4)	$\chi^2(6)$=12.231, p>.05		
一貫道	0 (0.0)	5 (1.0)	**婚姻狀態**		
道教	0 (0.0)	15 (3.0)	單身（未曾結婚）	8 (8.3)	83 (16.5)
其他	3 (3.1)	2 (0.4)	已婚或同居	26 (27.1)	64 (12.7)
$\chi^2(7)$=394.310, p<.001			離婚或已婚但分居	2 (2.1)	45 (8.9)
族群背景			喪偶	60 (62.5)	312 (61.9)
閩南人	1 (1.0)	381 (75.6)	$\chi^2(3)$=19.471, p<.001		
外省籍	3 (3.1)	19 (3.8)	**居住安排**		
客家人	0 (0.0)	103 (20.4)	獨自居住且無親人在屏東	14 (14.6)	330 (65.5)
原住民族	92 (95.8)	1 (0.2)	與家人居住但無法自理	11 (11.5)	36 (7.1)
其他	0 (0.0)	0 (0.0)	與 65 歲以上伴侶同住	19 (19.8)	52 (10.3)
$\chi^2(3)$=565.941, p<.001			縣府列冊之獨居長輩	52 (54.2)	86 (17.1)
慣用語言			$\chi^2(3)$=92.730, p<.001		
國語	5 (5.2)	39 (7.7)	**住處之所有權形式**		
閩南語	1 (1.0)	394 (78.2)	自有住宅	81 (84.4)	399 (79.2)
客家語	0 (0.0)	68 (13.5)	租賃	1 (1.0)	43 (8.5)
原住民語	90 (93.8)	1 (0.2)	借住	14 (14.6)	62 (12.3)
其他	0 (0.0)	2 (0.4)	$\chi^2(2)$=6.774, p<.05		
$\chi^2(4)$=552,245, p<.001			**對居住型態之滿意程度**		
退休前的主要工作			很不滿意	0 (0.0)	4 (0.8)
軍公教	6 (6.3)	32 (6.3)	不滿意	7 (7.3)	33 (6.5)
農林漁牧	70 (72.9)	201 (39.9)	還算可以	54 (56.3)	208 (41.3)
工業	3 (3.1)	111 (22.0)	滿意	26 (27.1)	204 (40.5)
商業	3 (3.1)	64 (12.7)	非常滿意	9 (9.4)	55 (10.9)
家管	9 (9.4)	28 (5.6)	$\chi^2(3)$=92.730, p<.001		
其他	5 (5.2)	68 (13.5)	**年齡**	79.2 (7.08475)	78.8 (6.87892)
$\chi^2(5)$=47.719, p<.001			**獨居期間長度**	18.7 (12.098930)	18.5 (13.348192)

資料來源：作者計算自王仕圖等人（2018）之研究。

二、本研究所採之研究方法

由於本研究係以二元羅吉斯迴歸模型，了解對於主觀與客觀健康狀況具有顯著影響的因素為何，故在決定將哪些自變項列入模型檢定之前，先藉由卡方檢定與 T 檢定（t-test）了解在統計上達到顯著差異水準的自變項，以進一步找到解釋本研究主要問題的變項與模型。

據此，規劃先由整體獨居長輩的客觀與主觀健康狀態為開始，透過卡方檢定與 T 檢定挑選達到統計上顯著水準的變項。在客觀健康狀態中，可區分為以 ADLs 與 IADLs 量表所測得的生理健康狀態，以及藉由 GDS-15 量表所測量的心理健康狀態。其中，ADLs 與 IADLs 之失能定義，分別以 ADLs 得分小於 90，以及 IADLs 三項以上達到失能狀態，亦即將《失能老人接受長期照顧服務補助辦法》所列之至少達到輕度需要協助之程度者，認定為客觀健康狀態不佳[1]。至於以 GDS-15 量表所測得的憂鬱傾向，則認定得分高於 6 分者為心理健康狀態不良之受訪者[2]。至於主觀健康的測量，係以詢問「覺得自己的健康狀況如何」、「覺得自己的健康狀況與去年比較起來如何」與「最近一年與其他同年齡的人比較覺得自己的健康狀況如何」等三題測量，每題的分數介於 1 分至 5 分。換言之，總分界於 3 分至 15 分之間，而本研究將分數小於 7 分者界定為自覺健康程度不良者。至於自變項的選擇，考量過去相關研究多採基本變項、主觀與客觀健康狀況之相關變項、家

---

[1] 依據《失能老人接受長期照顧服務補助辦法》附表一〈失能老人接受長期照顧服務之失能程度認定基準表〉所規範之輕度失能，係指 ADLs 一至兩項需協助，或 IADLs 三項以上需協助或獨居者。由於達到前述之標準者，大致符合我國現行長期照顧服務之開案原則，故本研究在 ADLs 與 IADLs 失能的設定，擬採輕度以上失能為生理健康狀況不佳之標準。

[2] 根據社團法人臺灣憂鬱症防治協會的建議，GDS-15 量表得分在 5 分及以下者，屬於心理健康的狀態。至於 6 到 9 分與 10 分以上者，則分別定義為有輕微憂鬱傾向以及需積極關懷者。因此，本研究以 6 分以上為心理健康狀況相對不佳者。

庭與社會支持、社會參與及經濟安全等面向分析。因此，本研究所列入的自變項僅包括基本資料、日常生活活動、經濟狀況、健康與醫療狀況、社會支持狀況與社會參與等六個面向。

　　然而，由於在本研究所採用的樣本之中，受訪者同時面臨三項客觀健康狀態不良，抑或是兩項健康狀態不良之人數，皆不及 30 個樣本。因此，本研究分別將三個客觀健康狀態與主觀健康狀態達到不良程度之受訪者，以推論統計方法檢視其與個別變項之間的統計上之顯著程度，並以居住於原鄉地區之受訪者與居住於非原鄉地區之受訪者，分別列於表 11-2 與表 11-3 之中。表 11-2 所呈現者，為獨自居住於屏東縣原鄉地區的受訪者，在三個客觀健康與主觀健康狀態具有顯著相關性的自變項。其中，舉例而言，在 IADLs 達到三項以上失能者，與基本變項中的年齡、宗教、族群別、慣用語言、獨居期間長度、福利身分別、居住型態及退休前的主要職業身分別等具有統計上的顯著相關性。

　　在此欲特別提出者在於，本研究係以居住地區，而非以族群別為區分方式。主要的原因為受訪者所能運用之各類資源，以及生活形態之安排等，多與居住地區所能供應與連結的程度密切相關。雖然，此等選擇或面臨如 Cederberg、Hartsmar 與 Lingärde（2008: 103）在設計研究時的兩難；亦即，究竟是不同族群別對於某個社會面向原已存在不同的優劣勢，或是不同社經地位使其面對不同的社會面向優劣勢的因果關係。換句話說，不同的族群取得社會上相同的社經地位時，其族群別上的優劣勢是否仍延續？若將此等概念運用到本研究上，則需提問者在於，即便屬於漢人族群之受訪者從非原鄉地區移居至原鄉地區，或是相反的狀況亦然，是否過去所累積的優劣勢將延續，且影響個人的客觀與主觀健康狀況？

表 11-2 屏東縣居住於原鄉地區的獨居長長輩在客觀健康與主觀健康之顯著相關變項

問卷面向	客觀健康			主觀健康 < 7（n=48）
	ADLs < 90（n=30）	IADLs 三項以上失能（n=15）	GDS-15 > 6（n=22）	
A、基本資料	年齡、宗教、族群別、慣用語言。福利身分別：原住民族。居住型態：單獨居住且無直系血親卑親屬居住於屏東、經公所訪視評估並列冊。獨居期間。退休前之主要職業身分別：農林漁牧業、製造業。	年齡、宗教、族群別、慣用語言。居住期間長度。福利身分別：榮民或榮眷、原住民族。居住型態：單獨居住且無直系血親卑親屬居住於屏東、經公所訪視評估並列冊。退休前之主要職業身分別：農林漁牧業。	年齡、宗教、族群別、慣用語言。婚姻狀態：已婚或同居、單身。福利身分別：榮民或榮眷、原住民族。居住型態：單獨居住且無直系血親卑親屬居住於屏東、經公所訪視評估並列冊。高齡夫妻同住、經公所訪視評估並列冊。滿意居住型態。退休前之主要職業身分：農林漁牧業、製造業。	年齡、宗教、族群別、慣用語言。婚姻狀態：已婚或同居。福利身分別：榮民或榮眷、原住民族。現居處之所有權。居住型態：單獨居住且無直系血親卑親屬居住於屏東、經公所訪視評估並列冊。高齡夫妻同住、經公所訪視評估並列冊。滿意居住型態。退休前之主要職業身分：農林漁牧業、製造業。
B、日常生活活動	IADLs 三項以上失能者。目前日常生活能力。行動稍有不便：使用電動代步車。	目前日常生活能力。ADLs < 90 分。	目前日常生活能力。ADLs < 90 分。IADLs 三項以上失能者。	目前的日常生活能力。ADLs < 90 分。IADLs 三項以上失能者：使用四腳拐、電動代步車。行動稍有不便：使用四腳拐、電動代步車。

問卷面向	客觀健康			主觀健康＜7（n=48）
	ADLs＜90（n=30）	IADLs三項以上失能（n=15）	GDS-15＞6（n=22）	
C、經濟狀況	主要所得來源：改府的救助或津貼。消費行為：飲食、教育與其他項目所得足以支付生活所需。	消費行為：飲食、教育。	所得足夠支應所需。	經濟來源：自己的退休金等、子女奉養。消費行為：醫藥費、其他未列入之項目。所得足夠支應所需。滿意目前的經濟狀況。
D、健康與醫療狀況	自覺健康程度。疾病類型：中風。	自覺健康程度。罹患疾病之種類數。疾病類型：中風、痛風、關節炎。	自覺健康程度。疾病類型：痛風、癌症、關節炎、高血壓。	疾病類型：氣喘、痛風、關節炎。
E、社會支持狀況	滿意與子女的關係。	每週與子女至少見面一次。每週至少聯繫親友一次。滿意與子女的關係。	每週與子女少見面一次。親友每週至少到訪一次。滿意與子女的關係。	滿意與子女的關係。親友每週至少到訪一次。
F、社會參與				參與宗教活動、參與志願服務活動、參與休閒娛樂團體活動。

表 11-3 屏東縣居住於非原鄉地區的獨居長輩在客觀健康與主觀健康之顯著相關變項

問卷面向	客觀健康			主觀健康 < 7（n=173）
	ADLs < 90（n=122）	IADLs 三項以上失能（n=74）	GDS-15 > 6（n=177）	
A、基本資料	年齡、宗教、族群別、慣用語言。福利身分別：原住民族、身心障礙者。現居處之所有權。居住型態：經公所訪視評估並列冊。對居住型態的滿意程度。退休前之主要職業身分別：軍公教。	年齡、宗教、族群別、慣用語言。福利身分別：中低收入、原住民族、身心障礙者。	性別、宗教、族群別、慣用語言。婚姻狀態：單身。福利身分別：無、低收入、原住民族、身心障礙者。現居處之普遍福利有權。居住型態：經公所訪視評估並列冊。對居住型態的滿意程度。退休前之主要職業身分別：軍公教、農林漁牧業。獨居期間之長度。	年齡、宗教、族群別、慣用語言。婚姻狀態：單身。福利身分別：無、原住民族、身心障礙者。現居處之所有權。居住型態：單獨居住且無直系血親與親屬居住於屏東、高齡夫妻同住、經公所訪視評估並列冊。對居住型態的滿意程度。退休前之主要職業身分別：農林漁牧業。獨居期間之長度。
B、日常生活活動	目前日常生活功能。IADLs 失能。行動稍有不便：四腳拐。行動不便：手杖、輪椅。	目前日常生活功能。ADLs < 90。	目前日常生活功能。ADLs < 90。IADLs 失能。	目前日常生活功能。ADLs < 90。IADLs 失能。

問卷面向	客觀健康			主觀健康 < 7（n=173）
	ADLs < 90（n=122）	IADLs 三項以上失能（n=74）	GDS-15 > 6（n=177）	
C、經濟狀況	經濟來源：自己的工作收入、子女奉養、政府的救助或津貼。消費行為：醫藥費、交通、娛樂、婚喪喜慶。	經濟來源：自己收入。消費行為：醫藥費。	經濟來源：自己的退休金等、配偶的工作所得、政府的救助或津貼、民間慈善機構補助。消費行為：房租或住宅貸款、婚喪喜慶。所得足夠支付所需。滿意目前經濟狀態。	經濟來源：自己的退休金等、配偶的工作所得、民間慈善機構補助。消費行為：醫藥費、婚喪喜慶。滿意目前的經濟狀況。所得足夠支付所需。
D、健康與醫療狀況	自覺健康程度。罹患疾病之種類數。疾病類型：糖尿病、腎臟病、慢性阻塞性肺疾病、骨質疏鬆、關節炎。GDS-15 > 6。	疾病類型：糖尿病、小中風、氣喘、腎臟病、慢性阻塞性肺疾病、骨質疏鬆。GDS-15 > 6。	自覺健康程度。罹患疾病之種類數。疾病類型：糖尿病、中風、腎臟病、心臟病、慢性阻塞性肺疾病、骨質疏鬆、精神疾病、其他未列入之疾病。GDS-15 > 6。	疾病類型：糖尿病、心臟病、胃潰瘍或十二指腸潰瘍、慢性阻塞性肺疾病、骨質疏鬆、癌症、關節炎、精神疾病、其他未列入之疾病。GDS-15 > 6。
E、社會支持狀況	與子女一週見面一次以上。親友每週至少到訪一次。	與子女一週見面一次以上。	滿意與子女的關係。親友每週至少到訪一次。每週至少聯繫親友一次。	與子女一週見面一次以上。滿意與子女的關係。親友每週至少到訪一次。每週至少聯繫親友一次。
F、社會參與	參與宗教活動、參與志願服務活動、參與養生保健團體活動、參與休閒娛樂團體活動。	參與宗教活動、參與志願服務活動、參與養生保健團體活動、參與休閒娛樂團體活動。	參與宗教活動、參與志願服務活動、參與養生保健團體活動、參與休閒娛樂團體活動。	參與宗教活動、參與志願服務活動、參與進修活動、參與養生保健團體活動、參與休閒娛樂團體活動、參與改治性團體活動。

　　然而，以同一地區但不同族群為樣本的研究顯示，族群別的健康程度、不同族群之個人跨越不同年齡階段時的健康狀況等，皆未能達到統計上的顯著程度。換言之，居住區域對於個人健康的影響，或許相對顯著（Villegas, Rosenthal, O'Brien, & Pecora, 2011）。即便如此，部分研究雖將族群列為主要的變項，且認為不同族群具有不同的生活方式（lifestyle）選擇。這樣一來，個人所選擇的醫療保健服務提供者、家庭價值、同儕的組成、所居住的社區等，皆可能影響其後續的健康狀態，以致於族群別在部分研究能達到統計上的顯著度（Seefeldt, Malina, & Clark, 2002）。考量前述的相關研究，由於本文所欲探討的重點，並非在於種族別（race）的體質與健康狀況的影響因素，而相對著重於族群別（ethnicity）在選定的生活方式下之健康狀況影響因素。特別在於，即便屬於漢人身分者居住於原鄉地區，其生活方式的選擇將不若過往在非原鄉地區之形式；相反地，原居住於原鄉地區的受訪者在遷居至非原鄉地區之後，生活方式的選擇或也相對趨近於非原鄉地區的優勢族群。因此，本文選擇以居住區域為比較基礎，應相對合適。

　　此外，由於本次調查的資料結構或有其限制，使得 IADLs 與 GDS-15 所呈現的客觀健康狀況不佳之樣本數不及 30。雖然仍足以建構二元羅吉斯迴歸模型，但其結果可能造成解釋力（power）、模型適配性（goodness of fit）的相對不足。即便如此，Geva（2014: 26）指出，建構羅吉斯迴歸模型所選擇的個別變項樣本數，應盡可能大於 5，並以超過 50 為佳；其中，又以二元羅吉斯迴歸模型對於樣本數的要求相對嚴格。若以此觀之，雖然居住於原鄉地區且具有客觀健康狀況者之樣本數至少達 5 位但皆不及 50，或存在解釋力與模型適配性之議題。

肆、二元羅吉斯迴歸模型之分析與討論

一、原鄉地區之獨居長輩的主客觀健康狀況之影響因素

（一）ADLs < 90 之獨居長輩

　　此部分所建立的二元羅吉斯迴歸模型，目的在於了解影響居住在原鄉地區且 ADLs 未滿 90 分、部分的行動需協助之獨居長輩的因素。該模型達到統計上的顯著程度（χ^2 (10) = 73.000, p < .001），且在 Hosmer and Lemeshow Test（p = .971）與 Nagelkerke R^2（= .603）的檢驗下，可說明具備良好的適配性與解釋力（如表 11-4 所述）。

　　就表 11-4 所建構的模型觀之，達到統計上的顯著程度之變項，共有「獨居且無直系血親卑親屬居住於屏東縣」、「目前日常生活功能」，以及「滿意與子女的關係」等三項。其中，目前日常生活能力所測量的，在於受訪者自己所評估的行走能力。其結果顯示，若受訪者自覺行動不便，則 ADLs 未達 90 分的可能性為自覺行動尚稱方便者的 40.004 倍。換句話說，若受訪者自覺行動不便，則 ADLs 需人協助的可能性將大幅提高。至於當受訪者獨居於屏東縣，以及受訪者滿意與子女之間的關係，其 ADLs 結果表示需協助的可能性僅分別為 0.154 與 0.187 倍。後面的這兩項研究結果，與前述的研究結果大致符合。亦即，居住型態以及主觀與客觀健康狀況之間具有顯著的相關性；當獨居者的生理或心理功能未能維持原有的自立生活時，較可能以變更居住型態的方式因應。

表 11-4 原鄉地區獨居長輩之 ADLs 功能需協助的影響因素之二元羅吉斯 迴歸模型

變項	B	S.E.	Wald	df	Sig.	Exp (B)	95% CI for Exp (B)	
							Lower	Upper
獨居且無直系血親卑親屬居住於屏東縣	-1.872	.797	5.518	1	.019	.154	.032	.733
退休前從事最久的工作：農林漁牧業	1.787	.945	3.575	1	.059	5.972	.937	38.080
退休前從事最久的工作：製造業	-29.496	3642.543	.000	1	.994	.000	.000	.
日常生活活動功能	3.689	1.157	10.161	1	.001	40.004	4.140	386.548
主要所得來源：社會救助或津貼	17.037	2133.171	.000	1	.994	25055798.73	.000	
支出項目：飲食	-2.382	1.483	2.579	1	.108	.092	.005	1.690
支出項目：其他未列入之項目	-2.94	1.565	3.544	1	.060	.052	.002	1.129
主觀健康＜7	1.223	.805	2.307	1	.129	3.396	.701	16.444
罹患中風	32.033	3642.543	.000	1	.993	8.161E+13	.000	.
滿意與子女的關係	-1.679	.800	4.398	1	.036	.187	.039	.896
常數	-20.369	2133.172	.000	1	.992	.000		

（二）IADLs 超過三項以上失能之獨居長輩

表 11-5 所建構的二元羅吉斯迴歸模型，目的在於了解影響居住在原鄉地區且 IADLs 超過三項以上失能的獨居長輩之主要影響因素。該模型達到統計上的顯著程度（$\chi^2 (17) = 72.666, p < .001$），且 Hosmer and Lemeshow Test 的檢驗之下，p 值達到 0.977，可說明模型的配置達到適配度。除此之外，此模型可解釋 60.2% 的變異量（Nagelkerke R^2），意味著具有相當程度的解釋力。

表 11-5　原鄉地區獨居長輩之 IADLs 功能需協助的影響因素之二元羅吉斯迴歸模型

變項	B	S.E.	Wald	Df	Sig.	Exp (B)	95% CI for Exp (B)	
							Lower	Upper
年齡	.220	.089	6.110	1	.013	1.246	1.047	1.484
獨居期間之長度	.029	.029	.976	1	.323	1.029	.972	1.089
福利身分別	.740	.873	.717	1	.397	2.095	.378	11.606
獨居且無直系血親卑親屬居住於屏東縣	-2.610	1.406	3.444	1	.063	.074	.005	1.158
經公所訪視評估並列冊	-.115	1.067	.012	1	.914	.891	.110	7.217
ADLs < 90	-.516	1.034	.249	1	.617	.597	.079	4.528
目前生活活動功能	2.375	1.323	3.223	1	.073	10.750	.804	143.688
日常支出項目：飲食	-3.169	1.402	5.112	1	.024	.042	.003	.656
主觀健康 < 7	1.695	.884	3.678	1	.055	5.445	.963	30.771
罹患疾病之種類	-.704	.498	1.998	1	.157	.495	.186	1.313
罹患中風	1.318	1.569	.706	1	.401	3.736	.173	80.903
罹患氣喘	3.869	1.280	9.129	1	.003	47.886	3.893	589.057
罹患痛風	3.374	1.650	4.182	1	.041	29.196	1.151	740.858
罹患關節炎	.591	.995	.353	1	.553	1.805	.257	12.677
每週與子女至少見面一次	.954	.949	1.012	1	.314	2.597	.404	16.680
滿意與子女的關係	-1.837	.961	3.659	1	.056	.159	.024	1.046
每週至少聯繫親友一次	-2.388	1.424	2.812	1	.094	.092	.006	1.496
常數	-19.520	6.806	8.226	1	.004	.000		

關於原鄉地區獨居長輩在 IADLs 具有三項以上功能需協助之影響因素，表 11-5 所建構的二元羅吉斯迴歸模型僅四個自變項達到統計上的顯著水準，包含「年齡」、「日常支出項目：飲食」、「罹患氣喘」與「罹患痛風」。其中，就年齡而言，當受訪者每增加一歲時，其 IADLs 達到三項以上需協助的可能性將提高 1.246 倍。至於受訪者罹患氣喘與痛風兩項疾病時，其 IADLs 達到失能程度的可能性則分別為 47.886 與 29.196 倍，可知具有相當的風險性。此外，若受訪者表示飲食的需求為日常的主要支出項目之一時，其 IADLs 達到三項以上需協助的可能性僅為 .042 倍。換言之，維持飲食習慣與量能使其身體機能達到一定程度的穩定；相反地，若受訪者表示飲食並非生活上的主要支出項目時，或因其他項目的金額排擠飲食的支出，抑或因身心功能下降使得食量受到影響，進而提高 IADLs 失能的可能性。

（三）GDS-15 > 6 分之獨居長輩

關於居住在屏東縣原鄉地區的獨居長輩受訪者，且心理健康狀態相對不佳者，表 11-6 所建構的二元羅吉斯迴歸模型可檢視其主要的影響因素。該模型達到統計上的顯著性（$\chi^2 (15) = 63.724, p < .001$），故可知其 Hosmer and Lemeshow Test 的 p 值達到 0.975、Nagelkerke R^2 檢驗顯示能解釋 58.4% 的變異量，使模型同時具備解釋力與適配度。

在不包含常數項的 15 個變項當中，僅有五個變項達到統計上的顯著水準，分別為「年齡」、「退休前從事最久的工作：農林漁牧業」、「主觀健康 < 7」與「罹患高血壓」與「親友至少每週到訪一次」。其中，僅「罹患高血壓」一項與獨居且心理健康狀態不佳之間存在顯著的負相關；亦即，罹患高血壓之受訪者，面臨心理健康狀態不佳之可能性僅 0.143 倍。然而，此等發現與 Nam 及 Lee（2019）的研究結果有所不同。該研究主要在於檢視罹患高血壓的獨居長輩的自殺意念，

以及心理健康程度與社會支持與自殺意念之相關程度。其結果發現，對於罹患高血壓的獨居長輩而言，心理健康程度並不必然導致其顯著產生自殺意念。即便如此，若有良好且足夠的社會支持，儘管心理健康程度不佳，也不至於有足夠的自殺動機；換言之，社會支持為罹患高血壓之獨居長輩在心理健康程度上的主要中介變項之一。若以本研究所建構的模型觀之，雖然代表家庭與社會支持的諸多變項被放入模型之中，最後被選入者僅有「滿意與子女的關係」一項，但仍未達到統計上的顯著水準。再者，亦有研究顯示，自陳式的憂鬱症量表可作為預測獨居長輩是否可能具有初期高血壓症狀的指標，故兩者之間係具有正向的相關性（Demirtürk & Aşılar, 2018）。然而，此等實證結果亦與本研究不同。因此，高血壓與心理健康兩個變項之間的關係，或有進一步討論的空間。

除此之外，「親友至少每週到訪一次」、「主觀健康 < 7」與「退休前從事最久的工作：農林漁牧業」三者對於高齡獨居且心理健康狀態不佳之可能性，分別為 24.606、23.369 與 11.641 倍。換句話說，當受訪者的主觀健康狀況不佳時，其心理健康狀態呈現憂鬱傾向的可能性為 23.369 倍。至於親友每週能夠密集到訪，或一方面代表其社會與家庭支持仍可達到一定程度，但另一方面或也說明相對少主動出門拜訪親友；就後者而言，或為高齡獨居者在此等情況之下，具有憂鬱傾向之可能性提高的原因。另外，該模型亦指出，每當受訪者之年齡增加一歲時，獨居長輩面臨心理健康狀態不佳的可能性將提高 1.204 倍。

表 11-6　原鄉地區獨居長輩心理健康狀態之影響因素的二元羅吉斯迴歸模型

變項	B	S.E.	Wald	df	Sig.	Exp (B)	95% CI for Exp (B)	
							Lower	Upper
年齡	.185	.083	5.001	1	.025	1.204	1.023	1.416
經公所訪視評估並列冊	-1.869	1.609	1.348	1	.246	.154	.007	3.618
高齡夫妻同住	1.382	1.482	.869	1	.351	3.983	.218	72.789
單獨居住且無直系血親卑親屬居住於屏東	-2.977	1.670	3.178	1	.075	.051	.002	1.345
滿意目前的居住型態	-1.071	.941	1.295	1	.255	.343	.054	2.168
退休前從事最久的工作：農林漁牧業	2.455	1.194	4.229	1	.040	11.641	1.122	120.768
日常生活活動功能	1.756	1.070	2.695	1	.101	5.791	.711	47.134
ADLs < 90	-1.493	1.130	1.746	1	.186	.225	.025	2.058
IADLs 三項以上失能	.420	1.029	.166	1	.683	1.522	.202	11.434
主觀健康 < 7	3.151	1.223	6.639	1	.010	23.369	2.126	256.882
罹患痛風	.803	1.065	.569	1	.451	2.233	.277	18.009
罹患高血壓	-1.944	.976	3.967	1	.046	.143	.021	.969
每週與子女至少見面一次	1.287	.859	2.246	1	.134	3.621	.673	19.480
親友至少每週到訪一次	3.203	1.285	6.211	1	.013	24.606	1.982	305.491
滿意與子女的關係	-1.416	.959	2.180	1	.140	.243	.037	1.590
常數	-22.370	7.402	9.133	1	.003	.000		

（四）自覺健康 < 7 之獨居長輩

本研究為了解原鄉地區獨居長輩且自覺健康程度相對不佳之影響因素所建構的二元羅吉斯迴歸模型，如表 11-7 所示。該模型的 Hosmer and Lemeshow Test 檢驗所獲得之 p 值為 0.856，而模型所能解釋的變異量達到 41.8%（Nagelkerke R^2），且整體模型達到統計上的顯著程度（χ^2 (12) = 70.779, p < .001），可知同時具備模型的適配度與解釋能力。

表 11-7　原鄉地區獨居長輩自覺健康狀態之影響因素的二元羅吉斯迴歸模型

變項	B	S.E.	Wald	df	Sig.	Exp (B)	95% CI for Exp (B)	
							Lower	Upper
年齡	.084	.042	3.952	1	.047	1.087	1.001	1.181
高齡夫妻同住	2.183	.710	9.452	1	.002	8.871	2.206	35.671
退休前從事最久的工作：農林漁牧業	1.240	.544	5.193	1	.023	3.454	1.189	10.032
日常生活活動能力	1.220	.596	4.195	1	.041	3.387	1.054	10.885
IADLs 三項以上失能	1.270	.656	3.753	1	.053	3.560	.985	12.866
主要所得來源：退休金與儲蓄	-1.152	.608	3.587	1	.058	.316	.096	1.041
主要所得來源：子女奉養	-1.584	.764	4.303	1	.038	.205	.046	.916
罹患關節炎	.943	.505	3.488	1	.062	2.567	.954	6.903
滿意與子女的關係	-1.778	.609	8.510	1	.004	.169	.051	.558
親友來訪的頻率	1.146	.603	3.612	1	.057	3.146	.965	10.258
參與宗教活動	.970	.551	3.104	1	.078	2.639	.897	7.768
參與休閒娛樂團體	.983	.585	2.827	1	.093	2.673	.850	8.409
常數	-11.934	3.408	12.263	1	.000	.000		

在表 11-7 所建構的羅吉斯迴歸模型之中，除了常數項之外，共有 12 個變項被納入模型解釋主觀健康狀況不佳的影響因素，其中有六個變項達到統計上的顯著水準。其中，「年齡」、「高齡夫妻同住」、「退休前從事最久的工作：農林漁牧業」以及「日常生活活動能力」等四個變項，與主觀健康狀況不佳具有正向的關係。舉例而言，「日常生活活動能力」係以了解獨居長輩的行走能力；當受訪者表示不良於行時，則受訪者認為自身健康狀況不佳的可能性將提高 3.387 倍。此外，「高齡夫妻同住」亦與主觀健康狀況不佳具有顯著相關性。該模型顯示，當受訪者的居住型態屬於兩位 65 歲以上之配偶同住時，則自主健康狀況不佳的可能性將提高 8.871 倍。再者，年齡仍為達到統計顯著水準的自變項，意味著當年齡增加一歲時，受訪者認為主觀健康狀況不佳的可能性將提高 1.087 倍。

另外兩個達到統計顯著度且與自覺健康狀況不佳呈現負相關的變項，為「主要所得來源：子女奉養」與「滿意與子女的關係」；當受訪者表示子女奉養為主要所得來源，或滿意與子女之間的關係程度，則自陳健康狀況不佳的可能性分別為 0.205 與 0.169 倍。此或也說明，維持與子女的良好關係，並藉此取得家庭與社會支持，亦為受訪者感受自身健康狀態完整的兩個顯著影響因素。

二、非原鄉地區之獨居長輩的主客觀健康狀況之影響因素

（一）ADLs < 90 之獨居長輩

表 11-8 所示之二元羅吉斯迴歸模型，目的在於分析影響非原鄉地區獨居長輩之 ADLs 小於 90 分的因素。該模型達到統計上的顯著水準（$\chi^2 (8) = 32.343, p < .001$），且具備相當的模型適配度（Hosmer and Lemeshow Test 之 p 值為 0.783）與解釋力（Nagelkerke $R^2 = .458$）。據此，應足以說明影響獨居長輩客觀健康程度的因素。

表 11-8　非原鄉地區獨居長輩之 ADLs 功能需協助的影響因素之二元羅吉斯迴歸模型

變項	B	S.E.	Wald	df	Sig.	Exp (B)	95% CI for Exp (B)	
							Lower	Upper
年齡	.062	.051	1.458	1	.227	1.064	.962	1.176
經公所訪視評估並列冊	-1.634	.929	3.095	1	.079	.195	.032	1.205
IADLs 三項以上失能	1.178	.700	2.837	1	.092	3.249	.825	12.801
行動稍有不便：使用四腳拐	2.505	.753	11.063	1	.001	12.247	2.798	53.603
日常支出項目：醫藥費	-2.124	1.039	4.175	1	.041	.120	.016	.917
罹患疾病之種類數	.323	.242	1.776	1	.183	1.381	.859	2.219
每週與子女至少見面一次	1.000	.712	1.970	1	.160	2.718	.673	10.980
參與養身健康團體	-1.957	1.242	2.482	1	.115	.141	.012	1.612
常數	-5.346	4.186	1.631	1	.202	.005		

　　就模型中的八個自變項觀之，僅「行動稍有不便：使用四腳拐」與「日常支出項目：醫藥費」兩項達到統計上的顯著水準。其中，使用四腳拐的自變項說明，當受訪者行動達一定程度不便，且需使用四腳拐時，其 ADLs 必然進入低於 90 分、需要協助的程度；其可能性，為未使用四腳拐者的 12.247 倍。至於將醫藥費列入日常支出項目的受訪者，其面臨 ADLs 分數低於 90 的可能性，僅為未將醫藥費列入日常支出項目者的 0.041 倍。雖然此等結果或與普遍的認知有一定的落差，但或也意味著能夠具有行動能力自行就醫，抑或能透過醫藥項目的支出而維持一定程度的身心狀態者，其 ADLs 低於 90 分、需要他人

協助的可能性較低。

（二）IADLs 超過三項以上失能之獨居長輩

關於 IADLs 超過三項以上失能的屏東縣非原鄉地區之獨居長輩，表 11-9 以六個變項建構而成的二元羅吉斯迴歸模型，解釋其影響因素。該模型達到統計上的顯著程度（$\chi^2 (6) = 129.923$, $p < .001$），且 Hosmer and Lemeshow Test 之 p 值為 0.629、解釋的變異量達到 43.4%（Nagelkerke R^2），意味著同時具備模型的適配度與解釋能力。

表 11-9　非原鄉地區獨居長輩之 IADLs 功能需協助的影響因素之二元羅吉斯迴歸模型

變項	B	S.E.	Wald	df	Sig.	Exp (B)	95% CI for Exp (B)	
							Lower	Upper
年齡	.042	.025	2.783	1	.095	1.042	.993	1.095
日常生活活動功能	.908	.373	5.942	1	.015	2.480	1.195	5.148
ADLs < 90	1.981	.363	29.717	1	.000	7.253	3.558	14.789
主要所得來源：工作所得	-17.902	5980.762	.000	1	.998	.000	.000	
GDS-15 > 6	.846	.319	7.039	1	.008	2.329	1.247	4.351
參與養身健康團體	-1.384	.667	4.311	1	.038	.251	.068	.925
常數	-6.557	2.000	10.751	1	.001	.001		

在該模型所運用的六個自變項中，四個自變項達到統計上的顯著水準，分別為「日常生活活動功能」、「ADLs < 90」、「GDS-15 > 6」與「參與養身健康團體」。從非原鄉地區獨居長輩在 IADLs 功能達三項以上需協助者的迴歸模型觀之，「ADLs < 90」、「日常生活活動功能」與

「GDS-15 > 6」等三個自變項與 IADLs 功能達三項以上需協助具有統計上的顯著正相關性。換句話說，ADLs 達到需協助的程度者，其 IADLs 達到三項以上需要協助的可能性為 ADLs 功能完整者的 7.253 倍。至於具有憂鬱傾向者，其 IADLs 達到三項以上需協助的可能性，則為不具憂鬱傾向之獨居長輩的 2.329 倍。此等結果，大致與諸如 Gobbens（2018）的研究結論相同，亦即 75 歲以上之高齡獨居者，其生理以及心理健康面向的生活品質，與 ADLs 及 IADLs 之間具有統計上的顯著相關性；故而生理與心理健康狀態不佳者，面臨 ADLs 與 IADLs 需協助的可能性將相應提高。除此之外，受訪者若身體功能足以「參與養身健康團體」，則其 IADLs 達到三項以上需協助的可能性僅為未參與該類團體活動者的 .038 倍。

（三）GDS-15 > 8 分之獨居長輩

為探討居住於非原鄉地區之獨居長輩在心理健康程度的影響因素，表 11-10 呈現本研究所建構的二元羅吉斯迴歸模型，在 16 個列入的變項中，共有 12 個變項達到統計上的顯著程度。由於該模型的 Hosmer and Lemeshow Test 所獲得之 p 值為 0.859，模型所能解釋的變異量達到 48.9%（Nagelkerke R^2），且整體模型亦達到統計上的顯著性（$\chi^2 (16) = 178.893, p < .001$），故同時具備一定程度的適配度與解釋能力。

承前所述，相關研究發現獨居長輩的心理健康與生理健康具有顯著的相關性，而心理健康往往以各種 GDS 量表的版本，或相關之憂鬱程度測量工具之結果為依變項，進而找尋其影響因素（Byeon, 2019）。由表 11-10 所呈現的二元羅吉斯迴歸模型觀之，與生理健康相關的自變項，包含「IADLs 三項以上失能」、「主觀健康 < 7」，以及罹患糖尿病、骨質疏鬆、精神疾病與其他未列入之疾病項目等。其中，

表 11-10　非原鄉地區獨居長輩心理健康狀態之影響因素的二元羅吉斯迴歸模型

變項	B	S.E.	Wald	df	Sig.	Exp (B)	95% CI for Exp (B)	
							Lower	Upper
婚姻狀態：單身	1.029	.358	8.261	1	.004	2.798	1.387	5.642
福利身分別：身心障礙者	1.966	1.298	2.292	1	.130	7.139	.560	90.945
退休前從事最久的工作：軍公教	-2.097	.902	5.401	1	.020	.123	.021	.720
經公所訪視評估並列冊	-.633	.358	3.137	1	.077	.531	.263	1.070
滿意居住型態	-.673	.289	5.416	1	.020	.510	.289	.899
IADLs 三項以上失能	1.024	.324	9.971	1	.002	2.785	1.475	5.258
主要所得來源：民間慈善機構補助	1.253	.563	4.957	1	.026	3.502	1.162	10.554
滿意目前的經濟狀態	-1.454	.523	7.737	1	.005	.234	.084	.651
主觀健康 < 7	.834	.279	8.933	1	.003	2.302	1.332	3.976
罹患糖尿病	.667	.296	5.074	1	.024	1.949	1.091	3.484
罹患骨質疏鬆	.767	.296	6.695	1	.010	2.153	1.204	3.847
罹患精神疾病	2.489	1.347	3.417	1	.065	12.052	.861	168.797
罹患未列入問卷之疾病	.781	.303	6.651	1	.010	2.183	1.206	3.951
親友到訪之頻率	-.784	.298	6.925	1	.009	.456	.255	.819
聯繫親友之頻率	-.558	.314	3.160	1	.075	.572	.310	1.059
參與宗教活動	-.762	.308	6.110	1	.013	.467	.255	.854
常數	-.858	.364	5.552	1	.018	.424		

除了「罹患精神疾病」一項未能達到統計的顯著水準外，其餘皆與具有憂鬱傾向之獨居長輩具有顯著的正相關；此等結果，與韓國以及中國等東亞研究之發現符合（Gong et al., 2017; Lee & Chun, 2020）。以 IADLs 達三項以上需協助為例，其達到憂鬱程度的可能性為非 IADLs 三項以上需協助者的 2.785 倍，而自陳健康程度不佳者具有憂鬱傾向之可能性則為 2.302 倍。至於罹患糖尿病、骨質疏鬆與其他未列入之疾病，其具有憂鬱傾向之可能性則分別提高 1.949、2.153 與 2.183 倍。其中，欲特別提及者在於「罹患骨質疏鬆」。由於相關研究指出女性高齡者較易罹患骨質疏鬆症，且因罹患該項慢性疾病而提高其憂鬱傾向（Lindolpho et al., 2014）。為此，本研究發現居住於原鄉地區且罹患骨質疏鬆症的獨居長輩，在卡方檢定中並未能獲得統計上的顯著相關性。但對於居住在非原鄉地區且罹患骨質疏鬆症的女性獨居長輩，則與憂鬱傾向具有統計上的顯著相關性（$\chi^2 = 8.298$, df = 1, p = .004），而男性獨居長輩則否（$\chi^2 = 1.590$, df = 1, p = .207）。

　　除了生理與心理狀態之外，達到統計顯著水準的尚有關於婚姻狀態、退休前的職業身分別、居住型態、經濟安全、社會支持與社會參與等面向之自變項。其中，「婚姻狀態：單身」者自陳健康狀態不佳之可能性，為非單身者的 2.798 倍，大致上符合例如 Ng 等人（2015）在新加坡華人社群所執行之研究結果。其論述指出，獨居長輩且婚姻狀態為單身、離婚或喪偶者，其面臨生理與心理狀況不佳甚或死亡之可能性提高，並具有統計上的顯著意義。Han 等人（2014）以南韓的調查資料為基礎，發現若不以年齡組別與性別進一步檢視婚姻狀態與生活品質（quality of life，簡稱為 QOL）之間的關係，則單身者所表示的生活品質多高於其他婚姻狀態的受訪者。但若以性別與年齡組別探究之，則發現單身男性介於 35 至 69 歲之間，以及女性介於 40 至 69 歲之間，所陳述的生活品質相較於分居、離婚或喪偶者差。對此，研

究者認為，以儒家思想為文化底蘊的東方而言，婚姻狀態為分居、離婚或喪偶者未必充分陳述實際的生活品質，而可能造成研究結果偏誤。

此外，Robards 等人（2012）以其所收集到的英國相關統計數據為基礎，並回顧近三、四十年的文獻指出，歐陸國家近年來的結婚率下降、離婚率提高，故有相關研究探討婚姻狀態與健康的關係。然而，其研究認為，就個人而言，婚姻內的關係、選擇婚姻狀態的原因，以及生命歷程的重要事件等三個變項，皆顯著影響受訪者的健康狀態。再者，屬於同一世代的人口群所經歷的生命事件，亦有相當程度的相關與相似性。因此，並無法單純以婚姻狀態來探究其與健康狀態的關係，而係有更多的變項需納入考量。綜上所述，單身受訪者所陳述的自覺健康狀態，或有進一步探究的空間。

在經濟安全方面，共有「主要所得來源：民間慈善機構補助」與「滿意目前的經濟狀態」兩項自變項達到統計的顯著水準。在兩者之中，獲得民間社福機構補助者，應屬於經濟安全程度相對不足者，故而獲得相關補助者具有憂鬱傾向之可能向，較未獲補助者高 3.502 倍。相反地，若滿意目前的經濟安全狀況者，其經濟壓力可相對減輕，且面臨憂鬱傾向的可能性僅為不滿意經濟安全狀況者的 0.234 倍。此等結果與 Otaki 及其團隊（2018）之論述所整理的東西方文獻符合，但與其抽樣的高齡獨居者樣本所獲得之結果相反。亦即，雖然經濟安全與憂鬱程度之間的相關性未達統計的顯著水準，但就諸多相關研究結果，兩者之間多具統計上的顯著相關性。

關於社會支持與社會參與面向的三個自變項之中，僅「親友到訪之頻率」及「參與宗教活動」兩項達到統計上的顯著水準。就國際間的相關研究觀之，例如 Shimada 等人（2014）之研究以日本都市地區的 2,000 位長輩樣本為例，指出約三分之一的獨居長輩顯著減少與外界社會的互動，以致於提高憂鬱之傾向、減少社會支持，甚至於提

升孤獨感。即便如此，若能夠透過政策有效維持並增進其與社會網絡中的親友之互動程度與頻率，乃至於鼓勵獨居長輩參與社區的活動，將有助於緩解前述的憂鬱傾向，以及疏離與孤獨感。同樣處於東亞文化圈的韓國研究亦顯示，社會支持與社會網絡為憂鬱傾向的保護因子；但在其結果中發現，此保護因子僅與男性獨居長輩具有統計上的顯著相關性。換句話說，若能夠協助男性獨居長輩有效維持與促進其社會支持與社會網絡，將顯著降低其憂鬱傾向的可能性（Chae et al., 2018）。

（四）自覺健康 < 7 之獨居長輩

表 11-11 所建構的二元羅吉斯迴歸模型，主要在於解釋屏東縣居住於非原鄉地區之獨居長輩自陳其自覺健康程度不佳的影響因素。該模型的在統計上達到顯著的程度（$\chi^2 (11) = 143.557, p < .001$），且同時具備相當程度的模型適配性（Hosmer and Lemeshow Test 之 p 值為 .850）與解釋力（Nagelkerke $R^2 = .407$）。此等模型共納入不含常數項的 11 個變項，其中有九個變項達到統計上的顯著程度，而可作為解釋影響自覺健康程度不良的因素。

在用以解釋非居住於原鄉地區的獨居長輩對於主觀健康狀況不佳的影響因素之二元羅吉斯迴歸模型之中，達到統計上的顯著程度之自變項，大致尚可歸納為年齡、居住型態、經濟安全、生理（包含慢性疾病）與心理健康狀態，以及社會參與等五個面向。在年齡方面，發現當年齡增加一歲時，自覺健康不良之可能性將為 0.942 倍，亦即主觀健康狀態將隨著年齡的增加而減輕；然而，此等結果與本研究前述各個模型之結論顯然不同。關於居住型態的部分，若受訪者之居住方式為高齡夫妻同住，則自陳主觀健康狀況不佳的可能性，僅為非高齡夫妻同住之 0.358 倍。此等結果，或因同住伴侶或配偶之生理與心理

健康狀況相對良好，而能選擇該居住型態；當其中一方或雙方的身心功能退化時，或需調整其居住方式。

表 11-11 非原鄉地區獨居長輩自覺健康狀態之影響因素的二元羅吉斯迴歸模型

變項	B	S.E.	Wald	df	Sig.	Exp (B)	95% CI for Exp (B)	
							Lower	Upper
年齡	-.060	.021	7.795	1	.005	.942	.903	.982
高齡夫妻同住	-1.028	.470	4.786	1	.029	.358	.142	.899
目前日常生活功能	.592	.300	3.882	1	.049	1.808	1.003	3.257
所得能支應生活所需	-1.068	.268	15.847	1	.000	.344	.203	.582
罹患糖尿病	.533	.284	3.526	1	.060	1.704	.977	2.973
罹患心臟疾病	.751	.293	6.555	1	.010	2.120	1.193	3.768
罹患胃潰瘍或十二指腸潰瘍	1.341	.513	6.830	1	.009	3.823	1.398	10.452
罹患未列入問卷之疾病	.625	.286	4.780	1	.029	1.869	1.067	3.274
GDS-15 > 6	1.427	.267	28.597	1	.000	4.165	2.469	7.026
參與宗教活動	-.800	.291	7.576	1	.006	.449	.254	.794
參與進修活動	-19.607	9164.956	.000	1	.998	.000	.000	
常數	3.396	1.621	4.390	1	.036	29.838		

在經濟安全方面，該模型顯示當受訪者表示「所得能夠支應生活所需」時，其自覺健康狀況不佳的可能性僅為 0.344 倍，屬於自覺健康狀況不良的抑制因子。此外，社會參與狀況的兩個自變項，僅「參與宗教活動」具有統計上的顯著性，亦為抑制因子。至於罹患心臟

疾病、胃潰瘍或十二指腸潰瘍與未列入問卷之慢性疾病，以及日常生活行動不便、具有憂鬱傾向者，皆使其自覺健康狀況不良的可能性提高。其中，GDS-15 之分數大於 6 分者，可能性提高達 4.165 倍。

三、主要發現之討論

前述各個二元羅吉斯迴歸模型所獲得的顯著影響因素，彙整於如下之表 11-12。其中，部分自變項在本研究所獲得的結果，與我國及各國之相關研究不同者，則以底色呈現。以下將分別就各項客觀與主觀健康狀態之結果，討論居住於原鄉地區與非原鄉地區之獨居長輩的影響因素。

在 ADLs 分數不足 90，亦即部分日常生活功能需協助之獨居長輩，居住於原鄉地區與非原鄉地區之受訪者的影響因素不同。相同的部分，在於日常生活活動皆有自變項呈現統計上的顯著相關性，但原鄉地區為日常行動功能受限而導致日常生活功能需協助，而非原鄉地區則更為清楚地指出，若行動稍微不便且需使用四腳拐，則 ADLs 方面的功能將有顯著退化之可能性。至於其他的自變項，在 ADLs 功能需協助的方面，皆為抑制因素。在原鄉地區之受訪者，分別為滿意與子女的關係以及僅一人獨居於屏東縣。換言之，即便一個人獨居於屏東縣的原鄉地區，若能夠與子女維持滿意的關係，皆為 ADLs 功能退化的抑制因子。在非原鄉地區的獨居長輩，則以醫藥費為日常主要支出項目為顯著的抑制因素。其結果或意味著，若能夠以醫藥費用之支出來解決生活上的問題，則 ADLs 失能的可能性將相對降低。換句話說，若無法透過醫療費用之支出來解決的生理健康狀態，將進一步導致 ADLs 功能的退化。

關於長期照顧服務所定義的需照顧程度之一，係以 IADLs 達到三

項以上需協助為服務對象。居住於原鄉地區與非原鄉地區之長輩，共有的面向在於健康與醫療狀況，但達到統計上顯著程度的自變項則不同。在原鄉地區居住的獨居長輩，於該面向可能導致 IADLs 達到三項以上需協助的部分主要在於罹患氣喘與痛風兩項疾病，而居住在非原鄉地區之獨居長輩則在於心理健康狀況的部分。在其他的面向之中，住在非原鄉地區的獨居長輩，係以日常生活活動中的日常行動不便與 ADLs 分數不足 90 為 IADLs 達到三項以上需協助的影響因素，而獨居於原鄉地區的高齡者，則發現 IADLs 失能會隨著年齡而提高可能性。至於抑制因素的部分，在原鄉與非原鄉地區，則分別為飲食支出與社會參與（養身健康團體）。

　　透過 GDS-15 所測量的心理健康狀態具有憂鬱傾向之獨居高齡者，在基本資料、健康與醫療狀況，以及社會支持狀況三個面向皆有影響因素達到統計上的顯著程度。其中，在原鄉地區受訪者基本資料中，對於心理健康狀況不佳之可能加重因素包括年齡與退休前的主要從業之產業（農林漁牧業）；在非原鄉地區之獨居長輩，則係以婚姻狀況（單身）為心理狀況不佳的因素，而退休前的主要從業身分（軍公教）與滿意居住型態為抑制因子。關於原鄉地區的部分，年齡似為影響該地區獨居長輩功能退化與不佳的主要因素之一，而從事農林漁牧業工作的受訪者，或因從業所致的職業傷病與客觀及主觀健康狀況有一定程度的相關，使其主觀健康狀況不良亦達到統計上的顯著程度；但此等論述仍有待職業醫學與相關方面研究的統計分析搭配與佐證。然而，居住於原鄉地區之獨居長輩在罹患高血壓以及親友到訪頻率相對密集的狀況之下，分別為抑制與促發心理健康不良的因素。本研究的這兩項發現，與國際之間的相關研究結果有所不同，應有進一步探究的必要性。

　　獨居於非原鄉地區之長輩在心理健康方面的影響因素，除了前述

的基本資料外，在其餘五個面向都有達到顯著程度的自變項。其中，與原鄉地區獨居長輩相同者為主觀健康程度不良一項，結果皆顯示可能使其心理健康狀態不佳。此外，關於生理與心理狀態之自變項，包含 IADLs 達到三項以上需協助，以及罹患糖尿病、骨質疏鬆症與問卷未列入的疾病項目，皆為可能提高獨居長輩心理健康狀態不佳的影響因素。至於抑制因子的部分，除了如過去諸多研究提及社會支持及社會參與為降低獨居長輩憂鬱傾向的可能因素外，獨居於非原鄉地區的長輩尚有因經濟狀況所導致的心理健康狀況不良。相關的可能性在前述已討論，但對於退休之後經濟安全程度相對有充裕保障的軍公教從業人員，在此亦呈現可顯著降低憂鬱程度。換句話說，由於軍公教人員的退休經濟安全保障較農林漁牧業及製造業從業人員之退休者充分，在老年經濟安全程度可相當程度維持，進而使憂鬱程度可一定程度被抑制。

最後，在自覺健康 < 7 的部分，除了日常生活的行動不便為獨居於原鄉與非原鄉地區長輩共同的影響因素，以及經濟因素、社會支持及社會參與同為自覺健康程度不佳的抑制因子外，在基本變項及健康與醫療狀況兩個面向則呈現不同的發現。其中，非原鄉地區之獨居長輩在健康與醫療狀況的部分較原鄉地區之獨居長輩顯著，且發現心理健康以及罹患心臟疾病、胃潰瘍與十二指腸潰瘍等疾病為影響因子，於過去的研究並無太大的落差。在基本變項中的年齡與高齡夫妻同住兩個自變項，在原鄉地區為自覺健康不佳的影響因子，但在非原鄉地區則為抑制因子，為相當特別的結果。對此，是否有其他的變項可以解釋此等現象，或需進一步的研究。至於農林漁牧業的從業人員亦為影響自覺健康狀況不佳的顯著因素，或與職業相關的傷病、經濟安全等因素有關，亦有進一步探討的必要性。

表 11-12 二元羅吉斯迴歸模型達統計顯著程度的影響因素之彙整

問卷面向	ADLs < 90		IADLs 三項以上需協助		GDS-15 > 6		自覺健康 < 7	
	原鄉地區	非原鄉地區	原鄉地區	非原鄉地區	原鄉地區	非原鄉地區	原鄉地區	非原鄉地區
A、基本資料	(-) 獨居且無直系血親卑親屬居住於屏東縣。		(+) 年齡。		(+) 年齡。(+) 退休前從事最久的工作：農牧業。	(+) 婚姻狀況：單身。(-) 退休前從事最久的工作：軍公教。(-) 滿意居住型態。	(+) 年齡。(+) 高齡夫妻同住。(+) 退休前從事最久的工作：農牧業。	(-) 年齡。(-) 高齡夫妻同住。
B、日常生活活動	(+) 日常生活活動功能。	(+) 行動稍有不便：使用四腳拐。		(+) 日常生活活動功能。(+) ADLs < 90。		(+) IADLs 三項以上失能。	(+) 日常生活活動能力。	(+) 日常生活動能。
C、經濟狀況	(-) 日常支出項目：醫藥費。	(-) 日常支出項目：飲食。				(+) 主要所得來源：民間慈善機構補助。(-) 滿意目前的經濟狀態。	(-) 主要所得來源：子女奉養。	(-) 所得能支應生活所需。

問卷面向	ADLs＜90		IADLs三項以上需協助		GDS-15＞6		自覺健康＜7	
	原鄉地區	非原鄉地區	原鄉地區	非原鄉地區	原鄉地區	非原鄉地區	原鄉地區	非原鄉地區
D、健康與醫療狀況			(+) 罹患氣喘、痛風。	(+) GDS-15＞6。	(+) 主觀健康＜7。(-) 罹患高血壓。	(+) 主觀健康＜7。(+) 罹患糖尿病、骨質疏鬆、未列入問卷之疾病。		(+) 罹患心臟疾病、胃潰瘍或十二指腸潰瘍、未列入問卷之疾病。(+) GDS-15＞6。
E、社會支持狀況	(-) 滿意與子女的關係。				(+) 親友到訪之頻率。	(-) 親友到訪之頻率。	(-) 滿意與子女的關係。	
F、社會參與				(-) 參與養身健康團體。		(-) 參與宗教活動。		(-) 參與宗教活動、進修活動。

資料來源：本研究歸結與整理自表 11-4 至表 11-11 之發現。

伍、結論

就整體的結果觀之,雖然有部分的發現與當前大部分的學術研究結果相違,但大致符合現階段世界各國獨居長輩研究的結論。在基本變項的部分,年齡、居住型態、主要從業身分等三個面向,為了解獨居者是否可能面臨主觀與客觀健康狀況衰落的可能性。其中,年齡一項,在原鄉地區的獨居長輩之中,為相當重要的影響因素。然而,其間的可能中介變項,仍有進一步探究之必要。在日常生活活動功能的部分,行動能力的退化為增加主觀與客觀健康狀態不良的主要因素,亦與國際間的研究大致吻合。至於經濟安全面向的自變項,在心理健康狀態與自覺健康兩個部分的影響相對顯著;在一定程度上意味著,獨居者的經濟不安全感可能提高其憂鬱程度或主觀健康程度不佳的重要因子。

在世界各國的研究之中,社會支持與社會參與多為緩解主觀健康及心理健康的因素,但在本研究中則發現適得其反的可能性。其原因,或與東方文化、社會價值及期待有一定程度的關連。亦即,主動聯繫親友與被親友拜訪,或也反應個人行動能力的狀態,並進一步呈現個人主觀與客觀健康程度衰退的可能。如此一來,或也成為獨居長輩的壓力來源,從而與國際間的相關研究結果不同;此亦可透過後續研究進一步探討。至於罹患慢性疾病仍可作為評估獨居長輩的主觀與客觀健康狀態的因素,但不同的慢性疾病似與主觀及客觀健康狀況有不同程度的相關性,例如國際間的研究往往發現骨質疏鬆症與憂鬱傾向具有顯著的正相關,且在女性受訪者之間的程度更加明顯;本研究之發現也大致符合。即便如此,世界各國發現高血壓與憂鬱傾向具有顯著的正相關,在本研究的樣本中則指出居住於原鄉地區的高齡者之中,高血壓為憂鬱傾向的抑制因子,則為後續研究得進一步探究的面向。

參考文獻

Kui Kasirisir（許俊才）、王仕圖、林宏陽、陳柯玫（2018）。〈撥開雲霧－初探屏東縣原住民族老人生活概況與福利需求分析〉，《臺灣社區工作與社區研究學刊》，第 8 卷第 1 期，頁 35-84。

王仕圖、林宏陽、Kui Kasirisir（許俊才）、陳柯玫（2018）。《屏東縣獨居老人福利需求與服務輸送》。屏東：屏東縣政府。

Byeon, H. (2019). "Relationship between Physical Activity Level and Depression of Elderly People Living Alone", *International Journal of Environment Research and Public Health, 16*(20). DOI: https://doi.org/10.3390/ijerph16204051

Cederberg, M., Hartsmar, N., & Lingärde, S. (2008). "Reflections on Disadvantage in Education with Focus on Socio-economic Background - Aspects from a Comparative Study", in A. Ross & P. Cunningham (eds.), *Reflecting on Identities: Research, Practice and Innovation*, pp. 101-112. London: Children's Identity & Citizenship in Europe (CiCe).

Chae, C., Park, C. S., Lee, C. S., Lee, S. J., Lee, D., Seo, J. Y., Ahn, I. Y., Choi, J. W., & Cha, B. (2018). "Effects of Social Support and Chronic Medical Conditions on Depressive Symptoms in Elderly People Living Alone in a Rural Community", *Journal of the Korean Society of Biological Therapies in Psychiatry, 24*(3), 184-193.

Chou, K. L., & Chi, I. (2000). "Comparison between Elderly Chinese Living Alone and Those Living with Others", *Journal of Gerontological Social Work, 33*(4), 51-66.

Demirtürk, E., & Aşılar, R. H. (2018). "The Effect of Depression on Adherence to Antihypertensive Medications in Elderly Individuals with Hypertension", *Journal of Vascular Nursing, 36*(3), 129-139.

Forward, C., Khan, H. T. A., Fox, P., & Usher, L. (2021). "The Health and Wellbeing of Older Women Living Alone in the UK: Is Living Alone a Risk Factor for Poorer Health?", *Ageing International, 46*. DOI: 10.1007/s12126-021-09426-w

Geva, D. (2014). *Sample Size Consideration in Multiple Regressions: Application to Linear, Logistic and Cox Regression.*

Gobbens, R. J. (2018). "Associations of ADL and IADL Disability with Physical and Mental Dimensions of Quality of Life in People Aged 75 Years and Older", *Peer J.* DOI: 10.7717/peerj.5425

Gong, F., Zhao, D., Zhao, Y., Lu, S., Qian, Z., & Sun, Y. (2017). "The Factors Associated with Geriatric Depression in Rural China: Stratified by Household Structure", *Psychology, Health & Medicine, 23*(5), 593-603.

Han, K. T., Park, E. C., Kim, J. H., Kim, S. J., & Park, S. (2014). "Is Marital Status Associated with Quality of Life?", *Health and Quality of Life Outcomes, 12*.

Huang, L. H., & Lin, Y. C. (2002). "The Health Status and Needs of Community Elderly Living Alone", *Journal of Nursing Research, 10*(3), 227-236.

Jung, E. J. (2019). "Effects of General and Oral Health on Quality of Life in the Elderly Living Alone and with Family", *Journal of Korean Society of Dental Hygiene, 19*(4), 577-589.

Kim, H. S. (2017). "Effect of Pain, Nutritional Risk, Loneliness, Perceived Health Status on Health-related Quality of Life in Elderly Women Living Alone", *Journal of the Korea Convergence Society, 8*(7), 207-218.

Kim, J., & Lee, J. E. (2018). "Life Among Elderly Individuals Living Alone in South Korea: A Cross-Sectional Study", *Journal of Nursing Research, 26*(5), 316-323.

Kim, K. S. (2017). "Effects of the Health Status and Health Behavior on Health-related Quality of Life of the Elderly Living Alone and Living with Their Families: Using Data from the 2014 Community Health Survey", *Journal of Korean Academy of Community Health Nursing, 28*(1), 78-87.

Kuo, C. H., Sheu, K. L., Yen, C. H., & Lee, M. C. (2014). "The Association between Living Arrangement and Changes in Functional Health Status among the Elderly in Taiwan: Results of a National Cohort Study", 臺灣老年醫學暨老年學雜誌, *9*(2). DOI: 10.29461/TGG.201405_9(2).0060

Lee, D. N., & Chun, D. I. (2020). "Comparative Study on Suicidal Ideation Factors between the Elderlies Living Alone and the Elderlies Cohabitating", *Journal of Convergence for Information Technology, 10*(2), 138-145.

Lim, L. L., & Kua, E. H. (2011). "Living Alone, Loneliness, and Psychological Well-Being of Older Persons in Singapore", *Current Gerontology and Geriatrics Research, 2011*.

Lin, P. C., & Wang, H. H. (2011). "Factors Associated with Depressive Symptoms among Older Adults Living Alone: An Analysis of Sex Difference", *Aging & Mental Health, 15*(8), 1038-1044.

Lindolpho, M. d. C., Oliveira, B. G. R. B. d., Sá, S. P. C., Chrizostimo, M. M., Valente,

G. S. C., & Cruz, T. J. P. d. (2014). "Osteoporosis in the Aged Woman: A Tracking in the Nursing's Office", *Revista de Pesquisa: Cuidado é Fundamental Online, 6*(4), 1622-1629.

Mu, C., Kecmanovic, M., & Hall, J. (2015). "Does Living Alone Confer a Higher Risk of Hospitalisation?", *Economic Record, 91*(S1), 124-138.

Nam, E. J., & Lee, J. E. (2019). "Mediating Effects of Social Support on Depression and Suicidal Ideation in Older Korean Adults with Hypertension Who Live Alone", *The Journal of Nursing Research, 27*(3).

Ng, T. P., Jin, A., Feng, L., Nyunt, M. S. Z., Chow, K. Y., Feng, L., & Phoon, N. (2015). "Mortality of Older Persons Living Alone: Singapore Longitudinal Ageing Studies", *BMC Geriatrics, 15*.

Otaki, N., Tanino, N., Yokoro, M., Yano, M., Akita, M., Uemura, H., Maeda, M., & Fukuo, K. (2018). "Relationship between Economic Security and Self-Rated Health in Elderly Japanese Residents Living Alone", *The Journal of Nutrition, Health & Aging, 22*(6), 695-699.

Park, B. Y., Kwon, H. J., Ha, M. N., & Burm, E. A. (2016). "A Comparative Study on Mental Health between Elderly Living Alone and Elderly Couples: Focus on Gender and Demographic Characteristics", *Journal of Korean Public Health Nursing, 30*(2), 195-205.

Park, S., Kim, T. H., & Eom, T. R. (2021). "Impact of Social Network Size and Contact Frequency on Resilience in Community-Dwelling Healthy Older Adults Living Alone in the Republic of Korea", *International Journal of Environment Research and Public Health, 18*.

Park, Y. H. (2018). "Health Status and Social Support among the Elderly Living Alone with Restricted Daily Functions", *The Korean Journal of Health Service Management, 12*(1), 95-107.

Phatharapreeyakul, L., Kraithaworn, P., & Piaseu, N. (2016). "Perceived Social Isolation, Self-Care Behaviors and Health Status among Community Dwelling Older Adults Living Alone", *The Bangkok Medical Journal, 11*(February), 17-23.

Robards, J., Evandrou, M., Falkingham, J., & Vlachantoni, A. (2012). "Marital Status, Health and Mortality", *Maturitas, 73*(4), 295-299.

Seefeldt, V., Malina, R. M., & Clark, M. A. (2002). "Factors Affecting Levels of Physical Activity in Adults", *Sports Medicine, 32*(3), 143-168.

Shim, M. S., Kim, Y., Park, M., & Kim, G. S. (2021). "Factors influencing the perceived health status of older adults living alone based on the Korean National Health and Nutrition Examination Survey (2016-2018)", *Archives of Gerontology and Geriatrics, 96*(September-October).

Shimada, K., Yamazaki, S., Nakano, K., Ngoma, A. M., Takahashi, R., & Yasumura, S. (2014). "Prevalence of Social Isolation in Community-Dwelling Elderly by Differences in Household Composition and Related Factors: From a Social Network Perspective in Urban Japan", *Journal of Aging and Health, 26*(5), 807-823.

Shin, S. H., & Sok, S. R. (2012). "A Comparison of the Factors influencing Life Satisfaction between Korean Older People Living with Family and Living Alone", *International Nursing Review, 59*(2), 252-258.

Sohn, S. Y. (2020). "Factors Affecting Health Related Quality of Life Between Living Alone and Living Together in the Elderly", *The Society of Digital Policy and Management, 18*(12), 293-302.

Sun, W., Watanabe, M., Tanimoto, Y., Shibutani, T., Kono, R., Saito, M., Usuda, K., & Kono, K. (2007). "Factors Associated with Good Self-rated Health of Non-disabled Elderly Living Alone in Japan: A Cross-sectional Study", *BMC Public Health, 7*.

Tseng, T. J., Wu, Y. S., Tang, J. H., Chiu, Y. H., Lee, Y. T., Fan, I. C., & Chan, T. C. (2019). "Association between Health Behaviors and Mood Disorders among the Elderly: A Community-based Cohort Study", *BMC Geriatrics, 19*.

Villegas, S., Rosenthal, J. A., O'Brien, K., & Pecora, P. (2011). "Health Outcomes for Adults in Family Foster Care as Children: An Analysis by Ethnicity", *Children and Youth Services Review, 33*(1), 110-117.

Yahaya, N., Abdullah, S. S., Momtaz, Y. A., & Hamid, T. A. (2010). "Quality of Life of Older Malaysians Living Alone", *Educational Gerontology, 36*(10-11), 893-906.

第十二章

透過健康識能轉譯，跨越文化語言藩籬——以瑪家鄉為例

Quzu Maudali（江麗香）、Zuljezulje Qapulu（蕭惠美）

壹、背景說明與動機

在地照顧的意涵，是希望照顧行為能在被照顧者熟悉的家庭或社區下進行，讓被照顧者仍然能維持其社會關係網絡的連結，而真正實現以「人」為本的照顧理念。

世界衛生組織（World Health Organization, WHO）定義健康識能為「認知與社會的技能，決定個人獲得、了解及運用資訊的動機與能力，藉以促進及維持良好健康」。美國《病患保障與可負擔醫療法案》（The Patient Protection and Affordable Care Act，簡稱為 PPACA）對健康識能的定義為「個人有能力獲得、溝通、處理與了解基本健康資訊與服務，以做出適當的健康決策」。歐盟採用更為寬廣的定義：「健康識能關聯到一般識能及必備的知識、動機與能力，以獲得、了解、評判及應用健康資訊，以便在健康照護、疾病預防及健康促進相關的日常生活中做判斷與決策，以維持或改善生命歷程中的生活品質。」（魏米秀、張美娟、謝至鏗、尤瑞鴻、Jürgen M. Pelikan、王英偉，2018）。

健康識能（Health literacy）也就是說個人要有能力獲得、溝通、理解、表達、處理與了解基本健康資訊與服務，才能做出適當的健康決策。當民眾健康識能的程度不足，缺少辯識及讀寫能力、或接受指導時聽不懂語言表達，或接收的衛教內容非自己所需或甚至違背本身的風俗習慣及既定的族群文化信念，都可能讓接收者無法獲得正確的訊息，或即使獲得資訊也不想遵從。臺灣是個多元文化融合的社會，各族群各有不同的文化信念，光是原住民族就分為十六族，這樣的文化語言藩籬也造成我們第一線人員在面對不同族群進行衛教時，無法運用同樣的標準衛教工具進行有效的健康識能傳遞工作的重要原因。

因此，如何跨越文化語言藩籬？將健康識能傳遞並融合在被照顧者的生活中，讓被照顧者自然地得到所需要的照顧，是我們積極思考

的方向。因此，為了將健康識能用接收者熟悉的語言，符合族群文化信念的方式，將衛教內容融入在日常的生活軌跡中，我們嘗試將健康識能內容重新設計，也就是將健康資訊與服務透過具文化敏感度的語言、文字、圖像，自然地傳遞並融入個人的生活日常，讓個人有能力獲得、溝通、理解、表達、處理與了解基本健康資訊與服務，這就是「健康識能轉譯」（Health literacy translation）。

以屏東縣瑪家鄉 2020 年 7 月底的人口資料來看，本鄉總人口數為 6,737 人，65 歲以上人口佔比為 11.8%（屏東縣內埔戶政事務所，2020），政府對於原住民老人年金請領年齡為年滿 55 歲以上的原住民及長照政策對於原住民可適用長照資源的年齡界定也是年滿 55 歲以上的原住民，加上原住民平均餘命低於全國平均餘命，若將年齡 55 歲以上原住民界定為老年人口，本鄉截至 2020 年 7 月 55 歲以上的人口比率高達 27.8%（屏東縣內埔戶政事務所，2020），高於全國原住民老年人口比率。

在本鄉 2019 年十大死因中，前五名分別是惡性腫瘤、心臟疾病（高血壓性疾病除外）、腦血管疾病、高血壓性疾病及糖尿病。其中，高血壓性疾病及糖尿病之名次較 2018 年的名次更往前移動（衛生福利部統計處死因統計檔，2021）。且依據本所 2019 年成人健康檢查資料顯示，本鄉血壓異常率為 45%、血糖異常率為 49%、血脂異常率為 52%、BMI 異常率為 66% 及代謝症候群率為 31%。

在衛生所推行各項醫療健康及預防保健議題時，雖然中央主管機關及地方政府衛生單位花費許多資源在衛生教育宣導上，我們民眾也大多聽過相關衛教或政策說明，但歷來的疾病發生率及主要死因死亡率仍然居高不下，且當我們要進行回覆示教或要與民眾共同研擬健康計畫時，卻發現民眾對我們宣導內容的了解非常有限，也發現很多衛教資料並不符合當地的生活習慣及風俗民情，所以無法讓被衛教者

產生共鳴，例如部落吃的食物大多以隨手可得、土地裡長出來的食材來料理，例如地瓜、芋頭等，長者常常將地瓜及芋頭（都是澱粉）當成青菜配飯吃，又如最近常提倡的多吃堅果補充好油脂的衛教內容，衛教教材裡所教導的常見堅果如腰果、杏仁果、橄欖油等都是部落少見的，而部落常見的堅果種類是花生，所以教導部落民眾如何將花生入菜，才是符合當地習慣的衛教方式；也由於食物取得不易且選擇較少，我們的民眾食物取得常依賴每週固定至部落販賣食物或食品的行動購物車及行動菜車，也常選購方便但並不符合營養需求的加工食品，如因工作忙碌，就在早餐店買足一天的餐點等行為。

在衛福部於 2018 年 4 月公布的原鄉健康不平等改善策略行動計畫（2018 年至 2020 年）中也揭示：原住民族約有五成人口群聚地區多屬偏遠或山地地區，以致健康與醫療照護資源不似都會區域可近性與充足；且原住民族所處的氛圍，包含文化、教育、經濟、社會、習俗、行為等均對健康情形亦造成影響。在這兩大因素交互作用下，產生的整體問題分別如中壯年人口外移、家庭功能式微、醫療可近性不佳、及健康政策與文化敏感脫節。在原住民族社區健康促進上，許多健康或是衛生、醫療推動計畫常與原住民的社會架構或習慣缺乏融合或連結，以致推動成果難達預期成效。

就如大家所熟知，因為文化習俗關係，部落的關係很緊密也大多彼此熟識，生活圈的活動如婚喪喜慶、祭典、教會等都在部落，也因為部落有聚集在一起活動的習慣，也有延續傳統習慣的會議模式發展出來如部落議會的成立，以頭目或耆老擔任會議主席，由部落居民共同決議部落裡的大小事宜；經過時代演進，部落訊息的傳達方式已漸漸由人力傳達到廣播傳達，再到現在運用社群媒體及多媒體傳達，部落的生活模式也有所改變。

於是，為有效改善本鄉的健康問題，如何因地制宜、與時俱進地

使用健康識能轉譯出來的工具，再以現在的訊息傳遞方式，自然融入部落的生活中，就是我們積極思考的方向。

　　為發掘本鄉主要的健康問題，我們的健康議題聚焦方式除了運用歷年來的健康資料統計分析、本鄉歷年來的十大死因分析，也會在各部落會議、跨單位合作會議、社群媒體討論事項、及地段護理人員照顧時發掘問題（如圖 12-1）。

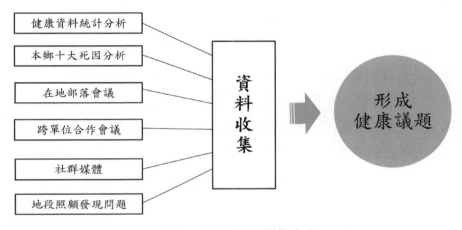

圖 12-1　健康議題聚焦方式

資料來源：由筆者歸納整理。

　　例如，由本鄉鄉公所、衛生所、各村辦公處、村長、社區代表、文健站照服員、學校及社區耆老等跨單位組成的部落健康營造中心推動委員會議中，在多次會議中，許多委員關心運動風氣提升的議題。而在本鄉的跨單位服務提供者與服務使用者的樞紐會議中，有照顧者提出營養衛教的困難及知識的需求；至於與本鄉文健站負責人與照服員的討論會議中，提出了長者慣於使用電動代步車使得下肢肌肉退化及用路安全的疑慮。由這樣由下而上的公民參與中，顯見本鄉慢性病防治防制之在地需求。

　　聚焦本鄉的健康議題後，就要提出解決方案，為因應健康識能輸送問題，本所自 2002 年起到 2005 年承接「屏東縣瑪家鄉部落健康營造中心計畫」，並自 2006 年起擬定「部落健康生活方案計畫」，於同年成立鄉內跨單位、跨專業的「屏東縣瑪家鄉部落社區健康營造中心推動委員會」建立資源整合平臺以期積極整合鄉內資源，為利於健康議題轉譯工作，更於 2010 年成立「健康評估小組」，是現在本所「健康識能轉譯工作小組」的前身，由本所人員及鄉內的母語老師合作製作身體器官、原住民食材母語版教材等，計畫執行期間，產出各項轉譯工具如單張、影片、在地營養食譜、推廣健康操等教材；本所自承接部落社區健康營造相關計畫起，由「制定計畫」到採取「本土化」、「訂立健康議題」與「建立機制」三大方向推動，期望以建立組織架構，結合地方資源活化社區的健康策略，以帶動社區民眾共同參與。藉由部落社區健康推動委員之組織與功能在各部落會議或機關團體集會時，宣導健康議題及推展部落健康議題。並透過各部落由下而上之健康需求，擬定因地制宜之方法及策略，協助部落民眾建立安全的生活空間環境、養成無菸酒檳榔的健康生活習性、改善部落環境養成規律運動、健康五蔬果飲食習慣和營造部落老人心靈雞湯及老人食堂等生活健康照護著手（如圖 12-2）。

　　為落實友善就醫空間，本所於 2014 年進行高齡友善空間改造計畫，將文化敏感度融入空間設計中，並於 2018 年獲衛福部高齡友善機構認證。

　　因應時代演進，各專業分工也越趨細緻，整合工作刻不容緩，本所於 2020 年開始承接衛生局的「原住民慢性病管理試辦計畫」，計畫執行著重在連結在地資源、整合社區團體及訓練當地種子師資以強化文化敏感度與專業資源的連結，並加強對社區高風險族群進行個案管理與社區外展服務；為確實整合鄉內資源，我們盤點鄉內公私部門各

項資源，建立共同協作合作的模式，更與鄉內人群聚集的雜貨店或小吃店合作，公私協力成立巷弄「部落健康守護站」，將部落健康守護網擴散至部落各個角落。

　　為更有效整合鄉內資源，本所於 2020 年承接長者整合性預防及延緩失能計畫的資源整合樞紐站（HUB），該計畫結合衛生局、原民處、長照中心及鄉內各資源提供者的跨局處單位聯繫平臺，舉行聯繫會議以解決各項問題並整合各項資源。

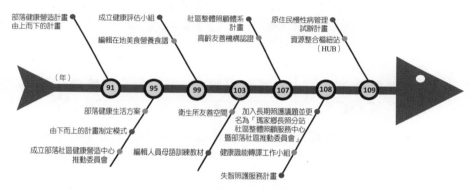

圖 12-2　瑪家鄉健康計畫沿革
資料來源：由筆者歸納整理。

貳、組織規劃與運作

一、成立「屏東縣瑪家鄉部落社區健康營造中心推動委員會」

　　在組織推動及落實在地化及在地資源整合，我們成立跨部門、跨單位的「屏東縣瑪家鄉部落社區健康營造中心推動委員會」（如圖 12-3 及表 12-1），該委員會由瑪家鄉公所鄉長擔任主任委員，由瑪家鄉代表會主席及衛生所主任分別擔任副主任委員，並邀請當地議員擔任顧

問，由在地非政府組織代表、村長、文健站照服員及在地耆老擔任委員，每年一聘。會中並有衛生局、長照中心、及原民處或學者專家等單位列席以共同討論相關議題。

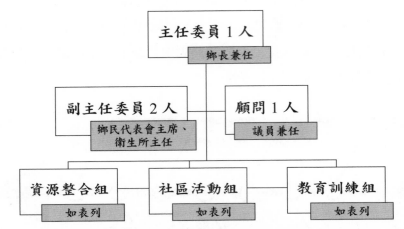

圖 12-3　屏東縣瑪家鄉部落社區健康營造中心推動委員會組織架構圖

資料來源：由筆者歸納整理。

表 12-1　屏東縣瑪家鄉推動委員會組織架構成員表

	資源整合組	社區活動組	教育訓練組
職責	1. 財力和物力資源整合與開拓 2. 行政部門間協調	1. 社區資源彙整 2. 建立因地制宜的服務模式	1. 人力資源整合 2. 服務推廣與宣傳 3. 部落志工招募
成員代表	1. 瑪家鄉公所 2. 瑪家鄉民代表會 3. 各村村長 4. 屏東縣政府警察局內埔分局瑪家分駐所 5. 屏東縣政府消防局第一大隊瑪家分隊 6. 瑪家國中 7. 屏東縣政府原民處 8. 屏東縣長期照護管理中心	1. 鄉內各社區發展協會理事長 2. 屏東縣瑪家鄉原住民家庭服務中心 3. 鄉內各文健站 4. 中村基督長老教會 5. 社團法人屏東縣瑪家鄉全人發展照護關懷協會私立社區長照機構—瑪家鄉日間照護中心	1. 瑪家鄉衛生所人員 2. 各部落文健站照顧服務員

資料來源：由筆者歸納整理。

二、成立「健康識能轉譯工作小組」

成立專業人員組成的「健康識能轉譯工作小組」（如圖 12-4），成員組成有主任、醫師、護理長、資深並深諳當地母語的地段護理師、長照專員、兼任資訊人員及原民處族語推廣老師，因應部落關心的健康議題開會討論，並將艱澀難懂的專業語言轉譯成易懂、親民又具文化敏感度的語言，提供給部落及社區使用。

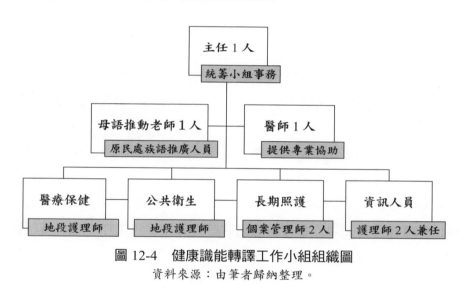

圖 12-4 健康識能轉譯工作小組組織圖
資料來源：由筆者歸納整理。

三、組織運作

組織運作方面，鄉內健康議題聚焦後，可提案至健康識能轉譯工作小組，經小組討論決議後提出有效的健康轉譯工具或模式，再經由社區各公私協力方式推廣至社區，至於攸關鄉內的健康議題則提交至部落社區健康推動委員會議進行討論後提出解決方案並推廣至社區（如圖 12-5）。

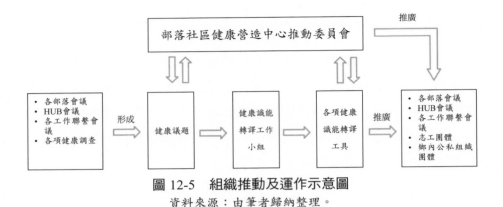

圖 12-5 　組織推動及運作示意圖
資料來源：由筆者歸納整理。

參、制定健康識能轉譯工作五大策略及策略推動方式

　　為解決在地需求及落實「本土化」、「訂立健康議題」與「建立機制」的三大方向，本所的「健康識能轉譯工作小組」以「人員訓練」、「知識教育」、「運作模式」、「友善空間」及「轉譯工具」等五大策略（如圖 12-6 及表 12-2）進行在地化的健康識能轉譯工作，我們嘗試以以人為本的概念並運用常用的資訊軟硬體（平面、聲音、影音、互動式網頁及多媒體）輔以簡化的流程及高齡長者友善工具，發展具在地特色的衛教工具，也希望這樣的專業人員所開發的工具也能讓部落、社區即使在專業人員不在身邊時也能放心地自由運用，讓不具專業背景的志工、照服員或照顧者也能共同參與及互助。

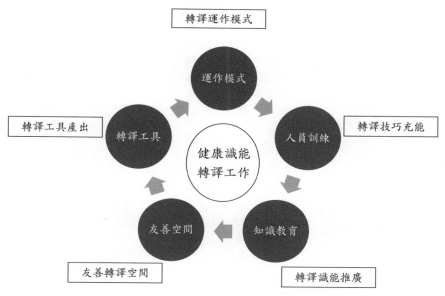

圖 12-6　健康識能轉譯工作五大策略

資料來源：由筆者歸納整理。

表 12-2　屏東縣瑪家鄉衛生所健康識能轉議工作小組會議召開日期

會議日期	出席人員	會議內容	結果
108.06.20（四）	瑪家鄉衛生所—健康識能轉譯工作小組	1. 訂定定期會議日期 2. 編輯北排灣族語健康議題教材等相關事項 3 業務交流	1. 組成推動小組主席：醫師兼主任 　組員：護理長、承辦人、樞紐協理、原民處族語推動人員、部落耆老 2. 成立聯絡平臺 3. 教材議題：人體名稱、飲食、運動 4. 進度：六個月後彙整資料報告

會議日期	出席人員	會議內容	結果
109.01.09（四）	瑪家鄉衛生所─健康識能轉譯工作小組	1. 編輯北排灣族語健康議題教材等進度成果報告 2. 業務交流	1. 教材議題：人體名稱、飲食、運動（如附件） 2. 翻譯戴口罩、洗手、肌少症飲食運動母語教材 (1) 於聯絡平臺提供資料 (2) 族語翻譯的字彙要統一
109.05.14（四）	瑪家鄉衛生所─健康識能轉譯工作小組	1. 健康識能轉譯工作推行肌力運動訓練（北排灣族語）等相關事項 2. 業務交流	1. 肌少症手冊內容 (1) 衛生局（國語） (2) 轉譯小組（北排灣族語） 2. 錄製肌少症肌力運動 (1) 人物：護理長、長者 (2) 地點：7號運動機能館、三和衛生室 3. 轉譯原鄉飲食教材

資料來源：由筆者歸納整理。

一、運作模式（轉譯運作模式）（策略 1）

（一）使用圖像化方式（平面、聲音、影音、互動式網頁及多媒體），突破語言及文字隔閡

　　為使健康長者、失能長者及失智長者依據不同的狀況能得到所需的健康識能，本所於 2011 年即開始將慢性病（高血壓、糖尿病）衛教紙本單張加入母語標示，但在資訊與科技爆炸的年代，衛教工具及衛教模式也要有所提升。運用多重管道讓各種高齡者可依圖像化的衛教工具，以促進高齡者終生學習與擴大認知為目的，落實在促進健康或安全防護的生活。運用圖像化工具及母語影音工具將傳統與科技結合並揉入文化敏感度元素，讓社區及長者能在自然而然的情境下增進健康識能，引發個案自我管理的動機、能力和信心。而突破語言及文字隔閡，讓長者能完整接收且易於理解我們給予的健康識能，這樣的工

具適用於個別衛教也適用於團體衛教，也可提供非專業人員使用，讓健康識能傳遞方式更為簡單，讓訊息傳遞範圍更為廣泛。

（二）暢通的溝通管道及流暢的平臺運作流程

由本鄉的相關調查資料及各平臺會議提出的問題中，由健康識能轉譯小組形成健康議題並提出有效的健康轉譯工具或模式，再經由社區各公私協力方式推廣至社區，而攸關鄉內的健康議題則提交至部落健康推動委員會議進行討論並提出解決方案並推廣至社區的運作模式及平臺運作流程（如圖 12-5），是將政府行政流程融入族群社會文化的方式，兼具文化敏感度的運作方式讓健康議題自然地進入部落社區的生活當中，並由部落社區共同討論出符合部落社區文化的解決方式，讓健康識能的傳遞是由上而下、由下而上及平行流動的方式進行。

二、人員訓練（轉譯技巧充能）（策略 2）

為減少醫療照護在原鄉因人員種族不一或文化敏感度程度不一而形成照護隔閡，本所除積極營造族語醫療環境外，在人員訓練部分，我們連結在地深諳族語及文化的專業族語老師與耆老協助進行本所人員的相關訓練課程，如由小組人員（部落耆老、族語教師）擔任編排教材及課程講師、善用本所護理長（身為部落頭目）及深諳族語的資深護理人員，分享關於文化敏感度與醫療照護結合的經驗、培訓且聘用退休人員成為工作夥伴，營造全族語的溝通環境等方式（表 12-3）。

表 12-3　人員訓練（轉譯技巧充能）策略執行方式

策略 2	執行方式
人員 訓練	◎由小組人員（部落耆老、族語教師）擔任編排教材及課程講師。
	◎由護理長以頭目身分分享關於文化敏感度與醫療照護的方式。
	◎人員針對醫療照護專業術語如何轉譯成一般用語技巧練習。
	◎舉辦族語訓練課程。
	◎培訓且聘用退休人員成為工作夥伴，營造全族語的溝通環境。

資料來源：由筆者歸納整理。

三、知識教育（轉譯識能推廣）（策略 3）

　　醫護實證的發展日新月異，在賦予民眾健康識能時，身為在地的最高衛生行政單位必須成為提供正確資訊的引導者，並與鄉內其他醫事單位共同合作以照顧在地民眾，於是本所人員除了定期接收新知外，亦提供專業識能培力課程，讓鄉內的醫事人員及志工人員參加，並將健康識能轉譯的數位化工具提供與會人員使用。策略執行方式及概況如表 12-4。

表 12-4　知識教育（轉譯識能推廣）策略執行方式

策略 3	執行方式
知識教育	◎依收集之照護問題作為課程方向。
	◎整合健康政策推動計畫及因應防疫趨勢提供醫護新知。
	◎結合衛生局資源安排具公信力的專業人員擔任講師。
	◎定期舉辦在職教育培訓人員。
	◎邀請鄉內醫療院所共同參與，公私部門共同合作。
	◎培訓在地志工、照服員提升醫療知識與技能，提升自我價值推動社區互助的理念。
	◎運用 IPAD 進行數位化慢性病個案管理工作。
	◎資訊種子教師教導操作慢性病管理系統步驟及技巧。

資料來源：由筆者歸納整理。

四、友善空間（友善轉譯空間）（策略 4）

為改善硬體設施採光不佳、昏暗老舊的問題，本所自 2014 年起開始著手友善空間的改善，於明顯處標設母語版的健康標語，並在 2018 年通過高齡友善機構認證，本所在空間中融入排灣族文化中象徵孕育、溫暖生命的太陽圖騰，並規劃懷舊空間，擺設早期公衛護士的木製聽診器、老照片及其他象徵性圖識，建立友善且具文化敏感度的就醫空間。

自 2000 年本所開始與屏東基督教醫院合作，支援本鄉的專科門診，但不同的語言造成醫病溝通的屏障，爰此，在進入本所前即有值班人員主動提供母語的服務，包含生命徵象測量、掛號、個案或家屬主訴、醫師問診、抽血檢驗、照護衛教及用藥指導等連貫的母語溝通及「走路的車」友善動線規劃（所需用品放置車上，以減少高齡者移

動的不便，我們稱走路的車）。策略執行方式及概況如表 12-5 及圖 12-7。

表 12-5　友善空間（友善轉譯空間）策略執行方式

策略 4	執行方式
友善空間	◎安排母語就醫及連貫的動線規劃環境（走路的車）。
	◎友善空間標示雙語版健康生活公約標語。
	◎打造具文化敏感的高齡友善機構。
	◎運用懷舊物品營造療癒環境。
	◎以雙語字體放大及原住民圖識標示營造友善空間。

資料來源：由筆者歸納整理。

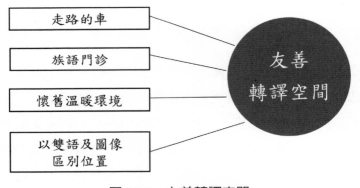

圖 12-7　友善轉譯空間
資料來源：由筆者歸納整理。

五、轉譯工具（轉譯工具產出）（策略 5）

　　為解決在地需求，我們以符合文化照顧的概念並運用隨手可得的資訊軟體（平面、聲音、影音、互動式網頁及多媒體）輔以簡化流程，發展具在地特色的母語圖像衛教工具，由健康識能轉譯工作小組

所開發的圖像工具除了可提升個案自我管理動機與能力，更希望能向外拓展，讓部落及社區的民眾在無專業人員在旁的情況下也能放心地自由運用，期望帶動部落社區志工、照服員或照顧者共同參與及互助的氛圍。

　　在過去地段護理師經常需要帶許多紙本工具才能進行衛教及個案管理，因應時代數位趨勢，本所配置個人平板電腦，以行動衛生所概念製作平板電腦的「衛教工具箱」，將各式衛教相關的平面、影音及網頁存放於平板電腦的「衛教工具箱」內，因應不同衛教情境及對象靈活使用。策略執行方式及概況如表 12-6。

表 12-6　轉譯工具（轉譯工具產出）執行方式

策略 5	執行方式
轉譯工具	◎以母語廣播傳達重要訊息。
	◎製作標題為母語的生活公約看版。
	◎採放大字體，縮短敘述以重點文字標示的母語單張推廣。
	◎衛教資訊圖像化運用，簡易方便長者示範肌力運動。
	◎錄製母語版衛教影片作為衛教工具。
	◎藉由社交平臺（臉書粉專），公告健康資訊、衛教影音等不同方式給民眾參考及下載。
	◎以行動衛生所概念運用平板電腦作為訪視個案的衛教工具。
	◎以淺顯易懂的「紅、黃、綠、黑」等顏色提高個案對自我健康的自覺意識。

資料來源：由筆者歸納整理。

肆、永續性與擴散機制作

在原鄉推動健康照顧服務重要政策，若能融入當地文化特性，會有可見的永續及擴散的效益。而健康識能轉譯工作，運用五大策略將艱澀難懂的健康照顧專業知識轉譯成易懂、親民又具文化敏感度的工具，經由社區參與機制、長者參與工具開發、因地制宜的運用等方式提供部落及社區使用。

一、社區參與機制

這些策略運用的各平臺及各會議、組織目前普遍存在於原鄉部落、社區中，因此可以使用以下方式，順暢地運用在不同的社區中：

（一）運用部落會議的機會，推廣健康識能，也在會議中收集民眾的健康問題，並將議題帶入各平臺會議及小組。

（二）善用部落文健站及志工的深度與廣度，與文健站密切配合，提供文健站照服員及志工學習課程，讓照服員及志工成為社區種子之一。

（三）訓練健康長者成為衛教種子，除了預防及延緩失能也幫助其他長者，形成互助氛圍。

（四）利用服務提供者與服務接受者的樞紐會議或資源整合平臺會議，將健康識能傳達給各單位及照顧者，並接受回饋及意見，以照顧失能長者。

（五）運用鄉內的失智據點，將健康識能傳達給服務提供者及照顧者並接受回饋意見，以照顧失智長者。

二、長者參與衛教工具開發

　　長者參與衛教工具開發，增加部落長者參與的動能，並提升長者自信，讓長者參與健康識能轉譯工作的拍攝，並揉入長者生活經驗和情境的學習歷程，可建立長者自信並維護長者在傳統部落裡教授智慧的地位，擺脫長者弱勢的角色，使長者能找回在部落的價值與尊嚴。讓長者在自我管理的動機、能力與信心、與健康成效都有正向幫助和提升。如瑪家文健站在 COVID-19 疫情高峰期間，長者們拍攝微電影宣導如何防範病毒影片並在公開媒體播放、及佳義文健站長者們拍攝專業糖尿病知識短篇——「糖合屋的奧秘」（北排灣語發音）衛教影片教材等。

三、因地制宜的運用

　　健康識能轉譯策略適用於各種族群，可因地制宜的運用，也讓年輕人共同參與服務；認識多元族群部落差異，理解與尊重各個不同族群部落，發展適宜的原鄉健康照顧服務。簡單易懂的工具教材，鼓勵部落年輕族群參與照顧服務，落實在地安養的理念，圖像化工具及族語影音工具突破語言及文字隔閡，讓長者能完整接收且易於理解健康識能；這樣產出的工具如影像教學教材可使用於電腦、平板電腦、臉書粉絲團、YouTube 等影音串流平臺等，適用於個別衛教也適用於團體衛教。

四、永續性及內外部擴散的優勢

　　由於各平臺及資源廣布在原住民族社區且運作模式也類似，所以此健康轉譯模式可套用在各族群間因地制宜地運用，更可因應健康議

題改變如疫情爆發而隨時產出轉譯工具並於社群媒體發布供民眾運用，而且簡單易懂的工具教材讓年輕族群及其他族群的專業人員也能參與照顧服務，希望可實現在地安養的願景。經由暢通的由下而上溝通管道加上各單位間及各平臺流暢的運作模式，並且能因應社會環境改變（如疫情爆發），及時應變（錄製口罩配戴及洗手衛教影片），讓健康識能轉譯策略具備永續性及內外部擴散的優勢。

由於這些策略具有「可近性」、「易使用」、「易複製」及「靈活度」等優勢，讓我們經由由下而上的公民參與及跨單位整合資源，再運用本所特有的專業及文化敏感度，輔以具在地特色的工具，讓社區能共同參與及互助的理念下，跨越文化語言藩籬，擁抱親愛的長者。

伍、未來建議

一、加強與在地社會組織合作

在尋求解決問題過程中，我們發現健康問題的源起不是單一原因，只尋求醫療端的解決方式，常常只是治標不治本，這當中牽涉生理、心靈（理）、社會等諸多面向的問題，這也就是說以個人為中心的照護強調的部分，全人照護需要滿足包括生理、心理、社會及靈性各方面的需求。為了滿足個人在各階段不同的身、心、靈、社會的需求，只由一個單位、組織是無法提供所有的照顧，例如本鄉的主要健康問題慢性疾病來說，觀察發現跟病患的遺傳基因、家戶生活習慣、心理狀態到經濟情形、社區環境、社區支援系統甚至文化內涵都有關係，而現在的照護常是由不同單位依據各專長領域給予照護，提供的服務常是片段而不連續，對於個人的健康效益事倍功半，因此建議未

來的照護模式是各單位及在地組織加強合作聯繫，能依據個案的需求給予整合性、連續性、適切性的照顧，以盡力達到全人照護的目標。

二、建立原住民健康資料庫

　　由於社會變遷，原住民族群的生活跟早期已大不相同，除了生理性的變化外，心理性的變化也許是影響族群健康的重要因素，但關於心理影響生理的研究較為缺乏，希冀未來有更多研究能提供相關線索。

參考文獻

屏東縣內埔戶政事務所（2020）。《每月現住人口數統計表——按性別及年齡分》。
2020 年 8 月 20 日，屏東縣內埔戶政事務所網站（https://www.pthg.gov.tw/
neipu-house/News_Content.aspx?n=C3D416C1334D0803&sms=26D45FB4F4CA
2B0A&s=4BD082A20890F89D）。

衛生福利部（2018）。《原鄉健康不平等改善策略行動計畫（2018 年 -2020 年）》。
2020 年 5 月 23 日（https://nhplatform.mohw.gov.tw/dl-413-6805985164a740e1
b5b6428399a51371.html）。

衛生福利部統計處（2021）。《死因統計》。2021 年 4 月 3 日，衛生福利部統計處
網站（https://dep.mohw.gov.tw/dos/lp-1862-113-xCat-y108.html）。

魏米秀、張美娟、謝至鏗、尤瑞鴻、Jürgen M. Pelikan、王英偉（2018）。《健康識
能機構實務指引》。臺北：衛生福利部國民健康署。